専門医のための
眼科診療クオリファイ

◆シリーズ総編集◆
大鹿哲郎
筑波大学
大橋裕一
愛媛大学

加齢黄斑変性:
診断と治療の最先端

◆編集◆
瓶井資弘
大阪大学

中山書店

シリーズ刊行にあたって

　21世紀はquality of life（生活の質）の時代といわれるが，生活の質を維持するためには，感覚器を健康に保つことが非常に重要である．なかでも，人間は外界の情報の80％を視覚から得ているとされるし，ゲーテは「視覚は最も高尚な感覚である」（ゲーテ格言集）との言葉を残している．視覚を通じての情報収集の重要性は，現代文明社会・情報社会においてますます大きくなっている．

　眼科学は最も早くに専門分化した医学領域の一つであるが，近年，そのなかでも専門領域がさらに細分化し，新しいサブスペシャリティを加えてより多様化している．一方で，この数年間でもメディカル・エンジニアリング（医用工学）や眼光学・眼生理学・眼生化学研究の発展に伴って，新しい診断・測定器機や手術装置が次々に開発されたり，種々のレーザー治療，再生医療，分子標的療法など最新の技術を生かした治療法が導入されたりしている．まさにさまざまな叡智が結集してこそ，いまの眼科診療が成り立つといえる．

　こういった背景を踏まえて，眼科診療を担うこれからの医師のために，新シリーズ『専門医のための眼科診療クオリファイ』を企画した．増え続ける眼科学の知識を効率よく整理し，実際の日常診療に役立ててもらうことを目的としている．眼科専門医が知っておくべき知識をベースとして解説し，さらに関連した日本眼科学会専門医認定試験の過去問題を"カコモン読解"で解説している．専門医を目指す諸君には学習ツールとして，専門医や指導医には知識の確認とブラッシュアップのために，活用いただきたい．

大鹿　哲郎
大橋　裕一

序

　加齢黄斑変性（AMD）は，欧米での高齢者失明原因第一位であり，学術発表数も断トツである．しかし，20年前はこれほど注目される疾患ではなかった．むしろ，皆が診たがらない疾患であった．倒像鏡検査と蛍光眼底撮影ぐらいしか診察方法がなかったし，なにより，治療法が皆無で，患者さんには病名を告げ，あきらめるように伝えることしかできなかったからである．

　加齢黄斑変性の診療と治療にパラダイムシフトをもたらしたものは何だったのだろうか？
　まず検査法として，非接触型前置レンズの普及により，詳細な黄斑部観察が簡便に行えるようになったことが挙げられる．また，眼底カメラ・蛍光眼底造影の進歩も病態解明に大きく寄与したと思われる．1990年頃に，走査型レーザー検眼鏡（SLO）が登場した．レーザー光源によるスキャンと共焦点光学系の導入により，従来の眼底カメラでは困難だった高解像度の眼底観察と動画撮影を可能にした画期的なものであった．さらにデジタル記録により，撮影後に拡大したり，コントラストを上げることができるようになった．また，ICG造影が一般化し，脈絡膜の病変にスポットが当てられるようになった．そして何より，光干渉断層計（OCT）の登場である．組織切片を見るように網膜の断層像が生体で観察できるとは，当時では夢のような装置であった．そして，これらの観察系の進歩に伴い，ポリープ状脈絡膜血管症（PCV）や網膜内血管腫状増殖（RAP）といった新しい疾患概念が提唱されるに至った．

　一方，治療に関しては，従来の手術概念ではアンタッチャブルと考えられていた黄斑にメスが入り，網膜下血腫除去術や脈絡膜新生血管（CNV）抜去術，そして，黄斑移動術といった外科的治療が登場した．それまでまったく治療法のなかったAMDに夢と希望を与えた手術療法は一世を風靡したが，新しい内科的療法の登場で治療地図は塗り替えられることになった．経瞳孔温熱療法（TTT）の次に登場した光線力学的療法（PDT）は，光感受性物質からラジカルを放出させ，CNVを内側から退縮させようという理に適った治療法であった．そして，血管新生の主要誘導因子であるVEGFを叩く抗VEGF療法が相次いで認可され，国際的な前向き臨床試験が次々と発表されている．結果をフォローするだけで一苦労であるが，そのネーミングの面白さには思わず膝を叩いてしまうものがある．本書でも"エビデンスの扉"としてトライアル結果を網羅したので，ぜひとも一読してもらいたい．

　このような歴史を経て，今，最もホットなAMD診療を本書で学んでいただき，そこから発展して，読者が次世代の治療を開発する一助になれば，編者としては望外の喜びである．

2011年3月

大阪大学大学院医学系研究科眼科学講座／准教授
瓶井　資弘

専門医のための眼科診療クオリファイ
4 ■ 加齢黄斑変性：診断と治療の最先端
目次

1 基礎

黄斑部の解剖	大谷倫裕	2
加齢黄斑変性の分類と診断基準（厚生労働省研究班による）	髙橋寛二	6
特徴的所見／ドルーゼン	大島裕司, 石橋達朗	11
特徴的所見／脈絡膜新生血管　カコモン読解 20 臨床 18	渡辺五郎	15
特徴的所見／網膜色素上皮剥離　カコモン読解 18 一般 45	川村昭之	22
特徴的所見／地図状萎縮病巣	湯澤美都子	28
特徴的所見／円板状瘢痕病巣	園田康平	31
特殊病型／ポリープ状脈絡膜血管症　カコモン読解 19 一般 48　21 臨床 23	上野千佳子, 五味 文	34
特殊病型／網膜内血管腫状増殖	丸子一朗	39
EV わが国の加齢黄斑変性の有病率	安田美穂	43
EV 加齢黄斑変性に関わる遺伝子	山城健児	47

2 検査と診察

診察手順	白木邦彦	52
フルオレセイン蛍光造影読影の要点　カコモン読解 18 一般 44　18 臨床 45	竹田宗泰	56
インドシアニングリーン蛍光造影読影の要点	籠川浩幸, 髙宮 央, 吉田晃敏	64
OCT 検査の要点	佐藤 拓	70
マイクロペリメーター（MP-1®）による微小視野検査	佐柳香織	77
眼底自発蛍光　カコモン読解 20 一般 40	沢 美喜	80

カコモン読解　過去の日本眼科学会専門医認定試験から，項目に関連した問題を抽出し解説する"カコモン読解"がついています．（凡例：21 臨床 30 → 第 21 回臨床実地問題 30 問，19 一般 73 → 第 19 回一般問題 73 問）
試験問題は，日本眼科学会の許諾を得て引用転載しています．本書に掲載された模範解答は，実際の認定試験において正解とされたものとは異なる場合があります．ご了承ください．

EV　"エビデンスの扉"は，関連する大規模臨床試験について，これまでの経過や最新の結果報告を解説する項目です．

| CQ | 病巣を認めるが，視力良好なときはどうしますか？ | 古泉英貴 | 84 |
| CQ | 網膜色素上皮裂孔と microrips について教えてください | 安川 力 | 86 |

3 鑑別を要する疾患

特発性黄斑下脈絡膜新生血管	辻川明孝	92
近視性脈絡膜新生血管　カコモン読解 20 臨床 41	佐柳香織	97
中心性漿液性脈絡網膜症　カコモン読解 18 一般 48	上野千佳子，五味 文	101
網膜色素線条	沢 美喜	106
カコモン読解 18 臨床 21	上野千佳子，五味 文	109
特発性傍中心窩毛細血管拡張症	丸子一朗，飯田知弘	110
網膜静脈分枝閉塞症	飯島裕幸	115
網膜細動脈瘤	﨑元 晋，坂口裕和	119
続発性脈絡膜新生血管	橋田徳康	122
成人発症卵黄状黄斑ジストロフィ	近藤峰生	127
カコモン読解 19 一般 43	橋田徳康	129

4 治療

レーザー光凝固　カコモン読解 18 一般 98	白神史雄	132
光線力学的療法／作用機序	白神千恵子	138
光線力学的療法／手順と手技　カコモン読解 18 一般 99 20 一般 39 21 一般 100	白神千恵子	142
光線力学的療法／わが国での PDT ガイドライン	澤田智子，大路正人	148
抗 VEGF 療法／ペガプタニブ	小沢洋子	151
抗 VEGF 療法／ベバシズマブ	石田 晋	156
抗 VEGF 療法／ラニビズマブ	佐藤 拓	162
抗 VEGF 療法／VEGF Trap-Eye®	安川 力，小椋祐一郎	168
併用療法（PDT＋anti VEGF/TA）	石川浩平	172
ロービジョンケア　カコモン読解 21 一般 20	阿曽沼早苗	176
サプリメント	佐々木真理子，小沢洋子，坪田一男	182
将来期待される新治療薬	有村 昇，坂本泰二	187
EV　PDT 臨床試験：TAP Study, VIP Study, JAT	平山真理子，湯澤美都子	189
EV　ラニビズマブ臨床試験：MARINA, ANCHOR, PIER, PrONTO	森 隆三郎	198

CQ "クリニカル・クエスチョン"は，診断や治療を進めていくうえでの疑問や悩みについて，解決や決断に至るまでの考え方，アドバイスを解説する項目です．

EV	ベバシズマブ臨床試験 ……………………………………………… 吉田紀子 204
EV	ペガプタニブ臨床試験：V. I. S. I. O. N. 試験 ……………………… 鈴木三保子 208
EV	PDT 併用抗 VEGF 療法臨床試験：SUMMIT Study ………… 齋藤昌晃, 飯田知弘 211
CQ	治療の合併症についての説明はどうしますか？ カコモン読解 18-一般 40 ……………………………… 西川真生, 永井由巳 214
CQ	黄斑下出血が起こったときの対処法を教えてください ………… 荒川 明, 門之園一明 217
CQ	加齢黄斑変性患者への白内障手術の適応，注意点を教えてください …………… 柳 靖雄 220

文献* 223

索引 239

---

* "文献"は，各項目でとりあげられる引用文献，参考文献の一覧です．

編集者と執筆者の紹介

シリーズ総編集	大鹿 哲郎	筑波大学大学院人間総合科学研究科（臨床医学系）疾患制御医学専攻眼科学分野	
	大橋 裕一	愛媛大学大学院医学系研究科視機能外科学分野（眼科学講座）	
編集	瓶井 資弘	大阪大学大学院医学系研究科眼科学講座	
執筆者 (執筆順)	大谷 倫裕	群馬大学医学部眼科学教室	
	髙橋 寛二	関西医科大学眼科学教室	
	大島 裕司	九州大学大学院医学研究院眼科学分野	
	石橋 達朗	九州大学大学院医学研究院眼科学分野	
	渡辺 五郎	群馬大学医学部眼科学教室	
	川村 昭之	日本大学医学部視覚科学系眼科分野／川村眼科医院	
	湯澤美都子	日本大学医学部視覚科学系眼科分野	
	園田 康平	山口大学大学院医学系研究科眼科学分野	
	上野千佳子	大阪大学大学院医学系研究科眼科学講座	
	五味 文	大阪大学大学院医学系研究科眼科学講座	
	丸子 一朗	福島県立医科大学医学部眼科学講座	
	安田 美穂	九州大学大学院医学研究院眼科学分野	
	山城 健児	京都大学大学院医学研究科視覚病態学	
	白木 邦彦	大阪市立大学大学院医学研究科視覚病態学	
	竹田 宗泰	桑園むねやす眼科	
	籠川 浩幸	旭川医科大学眼科学講座	
	高宮 央	旭川医科大学眼科学講座	
	吉田 晃敏	旭川医科大学眼科学講座	
	佐藤 拓	群馬大学医学部眼科学教室	
	佐柳 香織	大阪厚生年金病院眼科	
	沢 美喜	大阪大学大学院医学系研究科眼科学講座	
	古泉 英貴	京都府立医科大学大学院視覚機能再生外科学	
	安川 力	名古屋市立大学大学院医学研究科視覚科学	
	辻川 明孝	京都大学大学院医学研究科視覚病態学	
	飯田 知弘	福島県立医科大学医学部眼科学講座	
	飯島 裕幸	山梨大学大学院医学工学総合研究部眼科	
	﨑元 晋	大阪大学大学院医学系研究科眼科学講座	
	坂口 裕和	大阪大学大学院医学系研究科眼科学講座	
	橋田 徳康	大阪大学大学院医学系研究科眼科学講座	
	近藤 峰生	名古屋大学大学院医学系研究科眼科学・感覚器障害制御学	
	白神 史雄	香川大学医学部眼科学講座	
	白神千恵子	香川大学医学部眼科学教室	
	澤田 智子	滋賀医科大学眼科学講座	
	大路 正人	滋賀医科大学眼科学講座	
	小沢 洋子	慶應義塾大学医学部眼科学教室	
	石田 晋	北海道大学大学院医学研究科眼科学分野	
	小椋祐一郎	名古屋市立大学大学院医学研究科視覚科学	
	石川 浩平	名古屋大学大学院医学系研究科眼科学・感覚器障害制御学	
	阿曽沼早苗	大阪大学大学院医学系研究科眼科学講座	
	佐々木真理子	慶應義塾大学医学部眼科学教室	

坪田　一男	慶應義塾大学医学部眼科学教室
有村　　昇	鹿児島大学大学院医歯学総合研究科感覚器病学講座眼科学
坂本　泰二	鹿児島大学大学院医歯学総合研究科感覚器病学講座眼科学
平山真理子	日本大学医学部視覚科学系眼科学分野
森　隆三郎	日本大学医学部視覚科学系眼科学分野
吉田　紀子	信州大学医学部眼科学教室
鈴木三保子	大阪大学大学院医学系研究科眼科学講座
齋藤　昌晃	福島県立医科大学医学部眼科学講座
西川　真生	関西医科大学眼科学教室
永井　由巳	関西医科大学眼科学教室
荒川　　明	横浜市立大学附属市民総合医療センター眼科
門之園一明	横浜市立大学附属市民総合医療センター眼科
柳　　靖雄	東京大学大学院医学系研究科眼科学

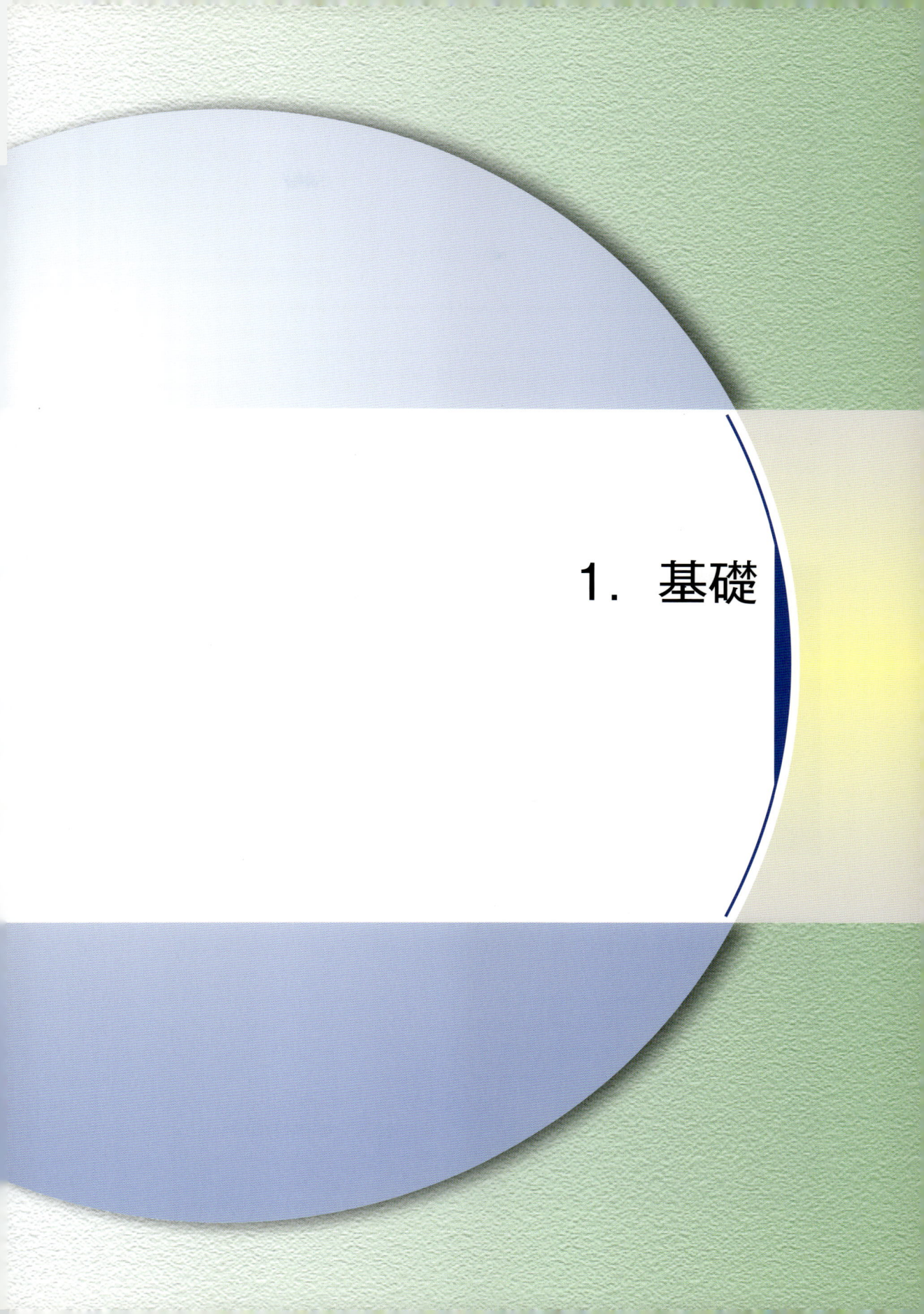

1．基礎

黄斑部の解剖

黄斑部の名称

黄斑部に関する名称は，臨床的名称と解剖学的名称がある（図1）．黄斑部は，解剖学的に中心小窩（foveola），中心窩（fovea），傍中心窩（parafovea），周中心窩（perifovea）に区分けされる（図2）[1]．中心窩は，臨床的名称と解剖学的名称で異なる部位を示すため注意が必要である．本項では臨床的名称を用いる．

文献は p.223 参照.

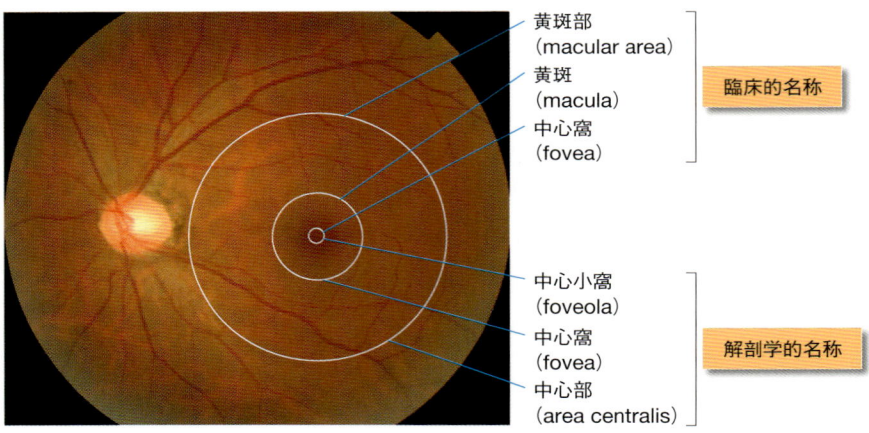

図1 黄斑部の名称

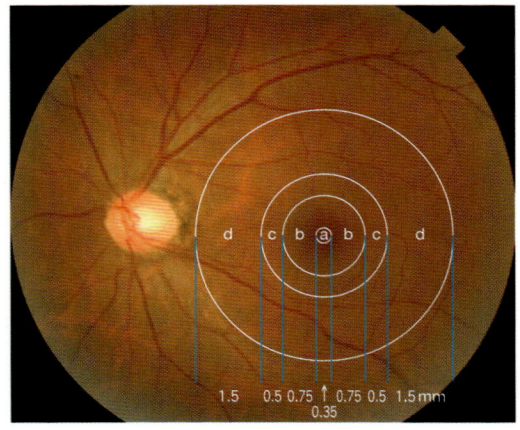

図2 黄斑部の解剖学的区分
a：中心小窩（foveola）
b：中心窩（fovea）
c：傍中心窩（parafovea）
d：周中心窩（perifovea）

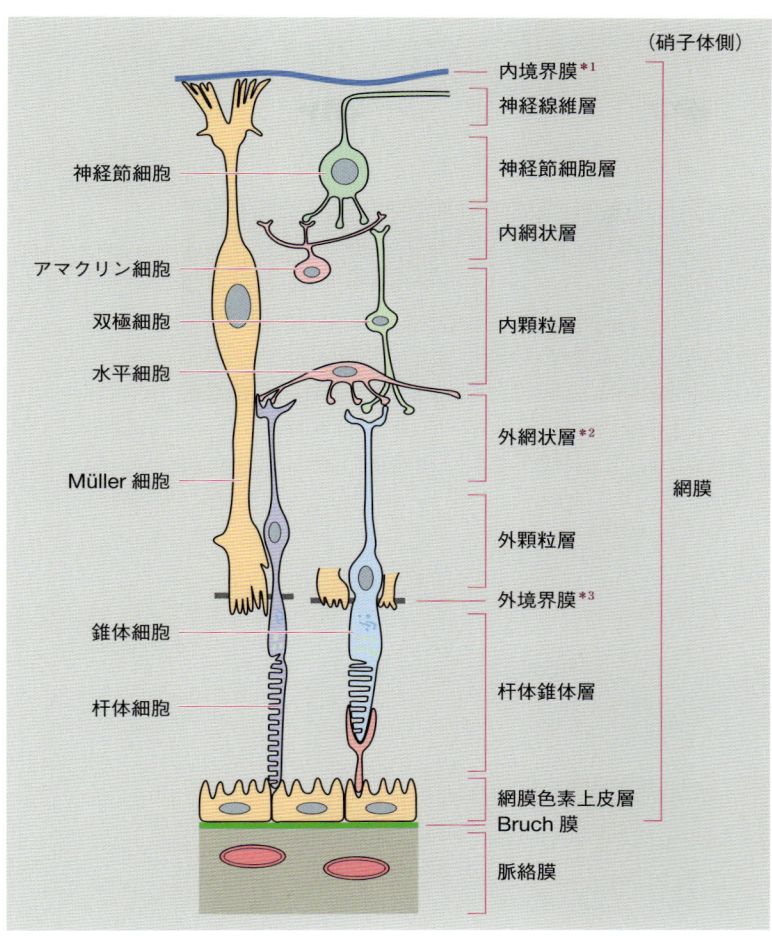

図3 網膜の解剖のシェーマ

[*1] 内境界膜はMüller細胞の基底膜である．

[*2] 外網状層はHenle線維層（外側2/3）とシナプス（内側1/3）からなる．

[*3] 外境界膜は，真の膜ではなく，Müller細胞と視細胞の接合部が光学顕微鏡で膜様に観察されるものである．

網膜の解剖

網膜は光学顕微鏡所見から10層に区分される（図3）[*1, *2, *3]．

黄斑部の特徴

黄斑部：中心窩を中心とした直径5～6mmの領域である．黄斑部の前方には硝子体液化腔が存在する（後部硝子体皮質前ポケット）．硝子体ポケットの後壁は薄い硝子体皮質からなり，さまざまな黄斑疾患に関与する．

黄斑：中心窩を中心とした直径1.5～2mmの領域である．黄斑は，なだらかな傾斜をもつ陥凹を示し，その厚さは平均250μmである（図4）．黄斑が黄色みを帯びて見えるのは，キサントフィルカロチノイド（ルテインとゼアキサンチン）があるためである．ゼアキサ

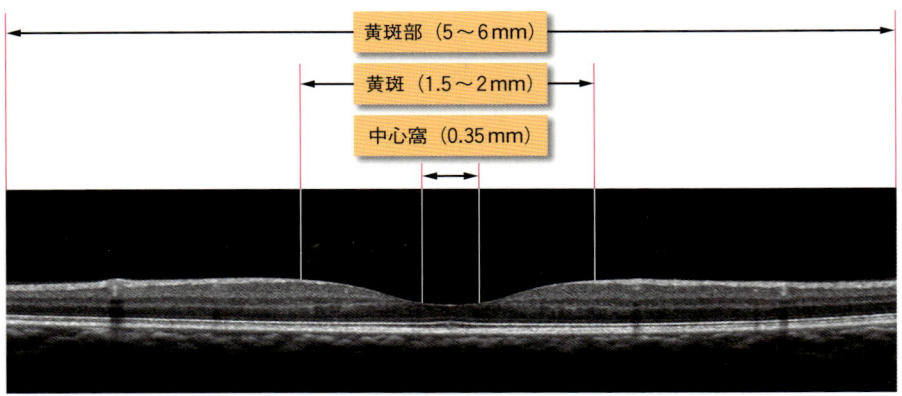

図4　黄斑の断層像
OCTによる黄斑部の断層像である（縦横比は1：1）．黄斑は，なだらかな傾斜をもつ陥凹を示す．

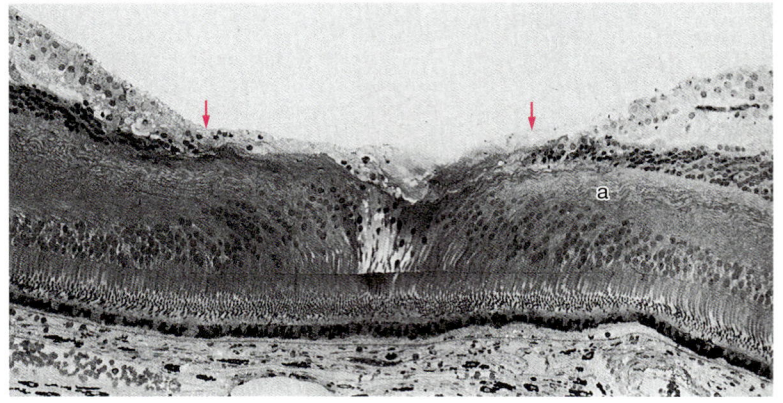

図5　中心窩の光学顕微鏡所見
2個の矢印に挟まれた領域が中心窩である．中心窩には，錐体視細胞とMüller細胞がある．中心窩を中心に放射状に配列するHenle線維がみられる（a）．
(Hogan MJ, et al：Histology of the human eye. Philadelphia：Saunders；1971. p.492. fig.9-79.)

ンチンの密度は黄斑の錐体軸索（Henle線維層）で高い．ルテインは黄斑周囲の杆体分布領域で高い[2]．

中心窩：視神経乳頭中心から4mm耳側・0.8mm下方を中心とする直径0.35mmの領域を示す．中心窩の網膜厚はおよそ130μmである．中心窩では，光が効率よく視細胞に到達できるように網膜内層の細胞群（双極細胞や神経節細胞）は周囲に押しやられている（図5）．中心窩には錐体視細胞とMüller細胞が存在し，視細胞の軸索（Henle線維）は中心窩を中心に放射状に配列する．黄斑部では内顆粒層外側にも網膜毛細血管網が分布するが，中心窩には毛細血管は存在せず，foveal avascular zone（直径200〜400μm）を形成する．

視細胞：ヒト網膜には杆体細胞が1億1,000万〜1億2,500万個，錐

体細胞は630万〜680万個存在する．黄斑の中心直径500μm内の視細胞は錐体からなり，杆体は存在しない．錐体細胞の密度は中心窩の中心で最も高い（147,300個/mm^2）．錐体細胞は中心窩から離れるにつれて急速に減少し，網膜周辺部では5,000個/mm^{2}になる．杆体細胞は中心窩から離れるにつれて急速に増加し，中心窩から5〜6mmで最大密度（160,000個/mm^2）に達する[1]．

網膜色素上皮と脈絡膜：網膜色素上皮細胞は1層の上皮細胞であり，黄斑部では立方体に近い（高さ14μm，幅10μm）が，周辺では扁平になる（高さ10〜14μm，幅60μm）．Bruch膜は網膜色素上皮と脈絡毛細管板のあいだにあり，電子顕微鏡では5層構造（網膜色素上皮の基底膜・内側膠原線維層・弾性線維層・外側膠原線維層・脈絡毛細管板の基底膜）を示す．脈絡膜毛細管板の血管密度は中心窩付近で高い．正常眼の脈絡膜は中心窩付近で最も厚く，光干渉断層計（OCT）を用いた計測では約270μmである[3]．

（大谷倫裕）

加齢黄斑変性の分類と診断基準
（厚生労働省研究班による）

　加齢黄斑変性は近年わが国でも急激に増加するとともに，疫学研究や新しい治療が盛んになっており，疾患分類と診断の重要性が増している．本項では，2008年にわが国で公表された加齢黄斑変性の分類と診断基準[1]について述べる．

文献はp.223参照．

分類と診断基準の特徴

　わが国では，1992年に臨床所見を主とした加齢黄斑変性の暫定診断基準が提唱されたが，新しい疾患概念が出現するとともに使用されなくなった．その後，1995年に欧米の疫学研究班による国際分類が公表されたが[2]，この分類では加齢黄斑症（age-related maculopathy；ARM）という紛らわしい語句が含まれており，わが国の実情に即した加齢黄斑変性の分類と診断基準が待ち望まれていた．このため，一般眼科診療にも有用で，疫学調査や治療選択の際にも広く用いられるべきものとして，厚生労働省網膜脈絡膜・視神経萎縮症調査研究班（石橋班）内の加齢黄斑変性診断基準作成ワーキンググループによって，わが国における新しい分類と診断基準が作成された．この分類は前述の国際分類を基本としているが，紛らわしい用語を除き，"加齢黄斑変性"と統一した名称を用いている．さらに新しく生じた疾患概念を分類に導入し，診断基準には滲出型加齢黄斑変性の確診例の基準を設けたことで，国際分類とは異なるわが国独自のものとなっている．

加齢黄斑変性の分類（表1）

　この分類では，加齢黄斑変性は前駆病変と加齢黄斑変性に大別されている．前駆病変とは国際分類の"早期加齢黄斑症"にあたるもので，ドルーゼンと網膜色素上皮異常に分けられる．また，本格病変としての加齢黄斑変性は滲出型と萎縮型に分けられる．この分類の最重要点は，滲出型加齢黄斑変性の特殊型として，ポリープ状脈絡膜血管症（polypoidal choroidal vasculopathy；PCV）と網膜血管腫状増殖（retinal angiomatous proliferation；RAP）を正式に加えた

表1　加齢黄斑変性の分類

1. 前駆病変
軟性ドルーゼン
網膜色素上皮異常
2. 加齢黄斑変性
滲出型加齢黄斑変性*
萎縮型加齢黄斑変性
*滲出型加齢黄斑変性の特殊型
ポリープ状脈絡膜血管症
網膜血管腫状増殖

ことである．この二疾患は，Yannuzzi が 1990 年[3]と 2001 年[4]に提唱した疾患であり，PCV はわが国では滲出型加齢黄斑変性の 40～50% を占める頻度の高い疾患である．国際分類が作成された際には，この二疾患は疾患概念が広く認められておらず，まったく触れられていないが，Yannuzzi は滲出型加齢黄斑変性の拡大概念として，この二疾患を含めてよいとしている[5]．実際にこれらの疾患は，加齢性変化を基盤として発生した新生血管によって黄斑部に出血・滲出を来たす疾患であり，臨床像も通常の滲出型加齢黄斑変性ときわめてよく似た像を呈するため，滲出型加齢黄斑変性の特殊型として加えることに異論はないと考えられる．すなわち，この分類によってわが国では広義の滲出型加齢黄斑変性は，典型例である典型的 AMD（通称：狭義 AMD），特殊型である PCV，RAP の 3 病型に分類され，この分類方法が用いられている．

加齢黄斑変性の診断基準（表 2）

診断基準は，① 前駆病変，② 滲出型加齢黄斑変性，③ 萎縮型加齢黄斑変性，④ 除外規定の 4 項目からなる．

年齢，病変の存在範囲：この診断基準では，加齢黄斑変性の診断は 50 歳以上，病変の存在範囲は中心窩を中心とする 6,000 μm 以内と定められている．年齢については，久山町研究をはじめとする多くの疫学研究で 50 歳以上が基準として用いられていることから 50 歳以上と規定された．病変の存在範囲については，国際分類の inner macula（直径 3,000 μm 以内）では傍乳頭病変が含まれないことになるので，outer macula（直径 6,000 μm 以内）の基準を用いている．

前駆病変：前駆病変には軟性ドルーゼンと網膜色素上皮異常の 2 項目が重要であるとして挙げられている．軟性ドルーゼンは，直径 63 μm 以上のものが 1 個以上みられれば前駆所見と診断する（図 1）．視神経乳頭縁の網膜静脈径は 125 μm であるので，63 μm はその 1/2 を超える大きさである．網膜色素上皮異常は網膜色素上皮の色素脱失，色素むら，色素沈着，直径 1 乳頭径未満の漿液性網膜色素上皮剥離の 4 種の病変を指す．日本人では従来から漿液性網膜色素上皮剥離が滲出型加齢黄斑変性の前駆病変へと移行しやすいとの報告があり[6]，いわゆる小型の網膜色素上皮剥離を前駆病変に含めている（図 2）．

滲出型加齢黄斑変性：この診断基準の最も重要なポイントは，滲出型加齢黄斑変性の確診例と診断するための主要所見である．すなわ

表2 加齢黄斑変性の診断基準

年齢50歳以上の症例において，中心窩を中心とする直径6,000μm以内の領域に以下の病変がみられる．

1. 前駆病変

軟性ドルーゼン[*1]，網膜色素上皮異常[*2]が前駆病変として重要である．

2. 滲出型加齢黄斑変性

主要所見：以下の主要所見の少なくとも一つを満たすものを確診例とする．
① 脈絡膜新生血管[*3]
② 漿液性網膜色素上皮剥離[*4]
③ 出血性網膜色素上皮剥離[*5]
④ 線維性瘢痕

随伴所見：以下の所見を伴うことが多い．
① 滲出性変化：網膜下灰白色斑（網膜下フィブリン），硬性白斑，網膜浮腫，漿液性網膜剥離
② 網膜または網膜下出血

3. 萎縮型加齢黄斑変性

脈絡膜血管が透見できる網膜色素上皮の境界鮮明な地図状萎縮[*6]を伴う．

4. 除外規定

近視，炎症性疾患，変性疾患，外傷などによる病変を除外する．

付記

[*1] 軟性ドルーゼンは直径63μm以上のものが1個以上みられれば有意とする．
[*2] 網膜色素上皮異常とは網膜色素上皮の色素脱失，色素沈着，色素むら，小型の漿液性網膜色素上皮剥離（直径1乳頭未満）を指す．
[*3] 脈絡膜新生血管は，検眼鏡所見または蛍光眼底造影によって診断する．検眼鏡所見として，網膜下に灰白色または橙赤色隆起病巣を認める．蛍光眼底造影は，フルオレセイン蛍光眼底造影（FA）またはインドシアニングリーン蛍光眼底造影所見（IA）に基づく．
[*4] 漿液性網膜色素上皮剥離は，直径1乳頭径以上のもので，脈絡膜新生血管を伴わないものも含める．
[*5] 出血性網膜色素上皮剥離は大きさを問わない．
[*6] 網膜色素上皮の地図状萎縮は大きさを問わない．

ち，① 脈絡膜新生血管（**図3**），② 漿液性網膜色素上皮剥離（直径1乳頭径以上，**図4**），③ 出血性網膜色素上皮剥離（**図5**），④ 線維性瘢痕（**図6**）の4所見を主要所見とし，そのうち少なくとも一つを満たせば滲出型加齢黄斑変性の確診例と診断できる[*1]．これらの項目はすべて滲出型加齢黄斑変性に特異度が高い所見であり，眼底所見のみで診断が可能である．① の脈絡膜新生血管は，眼底所見（灰白色または橙赤色隆起病巣）または蛍光眼底造影所見（フルオレセインまたはインドシアニングリーン蛍光眼底造影）によって診断することとされている．② は大きさが1乳頭径以上のものと規定されており，脈絡膜新生血管を伴わない漿液性網膜色素上皮剥離も含めるとしている．これは欧米の複数の診断基準[2,7]において，脈絡

[*1] 従来，診断に重視されていた滲出性変化，すなわち網膜下灰白色斑（網膜下フィブリン），硬性白斑，網膜浮腫，漿液性網膜剥離や網膜出血，網膜下出血は脈絡膜新生血管に続発してみられる変化であり，他疾患（網膜静脈閉塞症や網膜細動脈瘤など）でもみられるので，この診断基準では"随伴所見"と規定している．

1. 基礎　9

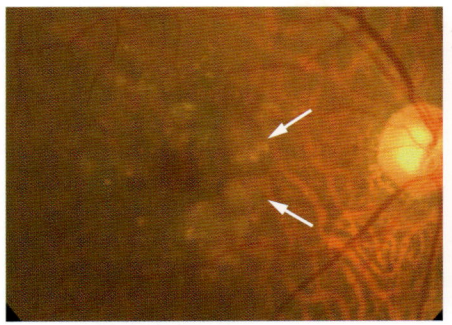

図1　前駆病変：軟性ドルーゼン
（直径63μm以上，矢印）

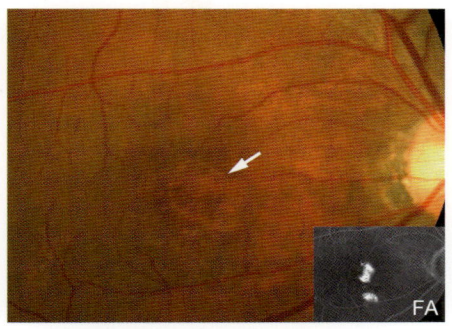

図2　前駆病変：網膜色素上皮異常
漿液性網膜色素上皮剥離（1乳頭径未満，矢印）．
FA：フルオレセイン蛍光眼底造影．

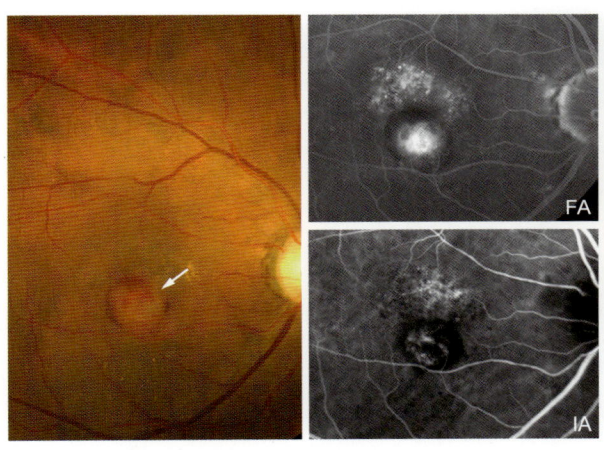

図3　滲出型加齢黄斑変性の主要所見①
　　　脈絡膜新生血管
灰白色隆起病巣：矢印と蛍光眼底造影所見．IA：インドシアニングリーン蛍光眼底造影．

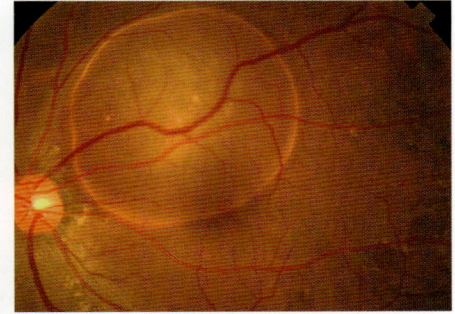

図4　滲出型加齢黄斑変性の主要所見②
　　　漿液性網膜色素上皮剥離
（直径1乳頭径以上）

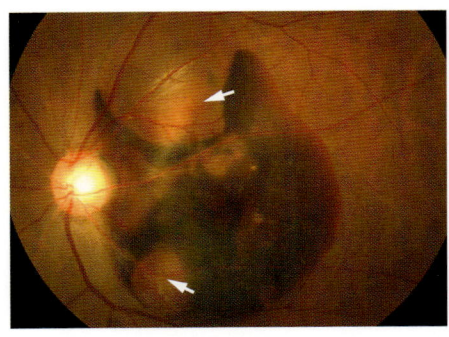

図5　滲出型加齢黄斑変性の主要所見③
　　　出血性網膜色素上皮剥離（矢印）

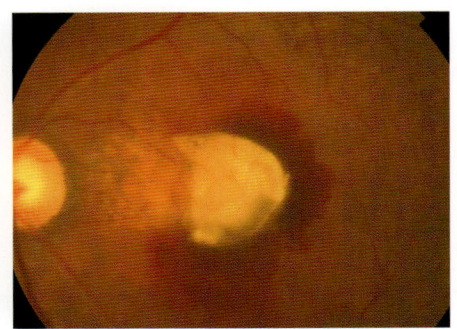

図6　滲出型加齢黄斑変性の主要所見④
　　　線維性瘢痕

膜新生血管を伴わない漿液性網膜色素上皮剥離を"滲出型"に含めるとした基準に準じており，"滲出型＝脈絡膜新生血管の存在"とい

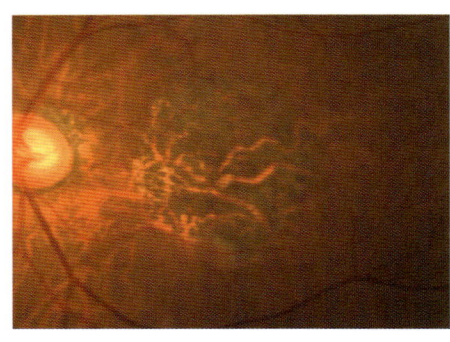

図7 萎縮型加齢黄斑変性

う従来の概念とは異なるので注意を要する．

萎縮型加齢黄斑変性（図7）：萎縮型加齢黄斑変性の基準は，脈絡膜血管が透見できる網膜色素上皮の境界鮮明な地図状萎縮を伴うものとし，地図状萎縮の大きさは問わないと規定している．"脈絡膜血管が透見できる"ということは，網膜色素上皮の強い萎縮に脈絡毛細血管板，視細胞の萎縮を伴う意味を含んでいる．地図状萎縮は通常大きいドルーゼンが自然消失したあとに生ずるとされており[8]，長期間のドルーゼン存在が関与する病変といえる．

除外規定：除外規定では，近視，炎症性疾患，変性疾患，外傷などによる疾患を除外するとしている．加齢黄斑変性の診断には，加齢以外の要因で起こる近視性血管新生黄斑症，特発性脈絡膜新生血管，網膜色素線条に伴う血管新生黄斑症，外傷性脈絡膜破裂などの血管新生黄斑症を確実に除外する必要がある．

（髙橋寛二）

特徴的所見／ドルーゼン

定義

網膜色素上皮（retinal pigment epithelium；RPE）と Bruch（ブルッフ）膜のあいだに蓄積した沈着物で，小さな黄白色を呈し，硬性ドルーゼンと軟性ドルーゼンがあり，軟性ドルーゼンが加齢黄斑変性（AMD）の脈絡膜新生血管（choroidal neovascularization；CNV）発生の前段階となりやすい．1995 年に Bird らによって提唱された加齢黄斑症の国際分類では加齢黄斑症を初期（early ARM）と後期（late ARM）に分け，初期のなかにドルーゼンを分類している[1]．わが国でも 2008 年に発表された新しい診断基準によると，加齢黄斑変性の前駆病変として軟性ドルーゼンが定義されている[2]．

文献は p.223 参照．

検眼鏡的所見

硬性ドルーゼンは直径 63 μm 未満の小さくて丸い，黄白色の沈着物で網膜全体に分布する．加齢変化の一つであるとされているが，AMD 進行とはあまり関連がないとされている．軟性ドルーゼンの直径は 63 μm 以上で，硬性ドルーゼンに比して大きく，境界不鮮明，癒合傾向を示す（図 1）．特に直径 125 μm 以上のものを large drusen と呼び，癒合，集積してさらに大きくなり網膜色素上皮剥離様となったものを drusenoid PED[*1] と呼ぶ．

[*1] **PED**
retinal pigment epithelial detachment（網膜色素上皮剥離）

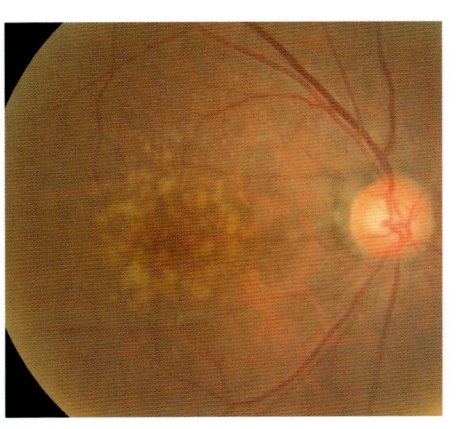

図 1　軟性ドルーゼンの眼底写真（79 歳，男性）
中心窩周囲に黄白色軟性ドルーゼンを多数認める．

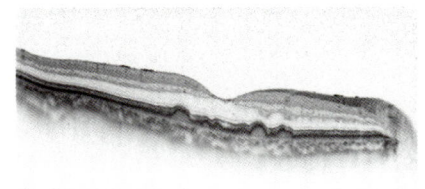

図2 軟性ドルーゼンのOCT
(79歳,男性)
色素上皮の隆起が認められる.

OCT所見

硬性ドルーゼンの直径は63μm以下と小さいためOCTでとらえることは困難である.集簇した硬性ドルーゼンや軟性ドルーゼンでは,隆起した網膜色素上皮が認められる(図2).

蛍光眼底造影所見

硬性ドルーゼンは,フルオレセイン蛍光眼底造影(fluorescein angiography;FA)で伸展された網膜色素上皮の window defect によって過蛍光を示すことが多いが,蛍光漏出は認めない.インドシアニングリーン蛍光眼底造影(indocyanine green angiography;IA)でも同様に過蛍光を示す.

軟性ドルーゼンはFAで多くのものは後期に過蛍光を示すが,大きなものは低蛍光を示すこともある.また後期に蛍光漏出は認めない.IAでは,低蛍光を示すものと過蛍光を示すものがある(図3).

病理所見

AMDは,RPE,Bruch膜,脈絡膜血管で構成されるchoroidretinal interfaceの加齢変化を基礎として,さまざまな細胞外マトリックス異常,慢性炎症や酸化ストレス,遺伝的因子,環境因子などさまざまな因子が関与して発症すると考えられている.choroidretinal interfaceの加齢変化としては,pigment modelingと呼ばれるRPEの老化とBruch膜の老化がある.Bruch膜は老化に伴い,厚さが増加し,その組成が変化する.また加齢に伴いRPEのBruch膜側やBruch膜内層にbasal laminar/linear depositと呼ばれる多形性物質の沈着がみられ,AMD発症に関与していると考えられている.ドルーゼンはRPE基底膜と内側膠原線維層のあいだに限局性に多形性物質が沈着したもので,Bruch膜の加齢変化である.硬性ドルーゼンは,光顕ではPAS染色で均一に染まるガラス様物質で構成され

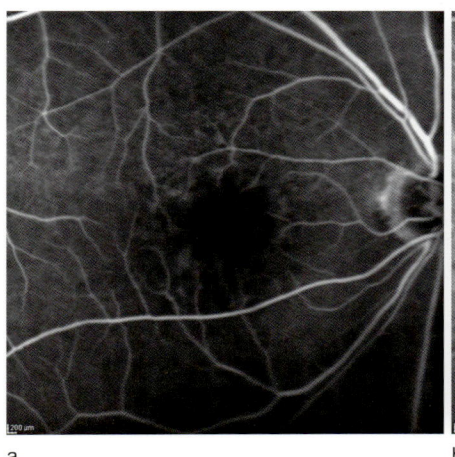
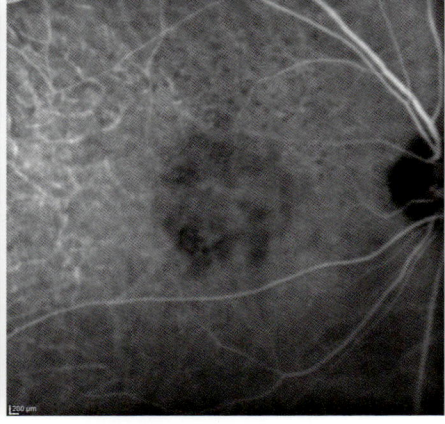

a. b.

図3 軟性ドルーゼンの蛍光眼底写真(後期) (79歳,男性)
a. FA. 淡い過蛍光を呈するが,蛍光漏出は認められない.
b. IA. 低蛍光を示す.

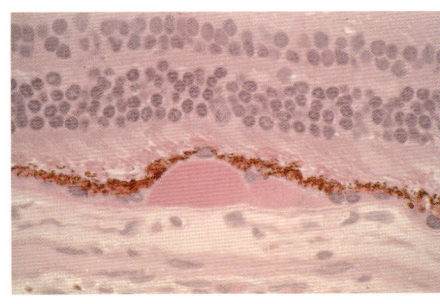
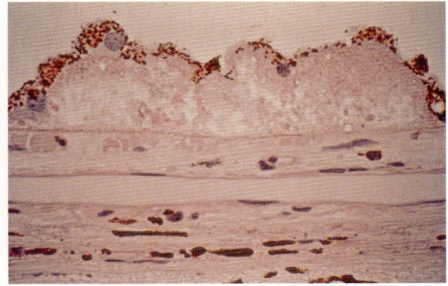

a. b.

図4 ドルーゼンの光学顕微鏡写真
a. RPE下に均一なガラス様物質からなる硬性ドルーゼンがみられる.
b. RPE下に顆粒状物質から構成されている軟性ドルーゼンがみられる.
(吉田綾子ら:黄斑下脈絡膜新生血管.樋田哲夫編.黄斑疾患の病態理解と治療.東京:文光堂;2005. p.56-63.)

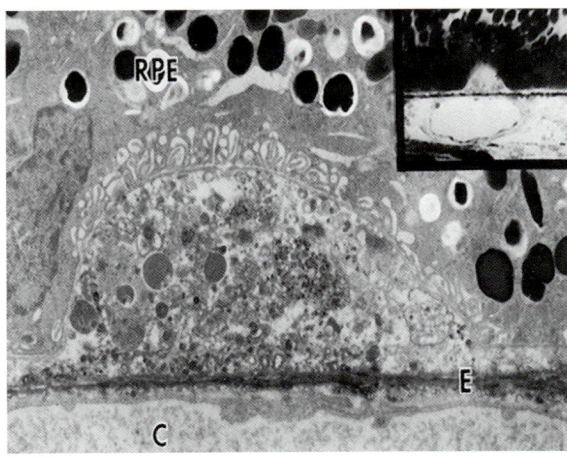

図5 ドルーゼンの透過型電子顕微鏡写真

RPE下に多形性物質からなるドルーゼンがみられる.
C:脈絡毛細管板
E:弾性板
右上の写真:光顕写真
(吉田綾子ら:黄斑下脈絡膜新生血管.樋田哲夫編.黄斑疾患の病態理解と治療.東京:文光堂;2005. p.56-63.)

表1 ドルーゼンの特徴的所見

検眼鏡的所見	硬性ドルーゼンの直径は63μm以下で小型境界鮮明，軟性ドルーゼンはそれ以上で癒合傾向，境界不鮮明
OCT所見	隆起した色素上皮が認められる
蛍光眼底所見	種々の所見が認められ，診断的特徴は少ない
病理所見	RPE基底膜と内側膠原線維層のあいだに多形性物質が沈着

ていることがわかる．軟性ドルーゼンは，光顕的にはPAS染色で顆粒状を呈するものが多く，電顕では多形性物質からなることがわかるが，硬性ドルーゼンと軟性ドルーゼンの両者の区別はつけにくい（図4,5）[3]*2.

表1にドルーゼンの特徴的所見をまとめる．

鑑別を要する紛らわしい所見

硬性白斑：硬性ドルーゼンは，しばしば硬性白斑と類似する．しかし，硬性白斑は神経網膜内の変化であるのに対し，硬性ドルーゼンは網膜色素上皮下の変化であるのでOCTによって鑑別できる．また，糖尿病網膜症などでは輪状硬性白斑の中心部に毛細血管瘤などの異常血管所見がみられるため，鑑別可能である．

（大島裕司，石橋達朗）

*2 ドルーゼンの発症機序いまだはっきりしないが，RPEの崩壊産物が主体となっている説が有力である．この崩壊産物が蓄積する結果，種々のサイトカインの活性化，マクロファージの遊走，補体の活性化が起こり，脈絡膜新生血管の発生につながると考えられている．

特徴的所見／脈絡膜新生血管

定義

　滲出性加齢黄斑変性は，高齢者（50歳以上）の網膜色素上皮，Bruch膜，脈絡膜レベルの加齢性変化の結果，脈絡膜新生血管（choroidal neovascularization；CNV）を生じる疾患である．近視など他の疾患によるCNVは，神経網膜の下に生じることが多いが，加齢黄斑変性（age-related macular degeneration；AMD）のCNVは網膜色素上皮下に発生するものが多い．**表1**にCNVの所見をまとめた．また，CNVは以下のように分類される．

Gass分類：1994年，Gassにより提唱された病理学的分類である[1]．

文献はp.223参照.

表1　脈絡膜新生血管（CNV）の所見

OCT所見	Gassによる Type 2 （RPEの上にCNV）	CNVは高反射塊
		RPEがCNVの下に切れ込んでいる
		RPEの一部断裂
		瘢痕期はCNVとRPEが一塊になることあり
	Gassによる Type 1 （RPEの下にCNV）	CNVを直接検出困難
		RPEの肥厚，隆起
		PED，SRD（serous retinal detachment；漿液性網膜剝離）
		空間的ノッチサイン
FA所見	classic CNV	早期から境界明瞭 中期〜後期に旺盛な蛍光漏出が広がる
	occult CNV　fibrovascular PED	早期は低蛍光〜顆粒状過蛍光 後期にかけて増強
	late-phase leakage of 　　　　　　undetermined source	早期の漏出は不明瞭 後期に小斑状，点状の過蛍光
IA所見	早期から網目状の過蛍光がでるものもある PCVとの鑑別に重要	
病理所見	RPEのBruch膜側や内側Bruch膜にbasal deposits（多形性物質）の沈着．CNVは成熟すると層構造ができる．	

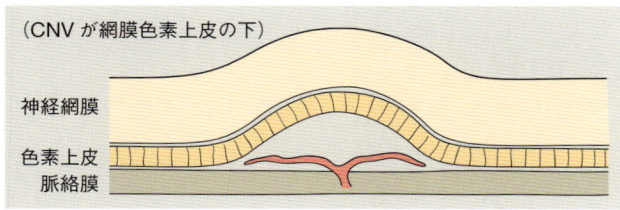

a. Type 1

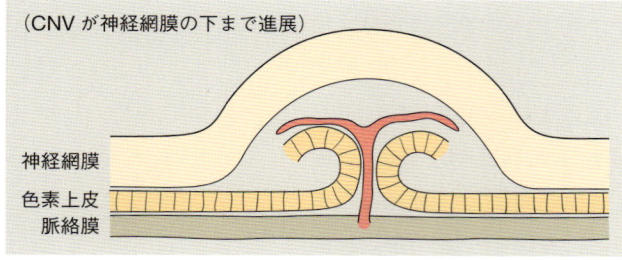

b. Type 2

図1 Gass 分類

CNVと網膜色素上皮（retinal pigment epithelium；RPE）との位置関係から分類し，CNVがRPEの下にとどまるものをType 1, RPEを突き破って神経網膜下まで進展したものをType 2としている（図1）．
フルオレセイン蛍光造影（FA）所見による分類：1982年にMacular Photocoaguration Study（MPS）Groupが提唱した分類[2]で，FA所見から，classic CNV, occult CNVの2種類に分類された．

Gass 分類は病理所見からの分類であるので生体眼で厳密に分類することは不可能であるが，最近では光干渉断層計（OCT）の発達により，Gass 分類を類推できるようになってきている．上記分類は二次元的（FA分類）と三次元的（Gass 分類）であるので同一次元ではないが，両者を併せて考えることにより，より疾患を理解しやすい．Type 2とclassic CNV, Type 1とoccult CNVは同一ではないが，臨床上はほぼ同じと考えてよい．また実際には，Type 1とType 2のCNVは同時に存在していることが多い（混合型）．

検眼鏡所見

前駆病変として，軟性ドルーゼン，網膜色素上皮異常（色素脱失，色素沈着，色素むら，直径1乳頭径大未満の漿液性網膜色素上皮剝離）がみられることがある．欧米では軟性ドルーゼンが多発していることが多いとされるが，わが国では少ない．滲出型AMD，特にclassic CNV（Type 2）はCNV自体が灰白色隆起病巣として観察さ

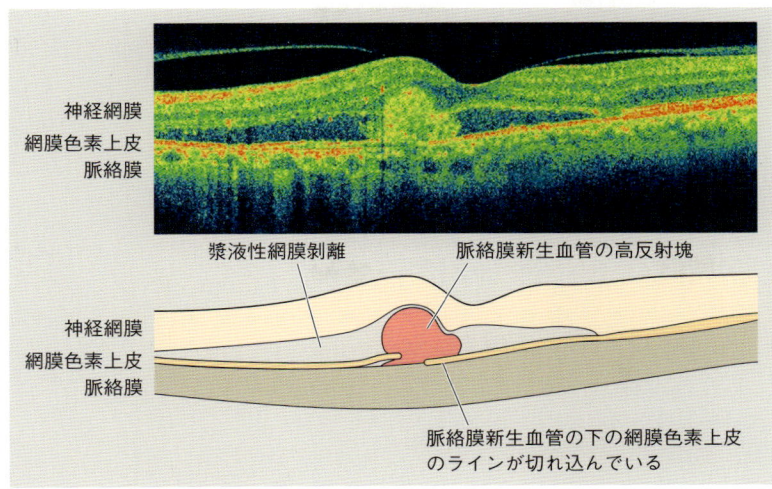

図2　Type 2 CNV の SD-OCT 画像

れる．付随する所見として網膜下出血，網膜色素上皮剥離（retinal pigment epithelial detachment；PED），漿液性網膜剥離，硬性白斑などがみられる．それに対し，occult CNV（Type 1）では，灰白色隆起病巣は不明瞭で，網膜下出血，PED，漿液性網膜剥離が随伴所見としてみられる．

OCT 所見

　CNV の OCT 所見は，Gass 分類に従って考える．

Type 2：典型的な所見として以下の二つがある．RPE の上に CNV 自体が高反射塊として検出されることと，RPE の高反射層が CNV の下へ切れ込んでみえることである（図2）．CNV 周囲に漿液性網膜剥離による低反射や，網膜の囊胞様変化，PED を伴っていることがある．活動期に RPE の高反射ラインの一部断裂がみられることもある．CNV の病期によっては，Type 1 CNV の OCT 像（RPE の高反射層と一塊となる高反射塊）に類似することがあるので注意が必要である．

Type 1：Type 2 CNV と比較すると，Type 1 CNV は OCT では病巣が深いために CNV 自体を検出するのは困難とされる．したがって，RPE の変化や CNV による二次的変化を観察することとなる．CNV の二次的変化としては，RPE の高反射帯の肥厚や PED，空間的ノッチサイン（PED のくびれ）[3] などがある．しかし最近の SD-OCT（spectral-domain OCT）では，CNV は RPE の下の低〜中等度反射帯として直接検出されることがある（図3）．

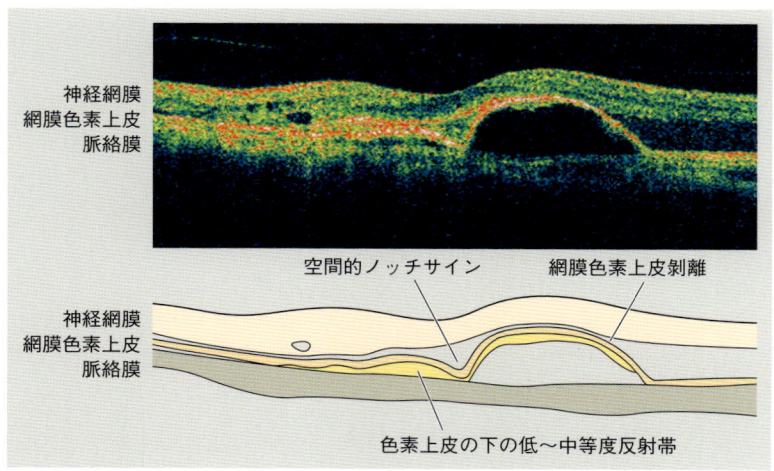

図3 Type 1 CNV の SD-OCT 画像

蛍光眼底所見

　AMD の蛍光造影検査はフルオレセイン蛍光造影（fluorescein angiography；FA）と，インドシアニングリーン蛍光造影（indocyanine green angiography；IA）の2種類を施行することが望ましい．なぜなら classic CNV と occult CNV の分類は FA のみで行われるが，AMD の特殊病型とされるポリープ状脈絡膜血管症（polypoidal choroidal vasculopathy；PCV）や網膜内血管腫状増殖（retinal angiomatous proliferation；RAP）との鑑別には IA が重要であるからである．また，Treatment of Age-related Macular Degeneration with Photodynamic Therapy（TAP）Study Group[4] により，FA での CNV 成分の割合によって predominantly classic CNV（classic 成分が病変の50％以上），minimally classic CNV（classic 成分が病変の50％未満），occult with no classic CNV（occult CNV のみ）に分類され，光線力学療法（photodynamic therapy；PDT）など，治療方針の決定に利用されている．

FA 所見：classic CNV では，造影早期から境界明瞭で均一な過蛍光で始まり，造影中期から後期にかけて経時的に旺盛な過蛍光が網膜下に広がっていく．

　occult CNV では，二つのパターンがある．一つは線維血管性色素上皮剥離（fibrovascular PED）で，RPE の不規則な隆起があることが条件であるが，造影早期に低蛍光〜顆粒状過蛍光で始まり，後期にかけて増強していくものである．もう一つは起源不明の後期漏出

病巣（late-phase leakage of undetermined source）で，RPE の隆起がないかあってもわずかであり，造影早期の蛍光漏出は不明瞭で後期に小斑状もしくは点状の過蛍光がみられるのみである．

IA 所見：classic CNV の IA 所見は，さまざまなパターンを示す．造影早期から網目状の過蛍光がみられ，後期にかけて蛍光漏出を示すパターンが多いが，CNV の線維化が強いと蛍光ブロックによる低蛍光を示すようになる．occult CNV では造影早期に明瞭な網目状の過蛍光で，後期には境界鮮明な面状の過蛍光を示すことが多い．起源不明の後期漏出病巣は PCV が隠れていることがあり，IA ではポリープ状病巣やネットワーク血管がみえることがあるので鑑別に重要である[*1]．

病理所見

AMD は，chorioretinal interface（RPE，Bruch 膜，脈絡膜毛細血管板）の加齢変化により発症する．加齢により RPE にはメラニン顆粒の減少とリポフスチン顆粒の増加が起こる．Bruch 膜は加齢に伴い肥厚し，組成が変化する．その結果，脈絡膜毛細血管板と網膜下の分子間移動の障害やバリア機能の低下が起きる．また，RPE の Bruch 膜側や内側 Bruch 膜に basal deposits と呼ばれる多形性物質の沈着が起こり，AMD に深く関与しているといわれている[6]．脈絡膜毛細血管の密度減少，狭細化による血流低下も AMD 発症の原因の一つである．

CNV の病理：CNV は脈絡膜の細静脈や毛細血管の内皮細胞の遊走と増殖によって生じ，最終的には周皮細胞をもった新生血管が形成される．成熟するにつれ，細胞質に窓構造が出現する．

鑑別を要する紛らわしい所見

AMD は，50 歳以上の眼底で灰白色隆起性病変があればまず疑う疾患だが，近視や網膜色素線条など，ほかの疾患を鑑別した，いわば除外診断的疾患である．したがって，後述の高度近視などの疾患を除外しなければならない．その他の紛らわしい疾患には，網膜静脈分枝閉塞症（banch retinal vein occlusion；BRVO）や網膜上膜（epiretinal membrane；ERM）などもあるので，蛍光造影検査を詳細に読影することが重要である．

OCT でしばしば図 4 のように眼底の灰白色隆起病巣に一致して，神経網膜の下に中～高反射塊が認められるが，このすべてが CNV

[*1] Guyer らは，IA での過蛍光点の大きさにより，以下のように分類した[5]．この分類は実際の臨床では，IA 所見を表現するときに用いることが多い．

focal spots （もしくは hot spots）
1 乳頭面積よりも小さいもの

plaque
1 乳頭面積以上のもの

combination leasions
上記二つの混在したもの

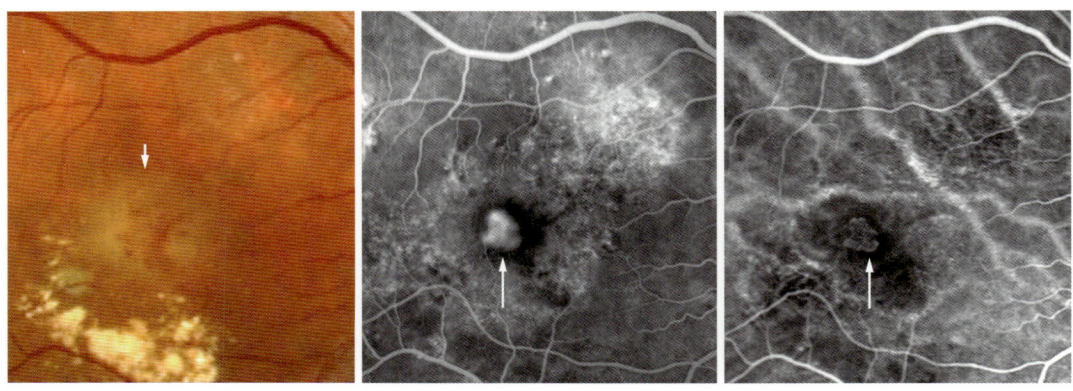

a. 眼底写真. 矢印は灰白色隆起病巣.　b. FA 所見. 矢印は classic CNV.　c. IA 所見. 矢印は網目状過蛍光.

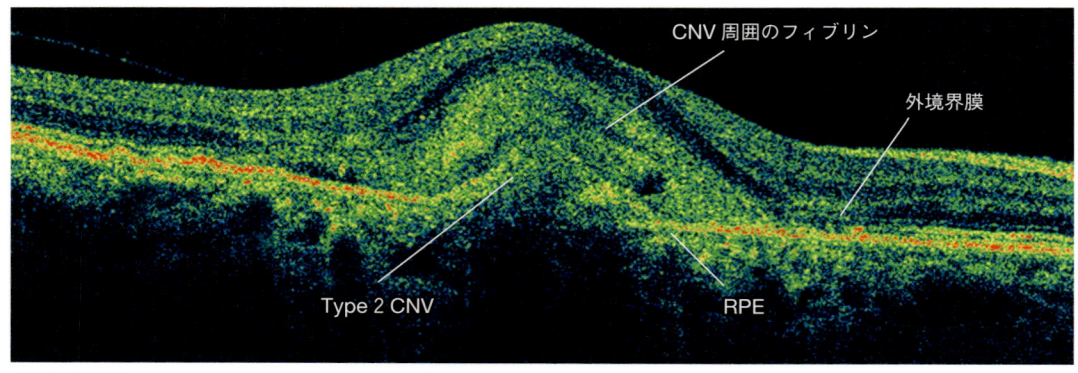

d. OCT 所見.

図4　紛らわしい所見
70歳, 女性. AMD. 視力 (0.2).

ではないことがある. FA, IA 所見から classic CNV が検出されるが, OCT 状の中〜高反射塊よりも小さくみえる. この場合, OCT は神経網膜の下の CNV 塊と, その周囲のフィブリンの析出と思われる反射塊を表しているわけで, OCT 上の反射塊すべてが CNV ではない.

　蛍光造影検査では, 蛍光漏出かどうか迷うことがあるが, 初期から後期までを詳細に検討することが大切である. 特に起源不明の後期漏出病巣の症例は, PCV が隠れていることが多いために IA との比較が重要となってくる.

　鑑別しづらい所見があった場合, 眼底所見, 蛍光造影所見, OCT などを活用し, 総合的に判断することが大切である.

> **カコモン読解** 第 20 回 臨床実地問題 18
>
> 61 歳の男性．右眼の急激な視力低下と変視とを自覚して来院した．視力は右 0.3（矯正不能），左 1.2（矯正不能）．右眼眼底写真と蛍光眼底造影写真とを図 A，B に示す．適切な処置はどれか．
> a 経過観察
> b プロスタグランジン関連薬内服
> c レーザー光凝固
> d 放射線療法
> e 光線力学療法
>
>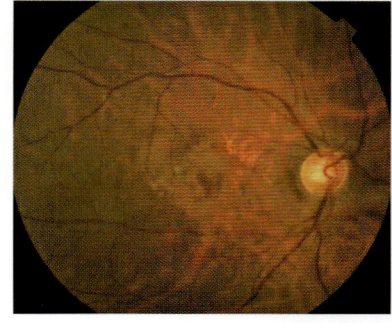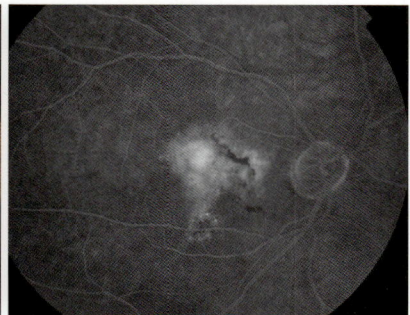
>
> 図 A　　　　　　　　　図 B

解説　図 A は右眼眼底，黄斑部中心窩を含む領域に 1〜2 乳頭径大の灰白色病変と網膜下出血がある．図 B は右眼フルオレセイン蛍光眼底造影写真，眼底写真の灰白色病変の部位に一致した蛍光漏出と網膜下出血の部位の蛍光ブロックがある．この二つの所見から中心窩下の脈絡膜新生血管が疑われる．高齢者の視力低下，変視の症状，また近視や網膜色素線条，その他の疾患がないことから加齢黄斑変性が最も考えられる．現在，中心窩下脈絡膜新生血管を伴う加齢黄斑変性に対して行われる治療は，光線力学療法，抗 VEGF（血管内皮増殖因子）抗体硝子体内注入，ステロイドホルモン局所投与（Tenon 囊下，硝子体内注入）などが挙げられる．

a．**経過観察**：蛍光眼底造影所見で蛍光漏出があり，活動性のある病変なので治療をすることが望ましい．

b．**プロスタグランジン関連薬内服**：血管拡張作用と抗血小板作用を併せもつ薬剤で，網膜血管閉塞症で用いられることがある．

c．**レーザー光凝固**：中心窩外の病変には用いることがあるが，この症例のように中心窩下の病変には第一選択としては用いない．

d．**放射線療法**：低線量放射線療法などがあるが，確立された治療法ではないので現時点では第一選択とならない．

e．**光線力学療法**：光感受性物質と非発熱レーザーを用いて行う．わが国では中心窩下脈絡膜新生血管を伴う滲出型加齢黄斑変性に対して，光線力学療法と抗 VEGF 抗体硝子体内注入が第一選択である．

模範解答　e

（渡辺五郎）

特徴的所見／網膜色素上皮剥離

定義

網膜色素上皮（retinal pigment epithelium；RPE）がBruch（ブルッフ）膜から剥離した状態を網膜色素上皮剥離（retinal pigment epithelial detachment；PED）と呼ぶ．PED内に貯留する液体の由来については，脈絡膜側からとする説，網膜側からとする説の2説がある．加齢に伴いBruch膜に脂質が蓄積すると網膜側から脈絡膜側への水分の輸送に障害が発生し，RPEとBruch膜のあいだに液体が貯留し，PEDが発生すると考えられている．脈絡膜新生血管（choroidal neovascularization；CNV）を伴う場合，PED内に貯留する液体はCNV由来で，出血・滲出を伴うことが多い．

検眼鏡所見

漿液性PEDと出血性PEDの2種類に分類することが多い．

漿液性PED：黄褐色の縁取りをもつ境界鮮明な円形あるいは楕円形のドーム状の隆起で，色調は周囲の網膜よりも少し赤くみえる．細隙灯顕微鏡で観察すると，剥離部辺縁の立ち上がりは急で，表面は平滑である．細隙灯をゆっくり細くしていくと，PED部のみが明るくみえる，いわゆるランタン現象を認める．若年から中年者では，1/2乳頭以下の小型のものが多く，CNVを伴うこともない（図1）[*1]．大きなPEDでは，表面に点状，線状，網目状などの色素沈着を伴うことが多い（図2）．辺縁の一部にくびれのみられるPEDでは，脈絡膜新生血管（CNV）が生じている可能性がある（図3）[*2]．CNVは，くびれの部に高率に存在する（notch sign[*3]）が，他の部位にみられることもある．

出血性PED：PED内に血液成分が貯留しているPEDである．CNVやポリープ状脈絡膜血管症（polypoidal chroidal vasculopathy；PCV）が破綻し，RPE下に出血が貯留したものである．網膜下出血や硝子体出血を合併することもある（図4）．

そのほかに，drusenoid PED（500μm以上の大きな軟性ドルーゼ

[*1] 中心性漿液性脈絡網膜症，胞状網膜剥離，多発性後極部色素上皮症では，PEDを認めることが多い．

[*2] 加齢黄斑変性，PCVでは，PEDの辺縁にCNVを認めることが多い．一方，網膜血管腫状増殖では，PEDの中央部付近にCNVを認めることが多い．

[*3] RPE下のCNVは，RPEと比較的強く癒着しているので，CNVの部位でPEDを生じず，くぼんだ形のPEDを形成することが多い．

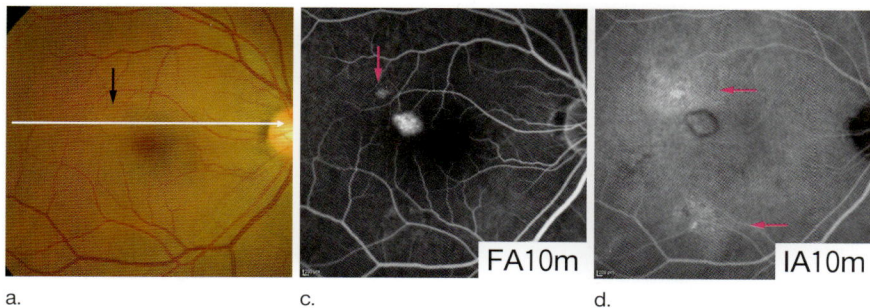

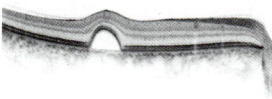

図1 漿液性 PED (44歳, 女性)

a. 約 1/2 乳頭径の PED がみられる (矢印).
b. RPE に一致した高反射帯がドーム状に隆起している. PED 内には, 漿液が貯留するため, 無反射腔になっている.
c. FA (造影 10 分) では, 色素貯留による過蛍光を示す (典型造影). 上耳側にも小型の PED がある (矢印).
d. IA (造影 10 分) では, 脈絡膜内色素漏出がみられる (矢印).

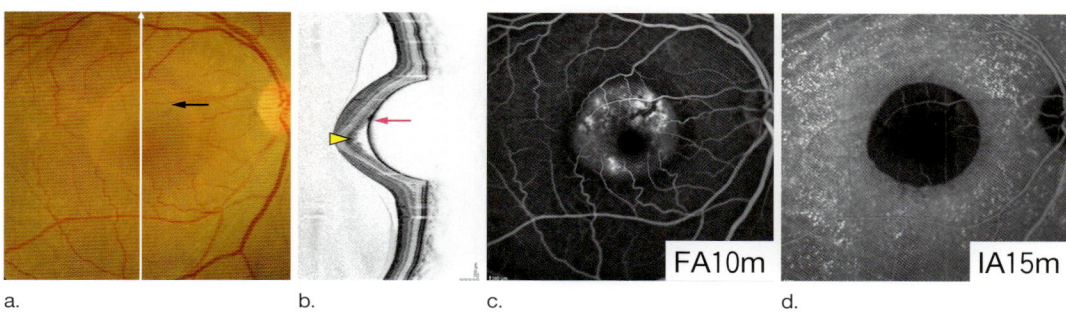

図2 漿液性 PED (62歳, 女性)

a. 約 2 乳頭径の PED がみられる. 線状の色素沈着を認める (矢印).
b. RPE に一致した高反射帯がドーム状に隆起している. 色素沈着の部は, 高反射が増強している (矢印). 漿液性網膜剥離を認める (矢頭).
c. FA (造影 10 分) では, 色素貯留による過蛍光を示す (典型造影). 線条の色素沈着部は低蛍光を示す. 中央の低蛍光部はキサントフィルによるブロックである.
d. IA (造影 15 分) では, 蛍光遮断による低蛍光を示す.

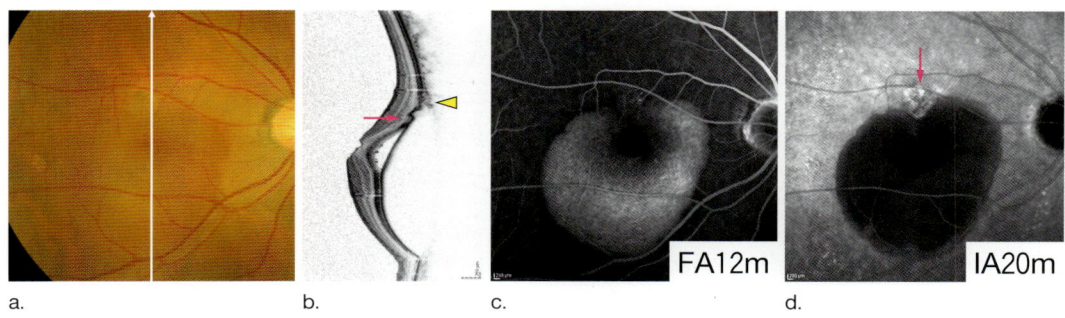

図3 CNV を伴う漿液性 PED (69歳, 女性)

a. 約 3 乳頭径の PED がみられる.
b. CNV に一致して RPE 裏面に中等度反射帯がみられる (矢頭). tomographic notch sign がみられる (矢印).
c. FA (造影 12 分) では, 過蛍光のなかに低蛍光が残る (不規則造影).
d. IA (造影 20 分) では, CNV が検出されている (矢印).

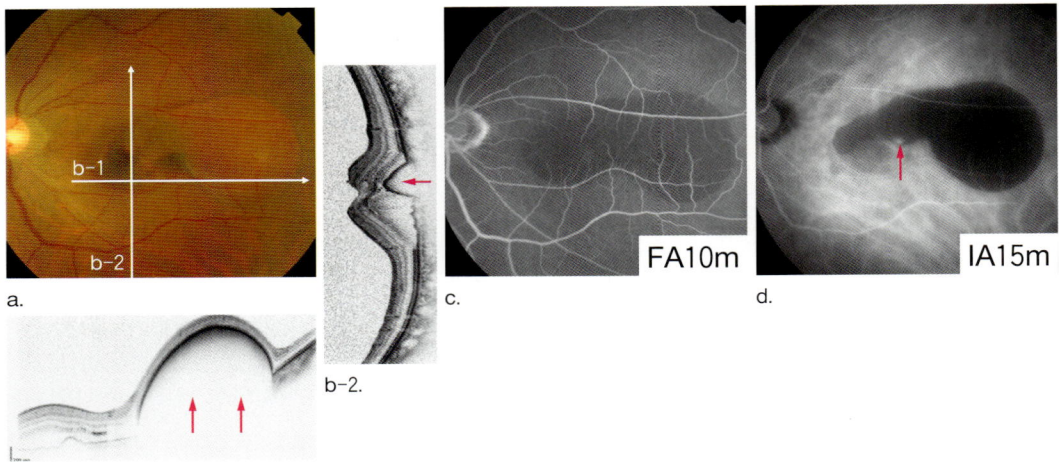

図 4　出血性 PED（55 歳，女性）
a. 網膜出血を伴う大型の出血性 PED がみられる．
b. PED の内部は出血のために高反射を示すが，深部は測定光の急速な減衰により低反射になる（b-1，矢印）．網膜下出血内の PED が検出されている（b-2，矢印）．
c. FA（造影 10 分）では，蛍光遮断による低蛍光を示す．
d. IA（造影 15 分）でも蛍光遮断による低蛍光を示す．ポリープ状病巣が検出される（矢印）．

ンは，PED と区別がつけがたく，drusenoid PED と呼ばれる)[1]，fibrovascular PED（フルオレセイン蛍光眼底造影による occult CNV 所見の 1 型，RPE の不整な隆起がみられ，出血や硬性白斑を伴うことが多い）がある．

OCT 所見

漿液性 PED：RPE に一致した高反射帯がドーム状に隆起し，その上方の感覚網膜もなだらかに隆起する．PED 内には，漿液が貯留するため，無反射腔になっている．PED の後方の Bruch 膜と脈絡膜の反射は減弱する．CNV を伴う PED では，CNV に一致して RPE 裏面に中等度-高反射帯がみられる．また RPE のドーム状に隆起したラインにくびれを生じることがある．これは，tomographic notch sign[2] と呼ばれ，OCT 上 CNV や PCV の存在を示唆する所見である（図 3）．

出血性 PED：PED の内部は出血のために高反射を示すが，深部は測定光の急速な減衰により低反射になる．

　drusenoid PED（図 5）では，RPE はドーム状や不整形に盛り上がっており，内部は中等度-高反射を示す．fibrovascular PED（図 6）では RPE の不整な隆起がみられる．PED 内部は中等度反射を示す

文献は p.224 参照．

1. 基礎   25

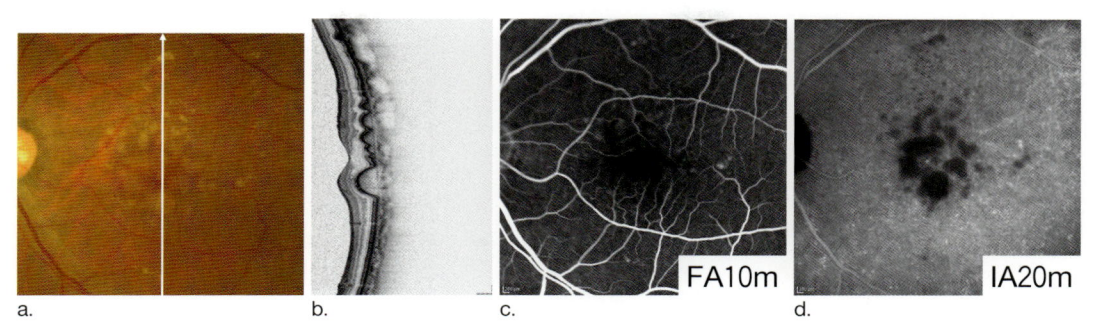

図5　drusenoid PED（79歳，女性）
a. 大型の軟性ドルーゼンが多発している．
b. 軟性ドルーゼンに一致して，RPE がドーム状に隆起している．内部は中等度反射を示している．
c. FA（造影10分）では，中央の大型のドルーゼンは淡い，周囲の軟性ドルーゼンは濃い組織染による過蛍光を示す．
d. IA（造影20分）では，蛍光遮断による低蛍光を示す．

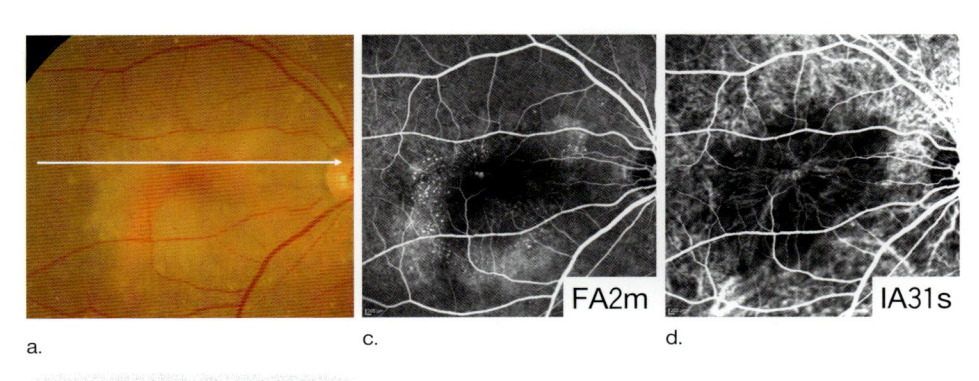

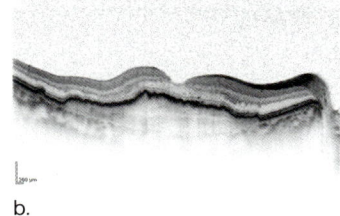

図6　fibrovascular PED（78歳，女性）
a. 出血を伴う灰白色隆起病巣が認められる．
b. RPE の不整な隆起がみられる．PED 内部は，Burch 膜と平行に層状構造を示す．
c. FA（造影2分）では，多数の点状過蛍光部がみられる．
d. IA（造影31秒）では，新生血管網が造影されている．

が，不均一構造であることが多い．また，Bruch 膜と平行に層状構造を示すこともある．

蛍光眼底所見

漿液性 PED：フルオレセイン蛍光眼底造影（fluorescein angiography；FA）では，動静脈期までに PED に一致した過蛍光がみられ，後期には色素貯留による均一な過蛍光を示す（典型造影）．そのほかに，動静脈期後に初めて過蛍光が現れ，後期に均一な過蛍光を示す（充盈遅延），PED を示す過蛍光が不規則で，後期になっても過蛍光のなかに低蛍光が残る（不規則造影）ものがある[3]．CNV を伴う

表1　網膜色素上皮剝離の所見のポイント

	OCT所見	FA所見	IA所見
漿液性PED	PED内無反射腔	典型造影	さまざま（撮影装置によっても所見に差あり）
CNVを伴う漿液性PED	CNVに一致して中等度-高反射帯，tomographic notch sign	不規則造影	CNVが高率に検出される
出血性PED	PED内高反射，深部は低反射	蛍光遮断による低蛍光	蛍光遮断による低蛍光（CNVを検出できることあり）
drusenoid PED	PED内中等度-高反射	組織染による過蛍光	蛍光遮断による低蛍光
fibrovascular PED	PED内中等度反射（不均一，層状構造），RPEの不整なドーム状隆起	1〜2分後に点状過蛍光，後期に組織染あるいは色素の漏れ	脈絡膜新生血管網が造影されることあり

PEDでは，不規則造影を示すことが多い．インドシアニングリーン蛍光眼底造影（indocyanine green angiography；IA）は，CNVを高率に検出できる．また，若年から中年者では，脈絡膜内色素漏出が高率にみられ（図1），脈絡毛細血管の透過性亢進も関与していると考えられる．

出血性PED：FAでは造影初期から後期まで蛍光遮断による低蛍光を示す．IAでも蛍光遮断による低蛍光を示すが，CNVが検出されることもある．

drusenoid PEDのFAでは，組織染による過蛍光を示す．IAでは蛍光遮断による低蛍光を示す．fibrovascular PEDのFAでは，静注1〜2分後に点状過蛍光が現れ，造影後期に組織染あるいは色素の漏れが認められるようになる．IAでは新生血管網が造影されることが多い．

病理所見

PEDは，RPEの基底膜と内膠原線維層のあいだの分離である[*4]．

鑑別を要する紛らわしい所見

剝離の丈の低い，不規則な形のPEDは，FAを行わないと見落とすことがある（図1）．また，長期におよぶPEDでは，RPEが透明になり，漿液性網膜剝離や網膜色素上皮裂孔と鑑別が困難な場合もある．

まとめ

表1に病型ごとの所見のポイントをまとめた．

[*4] Bruch膜は，RPEの基底膜，内膠原線維層，弾性線維層，外膠原線維層，脈絡毛細血管板の基底膜の5層から成る．

> **カコモン読解** 第 18 回 一般問題 45
>
> 網膜色素上皮剥離を伴うのはどれか．2 つ選べ．
> a uveal effusion　　b 加齢黄斑変性　　c 急性網膜色素上皮炎
> d 中心性漿液性網脈絡膜症　　e 特発性限局性網膜下新生血管

解説　a．uveal effusion：本症の異常は強膜にあり，強膜が硬く，厚いことによって，強膜を通る眼内液の眼外への流出が妨げられて発症する．眼底には滲出性網膜剥離を認め，網膜裂孔，網膜滲出斑はなく，脈絡膜剥離を伴っている．網膜下液は体位によって移動性に富む．FA では RPE のびまん性障害による顆粒状過蛍光や RPE の不規則な増殖による leopard spot pattern と呼ばれる豹紋状の蛍光をみるが，網膜下への蛍光漏出はない．

b．加齢黄斑変性：本症では，高率に PED を伴う．厚生労働省調査研究班による診断基準では，1 乳頭径大以上の PED があれば，滲出型加齢黄斑変性と診断される．また，ポリープ状脈絡膜血管症，網膜血管腫状増殖でも高率に PED がみられる．

c．急性網膜色素上皮炎：まれな疾患で網膜色素上皮（RPE）のウイルス感染症であると考えられている．眼底後極部に小さい淡い滲出斑が散在性に多発する．滲出斑は，中央が黒色で，その周囲に淡い暈（halo）を伴う．FA では中央は低蛍光，周囲は輪状の過蛍光を呈する．眼球電図（electro-oculogram；EOG）に異常のみられることがある．

d．中心性漿液性網脈絡膜症：黄斑部に限局性の漿液性網膜剥離を認める．大きさは 1〜3 乳頭径大で，形状は正円形〜楕円形のことが多い．小型の PED を認めることが多い．

e．特発性限局性網膜下新生血管：明らかな原因は不明であるが，若年から中年者の黄斑部の網膜下に限局性の脈絡膜新生血管を生じる疾患である．女性に多く，通常は片眼性，まれに両眼性の症例もある．黄斑部に小型の灰白色病巣を認め，その周囲に網膜剥離や網膜下出血を生じる．前房内や硝子体内に炎症所見を認めない．

模範解答　b，d

（川村昭之）

特徴的所見／地図状萎縮病巣

定義

境界鮮明な網膜色素上皮萎縮病巣[*1]をいう．萎縮病巣の大きさについては，AREDS[*2]では境界鮮明な直径175μm以上[*3]，厚生労働省網膜脈絡膜・視神経萎縮調査研究班の診断基準では「萎縮病巣の大きさは問わない」と定義されている．表1に地図状萎縮病巣のポイントをまとめる．

検眼鏡所見

黄斑部に境界鮮明な網膜色素上皮の萎縮病巣があり，色素上皮の萎縮部では周囲網膜よりも鮮明に脈絡膜血管が透見できる（図1）．両眼性でほぼ対称性で多巣性である．

光干渉断層計所見

網膜色素上皮の細胞中のメラニン色素は減少，消失するため，光干渉断層計（OCT）所見では網膜色素上皮層を示す高反射が欠損し，その部では脈絡膜の反射が亢進している（図2）．

蛍光眼底造影

フルオレセイン蛍光造影：萎縮病巣では通常網膜色素上皮に加え，

[*1] 加齢に基づく地図状萎縮は，網膜色素上皮の原発性萎縮，軟性ドルーゼンの吸収した後，網膜色素上皮剥離の虚脱した後に生じる．

[*2] **AREDS**
Age-related Eye Disease Study

[*3] 視神経乳頭を横切る網膜静脈径を125μmとして換算する．

表1 地図状萎縮病巣のポイント

眼底
黄斑に境界鮮明な萎縮巣
病巣内では脈絡膜血管を透見
ドルーゼンを伴う

病態
網膜色素上皮，視細胞のアポトーシス

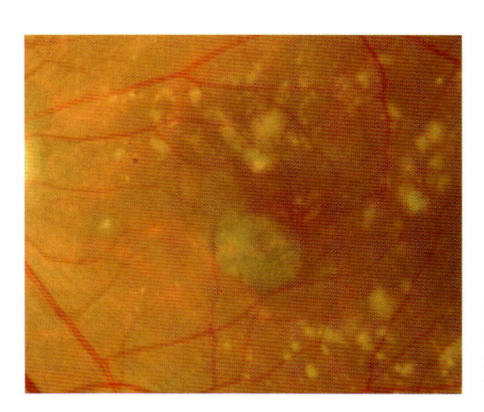

図1 眼底写真（82歳，男性）
中心窩の下鼻側に境界鮮明な萎縮病巣がみられる．周りに多数の軟性ドルーゼンがみられる．

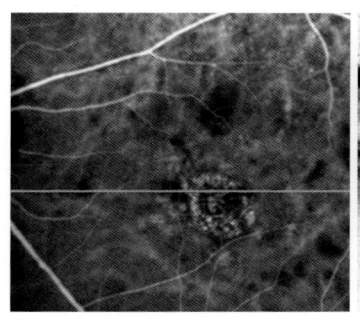

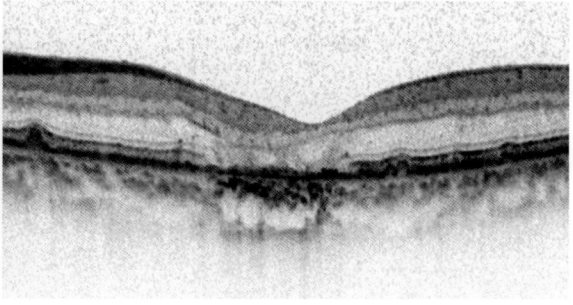

図2 OCT所見（図1と同じ症例）
病巣部では網膜色素上皮層，IS/OSは消失しており，脈絡膜の反射が亢進している．また，上方の神経網膜に囊胞がみられる．

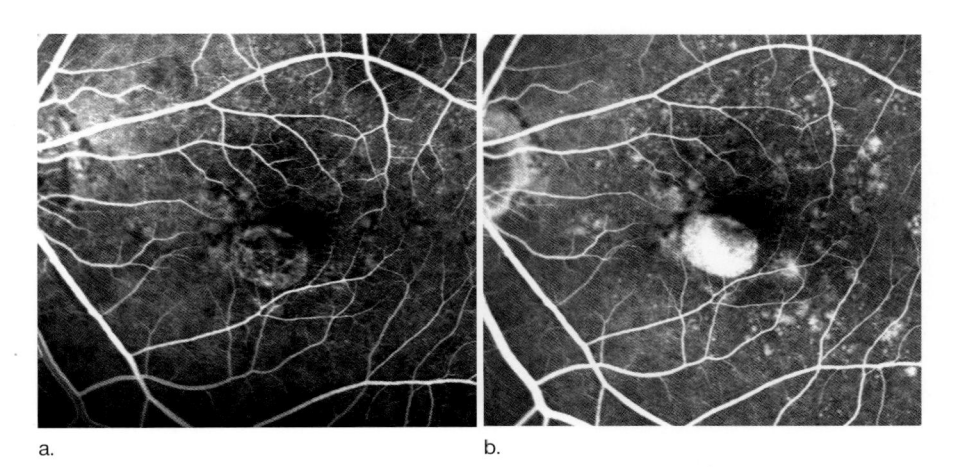

図3 フルオレセイン蛍光造影（図1と同じ症例）
a. 造影17秒．萎縮病巣に一致して低蛍光で内部に脈絡膜血管がみられる．
b. 造影5分．萎縮病巣は境界鮮明な，組織染による強い過蛍光を示している．軟性ドルーゼンにも組織染による過蛍光がみられる．

脈絡膜毛細管板も程度の差はあれ萎縮する．そのため造影早期には病巣は低蛍光としてみられ，萎縮の高度な場合には，脈絡膜中大血管造影像が透見される．後期には残存している脈絡毛細血管板から色素が漏れ，組織染による境界鮮明な過蛍光を示す（**図3**）．脈絡膜毛細血管板の萎縮・消失が進行していれば，病巣は後期まで低蛍光を示し，中に脈絡膜中大血管が造影される．

インドシアニングリーン蛍光造影：インドシアニングリーンはフルオレセインに比較し，蛍光が弱い．また分子量が大きいために，脈絡毛細血管板から漏れにくい．そのため，色素上皮-脈絡膜毛細管板萎縮病巣では，造影早期には低蛍光で病巣内では脈絡膜血管がよく透見される．後期には残存する脈絡膜毛細管板の程度により低蛍光を示すものから過蛍光を示すものまでさまざまである（**図4**）．

a.   b.

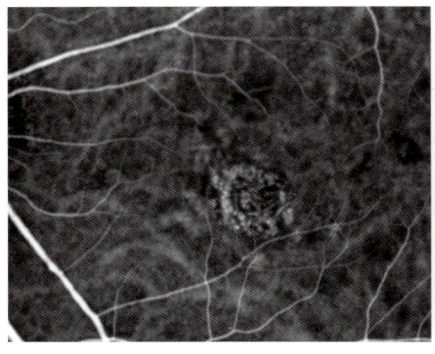

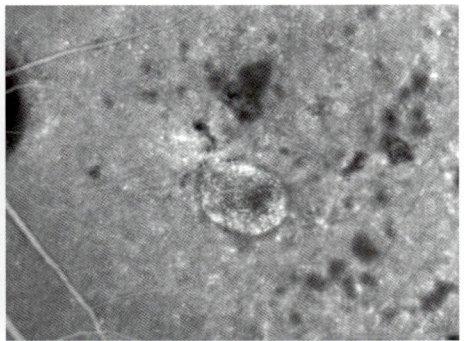

図4　インドシアニングリーン蛍光造影（図1と同じ症例）
a. 造影29秒．病巣内は低蛍光で脈絡膜中大血管が透見される．軟性ドルーゼンは，ブロックによる低蛍光を示している．
b. 造影15分．病巣は組織染による過蛍光を示す．軟性ドルーゼンはブロックによる低蛍光を示している．

表2　病理所見

病態は網膜色素上皮，視細胞，内顆粒層の細胞がアポトーシスによって死滅するのが特徴である．
1. 網膜色素上皮は萎縮し，脱色素，肥大，過形成を示す．
2. 脈絡毛細管板は部分的あるいは完全に閉塞し，Bruch膜は肥厚する．
3. 神経網膜は微細嚢胞腔あるいは巨大嚢胞（網膜分離）になり，巨大嚢胞の内壁が破れて円孔ができることがある．
4. 錐体の変性に加え，徐々に杆体が消失し，最終的にはすべての視細胞が消失する．

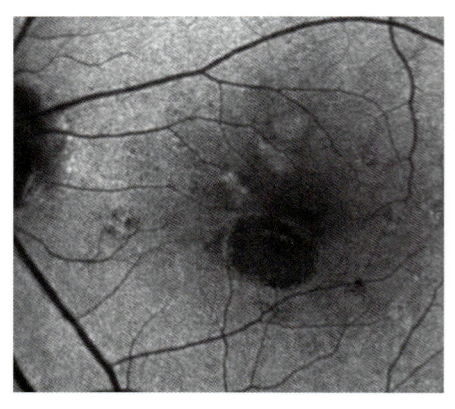

図5　眼底自発蛍光（図1と同じ症例）
萎縮病巣は低蛍光を示している．

眼底自発蛍光

地図状萎縮病巣[*4]は低蛍光を示す（図5）．

病理所見と鑑別を要する紛らわしい所見

病理所見を表2にまとめる．鑑別を要する所見には下記がある．
地図状萎縮を示す黄斑ジストロフィ：50歳代以降で両眼性に両眼黄斑部に地図状萎縮を示すものには，中心性輪紋状脈絡膜ジストロフィ[*5]，Stargardt病の進行期[*6]がある．
続発性黄斑変性：陳旧性脈絡膜炎，外傷，中心性漿液性脈絡網膜症の後など，続発性黄斑変性でも地図状萎縮がみられることがある．

（湯澤美都子）

[*4] 眼底自発蛍光の由来の主体は網膜色素上皮細胞のリポフスチンである．過蛍光は網膜色素上皮の機能異常によるリポフスチンの多量の蓄積，低蛍光は網膜色素上皮の萎縮を示す．

[*5] 両眼黄斑の境界鮮明な萎縮病巣の中に脈絡膜血管が透見される．常染色体優性遺伝性疾患で，ドルーゼンや小型の網膜色素上皮剥離を伴わない．

[*6] 常染色体劣性遺伝性疾患で，典型的にはbeaten-metal atrophyと呼ばれる金属様反射を示す境界鮮明な萎縮病巣を示す．

特徴的所見／円板状瘢痕病巣

定義

　加齢黄斑変性（age-related macular degeneration；AMD）は加齢に伴い脈絡膜新生血管が形成され，網膜下出血，硬性白斑，網膜色素上皮剥離，網膜剥離などさまざまな特徴的所見を生じる疾患である．脈絡膜新生血管（choroidal neovascularization；CNV）は黄斑部に生じやすく，これによる黄斑疾患は重篤な視力低下を来たす．AMD は欧米での中途失明原因の第一位であり，近年わが国でも増加している．今後，高齢社会進行に伴い，患者数増加への対応とその quality of life & vision 向上が，より重要課題となる．

　AMD には二つの異なる病型がある．しばしば地図状萎縮と呼ばれる萎縮型 AMD は，黄斑部に不規則な色素沈着を認めるが，黄斑部の隆起した瘢痕または黄斑部の出血や滲出は認めない．一方，滲出型 AMD は網膜下に脈絡膜新生血管網を生じる．この新生血管網はしばしば黄斑の過度の色素沈着および軟性ドルーゼンを伴う．黄斑部の限局性隆起または網膜色素上皮剥離が，出血または滲出液の貯留により生じることがある．最終的にこの血管網は，後極部に円盤状瘢痕病巣を残す．この時期には網膜色素上皮細胞，黄斑部の視細胞ともに不可逆的なダメージを受け，視機能回復は困難である．

検眼鏡所見

　円板状瘢痕病巣は，網膜下に境界が一部明瞭な白色増殖組織として観察される．病巣部または周辺部に出血，網膜剥離，色素上皮剥離などの活動性のある病変は認められない（図1）．

OCT 所見

　網膜下に網膜色素上皮細胞の増生を伴う均一な病変組織が存在する．周囲組織の破壊の程度はさまざまである（図2）．

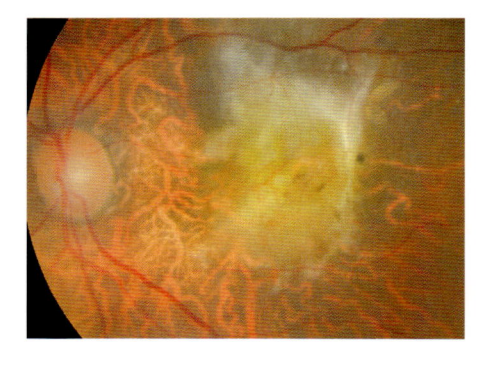

図1　円板状瘢痕病巣の所見
網膜下に白色増殖組織が観察される．

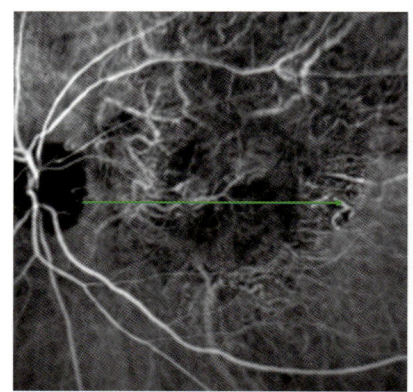

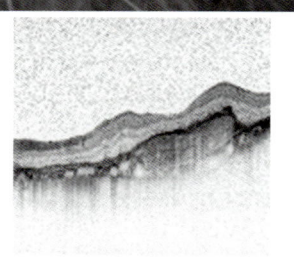

図2　眼底造影所見とOCT所見
（図1と同一症例）
黄斑部直下に，色素上皮細胞の増生を伴う比較的均一な病巣が観察される．

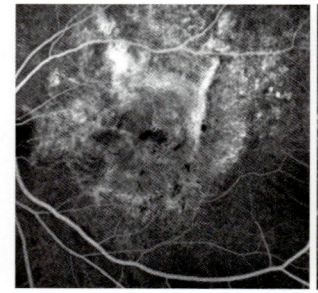

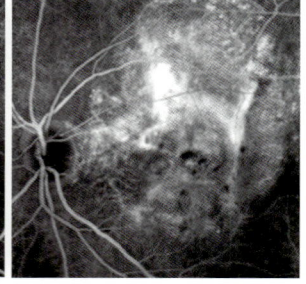

a．フルオレセイン蛍光眼底造影（FA）．左図：初期，右図：後期．

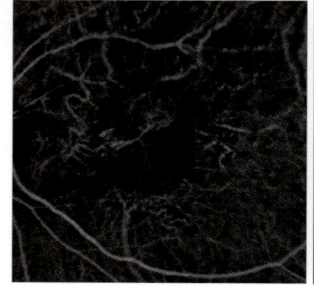

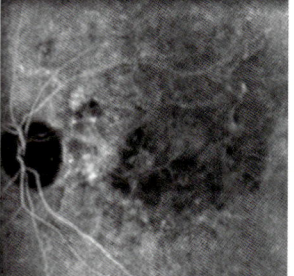

b．インドシアニングリーン蛍光眼底造影（IA）．左図：初期，右図：後期．

図3　眼底造影所見（図1と同一症例）
フルオルセイン蛍光眼底造影検査（FA）では，初期－後期を通じて拡大する旺盛な血管漏出が見られない（a）．インドシアイニングリーン蛍光眼底造影検査（IA）でも，活動性のある脈絡膜新生血管が確認できない（b）．

蛍光眼底所見

　CNVから始まった病態ではあるが，組織瘢痕を起こしており，活動性のある新生血管は同定できないことが多い．フルオルセイン蛍光眼底造影検査（fluorescein angiography；FA）では，初期－後期を通じて旺盛な血管漏出が見られず，初期にわずかに漏出があっても，後期での拡大はない．インドシアニングリーン蛍光眼底造影検査（indocyanine green angiography；IA）でも，ほとんど活動性の

ある脈絡膜新生血管が確認できない（図3）．

病理所見

組織学的には，大部分が線維芽細胞の増殖した組織である[*1]．その線維化組織に巻き込まれる形で，増殖した網膜色素上皮細胞と網膜グリア細胞が混在する．生体反応としてマクロファージ系の細胞も観察される[1]．

鑑別を要する紛らわしい所見

黄斑部に白色隆起病変を呈する疾患が紛らわしい．たとえば糖尿病網膜症，腎性網膜症などで黄斑部に沈殿物が多い症例では，網膜症の活動性がレーザー治療や内科的治療などで低下した場合には，黄斑部に瘢痕を残す場合がある．また萎縮型AMDに代表されるように色素上皮細胞の萎縮のみの場合は，見た目は似ていても本病態とは区別されるべきである．

まとめ

近年，脈絡膜血管新生（CNV）形成過程を抑制するものとして，硝子体腔へのベバシズマブなどの抗VEGF抗体硝子体腔内投与，また，すでに形成されたCNVに対してはベルテポルフィンを用いた光線力学的療法などの新しい治療が始まり，一定の治療効果が認められている．しかし，新治療の著効時期は発症前期・発症期にほぼ限定される．多くの患者は黄斑部出血後視力が低下し初めて病気に気がつくのであるが，すでに視力回復という観点からは回復が難しい時期にさしかかっている．組織瘢痕化が始まると，最新治療をもってしても"CNVは治癒しても視力は回復しない"ということになる．

現時点では，残念ながら円板状瘢痕病巣を来たした黄斑部機能を回復させる治療はない．脈絡膜新生血管病の治療ターゲットとして，CNVからの出血・滲出後に生じる黄斑部の機能障害（瘢痕治癒）過程も重要と考えられる．仮に網膜下出血を起こしても，それに対して起こる必要以上の免疫炎症反応を制御できれば，黄斑部組織破壊・視力低下を最小限に食い止めることができよう．今後の治療の発展が待たれるところである．

（園田康平）

[*1] 線維芽細胞と瘢痕化の機序
AMD患者由来の黄斑下増殖組織には，多数のマクロファージが浸潤している．また活性化型マクロファージをマウス網膜下に注入することで，検眼鏡的・組織学的にヒトに類似した局所瘢痕病巣を再現できる．過剰な網膜瘢痕に（炎症反応の起点となる）マクロファージ系の細胞が関与していることは間違いない．

文献はp.224参照．

特殊病型／ポリープ状脈絡膜血管症

ポリープ状脈絡膜血管症（polypoidal choroidal vasculopathy；PCV）は，脈絡膜の異常血管網とその先端のポリープ状病巣からなる病態である[1]．いわゆる狭義の加齢黄斑変性にみられる脈絡膜新生血管と違い，増殖組織としての性格は乏しく，増悪，緩解を繰り返しながら悪化することが多いが，自然軽快する症例もある．2004年に検眼鏡的所見とインドシアニングリーン蛍光眼底造影検査所見による診断基準が作成された（**表1**）[2]．

文献はp.224参照．

症状

アジア人に多く，欧米人では少ない．男性に多く（69％），片眼性（91％），黄斑部に多いことが報告されている[3]．黄斑部付近に発症したポリープ血管により引き起こされる，黄斑部の網膜下液，網膜色素上皮剥離，網膜下出血などにより変視，視力低下を認める．

また，脈絡膜新生血管（choroidal neovascularization；CNV）を合併することもある．

表1 ポリープ状脈絡膜血管症の診断基準

確実例
以下のいずれかの1項目を満たすものとする 1. 眼底検査で橙赤色隆起病巣* を認める 2. IAで特徴的なポリープ病巣** を認める

不確実例
以下のいずれかの1項目を満たすものとする 1. IAで異常血管網***のみを認める 2. 再発性の出血性・漿液性網膜色素上皮剥離を認める

* 橙赤色隆起病巣は，網膜色素上皮レベルの境界明瞭な隆起病巣であり，充実性で漿液性あるいは出血性網膜色素上皮剥離とは区別できる

**
- ポリープ状病巣は，IAで瘤状あるいはぶどうの房状の病巣である
- 造影時間の経過とともに大きくなり，ある時点から形，大きさは変わらない
- 早期には内部に小さな過蛍光を認めることもある
- 後期には輪状の過蛍光を示すことがある

***
- 異常血管網は，IAで早期に分枝した脈絡膜内層の血管として造影され，血管の走行，口径から正常の脈絡膜血管と区別できる
- 異常血管網の範囲は，後期に面状の過蛍光を示すことが多い

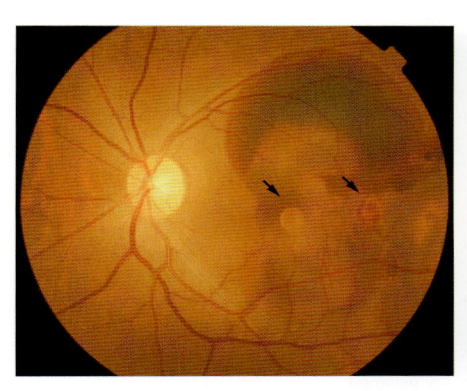

図1 ポリープ状脈絡膜血管症の眼底写真（56歳，女性）
中心に橙赤色の隆起性病変を2か所認める（黒矢印）．その周辺に網膜色素上皮剥離，網膜下出血，色素上皮剥離下出血を認める．

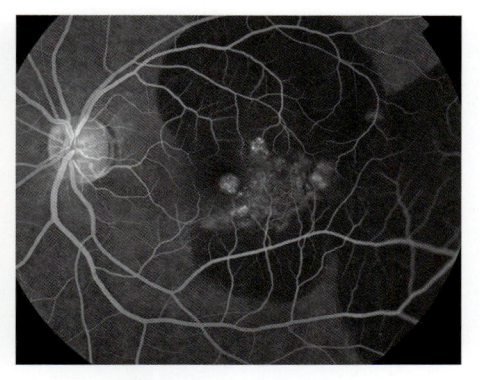

図2 蛍光眼底造影（FA）後期（56歳，女性．図1と同症例）
網膜下出血によるブロックのあいだから漏出の少ない点状の過蛍光を認める．occult CNV の像である．

所見

ポリープ病巣は，検眼鏡的に網膜下の橙赤色隆起病巣として観察される（**図1**）．遷延例では，網膜色素上皮（RPE）の萎縮像を呈することもある．大きな漿液性色素上皮剥離，網膜下液，網膜下出血，色素上皮下出血を合併することも多い．硬性白斑もしばしば合併する．大量の網膜下および色素上皮下出血を来たす例では，しばしば視力は不良となる．

検査

フルオレセイン蛍光眼底造影（FA）：網膜色素上皮下の病変のため FA にて像をとらえることは難しい．色素上皮の萎縮による window defect と組織染による過蛍光を認め，FA の分類では occult CNV と判断される（**図2**）[*1]．

インドシアニングリーン蛍光造影検査（IA）：PCV の診断には不可欠であり，共焦点走査レーザー検眼鏡を用いると，異常血管はより明瞭に検出される[4]．ポリープ病巣は脈絡膜血管の瘤状病巣として認められ，多発してぶどうの房状の病巣を示す場合もある（**図3a**, 矢印）．造影の比較的早期に一定の大きさまで達した後は，所見はあまり変化しない．異常血管網は，口径不同や拡張，蛇行した脈絡膜の異常血管として認められ，後期には一様な過蛍光を呈する（**図3a**, 矢頭）．

光干渉断層計（OCT）：ポリープ病巣に一致して，急峻な立ち上が

[*1] PCV のなかには，FA にて classic CNV の所見を認めることがある．網膜下で，ポリープ血管の周辺にフィブリンが析出した症例で早期から境界明瞭な均一な過蛍光を認め，後期に強い漏出を示すことがある．IA, OCT にて鑑別が必要である（**図3b, c**）．

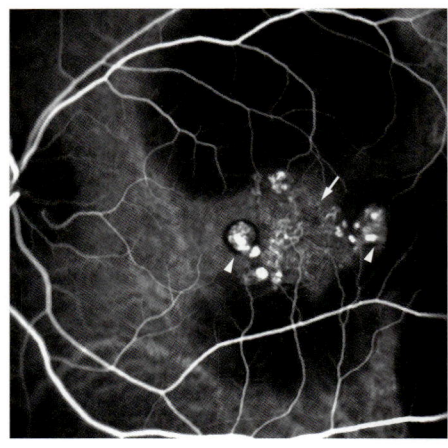

a. IA所見 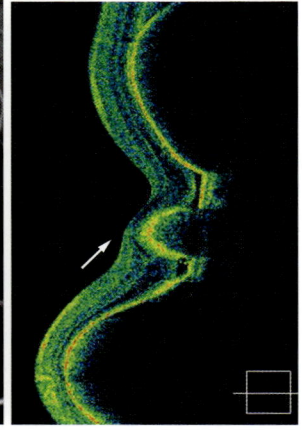　　c. 垂直断

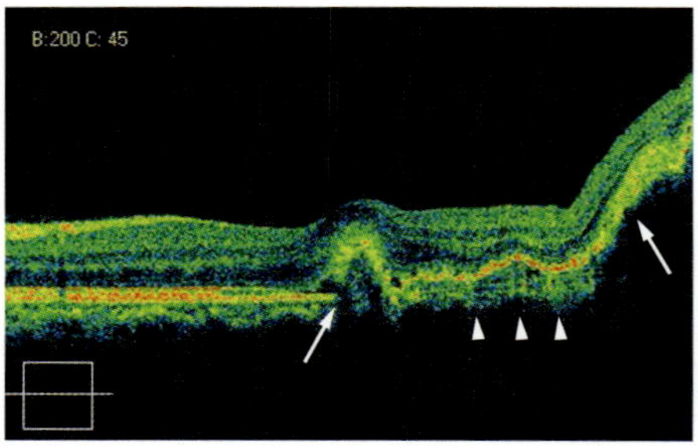

b. 水平断

図3　インドシアニングリーン蛍光造影（IA）と光干渉断層計（OCT）所見（56歳，女性．図1と同症例）
a. 脈絡膜血管が多数，瘤状に拡張しているのがわかる（矢印）．ポリープのあいだに細かい脈絡膜血管の拡張を認める（ネットワーク血管，矢頭）．
b, c. ポリープ病巣部にRPEの急峻な隆起所見を認める（矢印）．異常血管網部分は不整な色素上皮の隆起を認める（double layer sign，矢頭）．

りをもつRPEの隆起所見を認める（図3b, c，矢印）[5]．異常血管網は，不整な色素上皮の隆起像がみられ，Bruch（ブルッフ）膜のラインとともに2層のラインを示す（図3b, c，矢頭）[6]．

鑑別診断

1. 加齢黄斑変性（AMD）：Type 1脈絡膜新生血管との鑑別が困難である場合がある．また，両方を合併している症例も多いので注意が必要である．
2. 網膜色素線条：Bruch膜断裂所見がはっきりしない場合には鑑別が困難なことがある．僚眼の所見とも比較する．
3. 網膜内血管腫状増殖（retinal angiomatous proliferation；RAP）[*2]
4. 中心性漿液性脈絡網膜症
5. 脈絡膜腫瘍

治療

PCVは狭義のAMDと比べて，光線力学的療法が有効であることが知られている[7]が，いったんは閉塞したポリープ血管が再燃する

[*2] **網膜内血管腫状増殖（RAP）**
2001年にYannuziらが報告した加齢黄斑変性の特殊型である．75歳以上の高齢者の両眼に生じ，視力予後は不良である．網膜内で新生血管が生じ，それが脈絡膜血管へ向かって増殖する．眼底所見では，両眼のドルーゼンと網膜内出血を認めることが多い．PCVとの鑑別が重要である．

ことも多く，繰り返し治療が必要となる場合も少なくない．抗VEGF（vascular endothelial growth factor）療法は，ポリープ状病巣の閉塞効果には限界がある．最近では，光線力学的療法と抗VEGF療法の併用も試みられている．

カコモン読解 第19回 一般問題48

ポリープ状脈絡膜血管症で誤っているのはどれか．
a 我が国では男性に好発する
b 光線力学療法が有効である
c 網膜下新生血管をしばしば伴う
d 発症早期に網膜内新生血管が生じる
e インドシアニングリーン蛍光眼底造影が診断に有用である

解説 aは，男性に多い．bは，有効である．cは，二次的に脈絡膜新生血管を合併することがあるため，鑑別が必要である．dは，脈絡膜血管の異常であり，網膜内の血管は基本的には伴わない．網膜内新生血管を発症するものは，網膜内血管腫状増殖（RAP）である．eは，インドシアニングリーン造影検査にて，瘤状の拡張血管を認める．その周辺に異常血管網（ネットワーク血管網）を伴うことが多い．

模範解答 d

カコモン読解 第21回 臨床実地問題23

64歳の男性．左眼のポリープ状脈絡膜血管症で光線力学療法を受けたが，1週後視力低下を自覚して来院した．視力は左0.2（矯正不能）．左眼眼底写真とフルオレセイン蛍光眼底造影写真とを図A，Bに示す．みられるのはどれか．
a 網膜剥離
b 網膜色素上皮裂孔
c 脈絡膜循環障害
d 脈絡膜新生血管
e 脈絡膜破裂

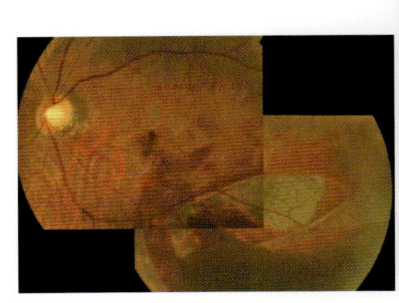

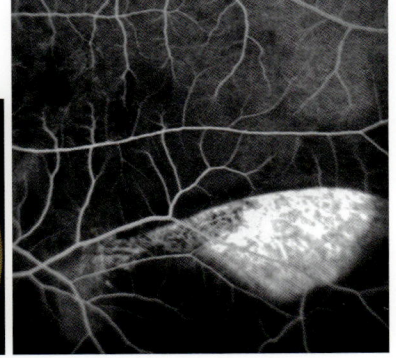

図A　図B

解説 眼底写真では，アーケード下方に広範囲の網膜下出血，網膜内出血と，一部に弧状に灰白色の病変を認める．蛍光眼底造影写真にて，灰白色病変の部分は，均一な過蛍光所見（window defect）を認める．典型的な網膜色素上皮裂孔[*3]である．弧状に網膜色素上皮が裂け，露出した脈絡膜が灰白色を呈し，蛍光眼底造影でwindow defectとなっている．一部，網膜下出血の部分は，蛍光ブロックされている．

模範解答 b

（上野千佳子，五味　文）

[*3] **網膜色素上皮裂孔**
網膜色素上皮剝離を認める症例で，剝離の縁より色素上皮に裂け目が入る病態である．自然発生もあるが，光線力学療法，抗VEGF抗体療法の合併症として最近は注目されている．PCVなど大きな網膜色素上皮剝離を伴った症例では，特に注意が必要である．

特殊病型／網膜内血管腫状増殖

　網膜内血管腫状増殖（retinal angiomatous proliferation；RAP）は，脈絡膜由来の新生血管（choroidal neovascularization；CNV）が発生し，網膜下に伸展する通常の加齢黄斑変性（age-related macular degeneration；AMD）とは異なり，網膜血管由来の新生血管が発生する AMD の特殊病型であり，2001 年に Yannuzzi らが初めて提唱した[1]．それ以降，RAP の研究報告が相次ぎ，その診断と治療に関して数々の知見が示されている．最近では Freund ら[2]が，これまでの加齢黄斑変性分類のいわゆる Type 1 CNV, Type 2 CNV の呼称に対して，Type 3 CNV と呼ぶことを提唱しているが，まだコンセンサスは得られていない．本項では RAP のわが国における頻度，その臨床像の特徴と分類，治療法について述べる．

文献は p.224 参照.

頻度

　現在，滲出型加齢黄斑変性は典型的加齢黄斑変性，ポリープ状脈絡膜血管症，RAP の三つのサブタイプに分類されている．RAP の頻度は，欧米では加齢黄斑変性の 15～20％ を占めるが[1]，わが国ではその頻度は低いと考えられている．福島県立医科大学附属病院眼科で行った病型別分類では，ポリープ状脈絡膜血管症が 54.7％，狭義加齢黄斑変性[*1]が 33.4％ であるのに対し，RAP は 4.5％ であった[3]．新井らは 1.1％ と報告している[4]．他のアジア諸国の報告でも RAP の割合は低いことから，この違いは人種差の関与が指摘されている．一方，ポリープ状脈絡膜血管症は欧米人に比べアジア人で高頻度であることが示されている．

[*1] **狭義加齢黄斑変性**
病理学的な新生血管の分類である Type 1 および Type 2 を基本とし，後の疾患概念である PCV と RAP をこの分類から除外したもの．臨床的には，フルオレセイン蛍光造影の所見からそれぞれ occult 型，classic 型とされるが厳密には異なる．

臨床的特徴

　疫学的には，わが国では通常の加齢黄斑変性と異なり女性に多く，典型的加齢黄斑変性やポリープ状脈絡膜血管症の患者よりもさらに高齢者に多い．また両眼性症例が多いことも指摘されている[2]．

　検眼鏡的に，軟性ドルーゼンが両眼性に多発し，網膜前，網膜内，網膜下の小出血を伴う場合には，RAP を第一に疑う必要がある（図

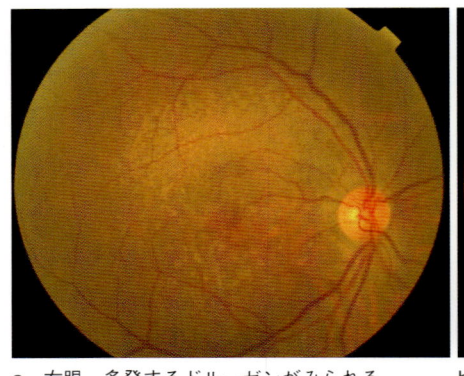

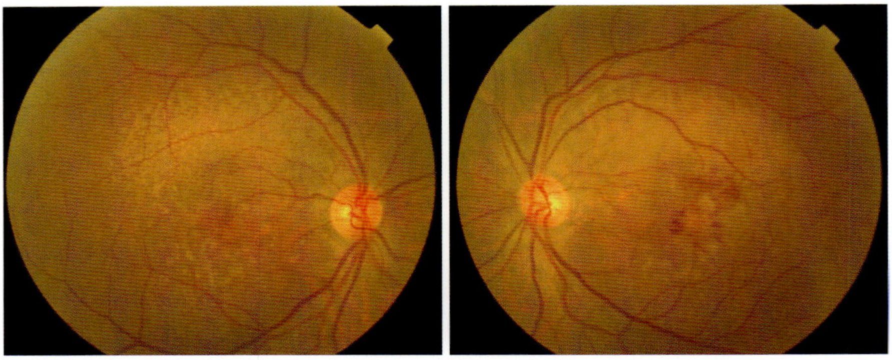

a. 右眼．多発するドルーゼンがみられる．　　　　b. 左眼．網膜内，網膜表層の出血がみられる．

図1　眼底写真（81歳，男性．左眼RAP）

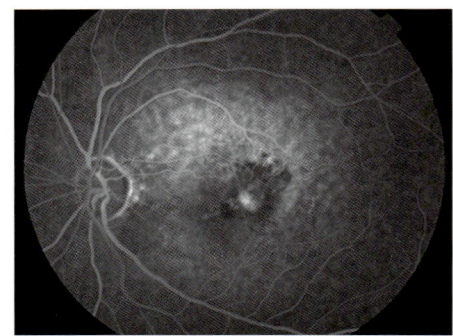

a. 初期．境界明瞭な過蛍光がみられる．　　　　b. 後期．嚢胞様黄斑浮腫（CME）がみられる．

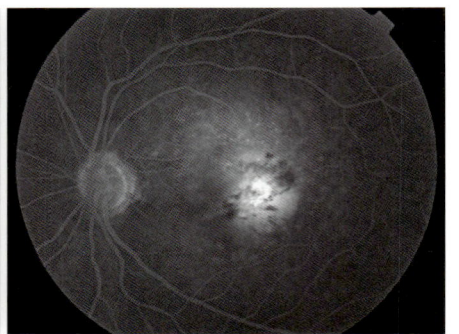

図2　フルオレセイン蛍光眼底造影（図1と同一症例）

1）．フルオレセイン蛍光眼底造影では occult with no classic CNV や minimally classic CNV 所見を示すことが多いが，網膜浮腫を伴うと後期には嚢胞様黄斑浮腫（cystoid macular edema；CME）を呈する（図2）．インドシアニングリーン蛍光眼底造影（IA）の初期像で網膜-網膜吻合（retinal retinal anastomosis；RRA）が証明されれば確定診断となる（図3a）．後期像で RAP 病変は hot spot を示すため，典型的加齢黄斑変性やポリープ状脈絡膜血管症との鑑別に際しては IA の動画撮影による初期像が有用である．2型黄斑部毛細血管拡張症の進行例では網膜下新生血管を生じることがあり，初期の RAP との鑑別が必要になることがある．発症年齢およびドルーゼンや網膜色素上皮剥離の有無などが鑑別に役立つ．

　光干渉断層計では早期から黄斑浮腫がみられ，病期の進行に伴い漿液性網膜剥離，漿液性網膜色素上皮剥離が観察される（図3b, c）．新生血管直下に網膜色素上皮の断裂が観察できることもある．現在では，光干渉断層計で発症極初期の病変が網膜内から発生している

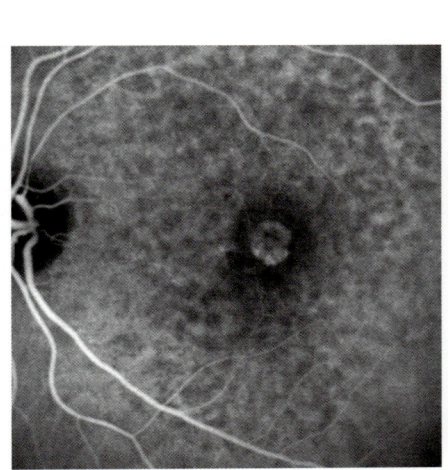

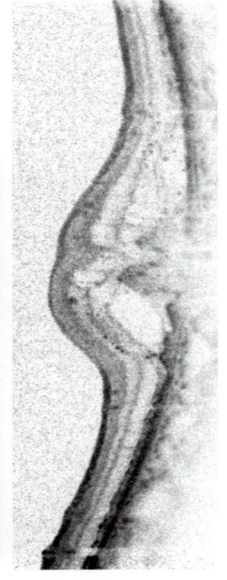

a. インドシアニングリーン蛍光眼底造影
c. 垂直断
b. 水平断

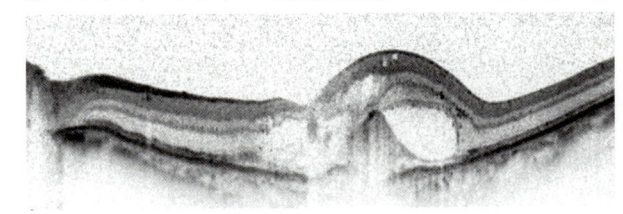

図3 インドシアニングリーン蛍光眼底造影と光干渉断層計の所見(81歳男性,左眼RAP)
a. RAP病変と網膜-網膜吻合（RRA）がみられる．
b, c. RAP病変の高反射および網膜浮腫，漿液性網膜剥離がみられる．

表1 RAPのStage分類

Stage I	網膜内新生血管（IRN）．網膜血管由来の新生血管が生じている．
Stage II	網膜下新生血管（SRN）．新生血管が網膜下に進展し，漿液性網膜剥離が生じている．ただし，まだ漿液性網膜色素上皮剥離が生じていないもの[*2]．
Stage III	網膜下新生血管（SRN）．新生血管が網膜下に伸展後，漿液性網膜色素上皮剥離が生じたもの．
Stage IV	脈絡膜新生血管（CNV）がSRNと吻合し網膜-脈絡膜吻合（RCA）が形成される．

CNV：choroidal neovascularization
IRN：intraretinal neovascularization
SRN：subretinal neovascularization
RCA：retinal choroidal anastomosis
(Yannuzzi LA, et al：Retinal angiomatous proliferation in age-related macular degeneration. Retina 2001；21：416-434.
Yannuzzi LA：Capter 7, Degeneration, Retinal angiomatous proliferation, Type 3 neovascularization. In：The Retinal Atlas. Philadelphia：Saunders Elsevier limited；2010. p.592-602.)

[*2] Yannuzziのオリジナルの文献[1]では，Stage IIを漿液性網膜色素上皮剥離の有無で（A），（B）に分類していたが，最新のテキスト[6]では，漿液性網膜色素上皮剥離が生じた時点からStage IIIと定義されている．

ことも示されている[5]．RAPのStage分類を表1にまとめる[1,6]．

治療

　RAPは滲出型加齢黄斑変性のなかでも予後不良な病型であること，また両眼性症例が多いこと，たとえ片眼性であっても3年後には僚眼にも高頻度に発症する報告があること[7]から診断後は早期の治療が望まれるが，網膜光凝固，RRA切断術[8]，光線力学的療法（photodynamic therapy；PDT）[9]など，さまざまな治療法に対して抵抗性を示すことが報告されている．近年，加齢黄斑変性の治療法の中心となった抗血管新生薬（抗VEGF薬）[*3]治療でも単独では滲出を抑制できても，いったん中止すると再発しやすいことが示されている[10]．最近では抗VEGF薬併用PDTの有効性が報告され[11,12]，当科においても現在では第一選択の治療法としている．実際の治療に際しては，抗VEGF薬とPDTの間隔が問題とされ，学会などでも話題となっている．当科では抗VEGF薬の硝子体内注射後，1日または2日後にPDTを施行している．これは抗VEGF薬の効果で滲出が抑制され，新生血管が狭細化または消失すると，PDTの際にベルテポルフィンが病変部に到達できなくなることを考慮しているからである[11,12]．

ほかのAMDよりも予後が悪く，治療法の選択にも要注意

　RAPはほかのAMD以上に予後が悪いとされ，さらに両眼性に発症するので頻度が少ないとはいえ，眼科医としては頭に入れておかなければならない疾患である．抗VEGF薬のみではその活動性も抑制できないため，治療方法の選択にも注意が必要である．

　　　　　　　　　　　　　　　　　　　　　　（丸子一朗）

[*3] VEGF
血管内皮増殖因子（vascular endothelial growth factor）.

> エビデンスの扉

わが国の加齢黄斑変性の有病率

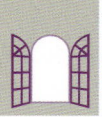

　一般住民を対象として加齢黄斑変性（age-related macular degeneration；AMD）の有病率を調査した研究は，わが国では久山町スタディと舟形町スタディの二つがある．

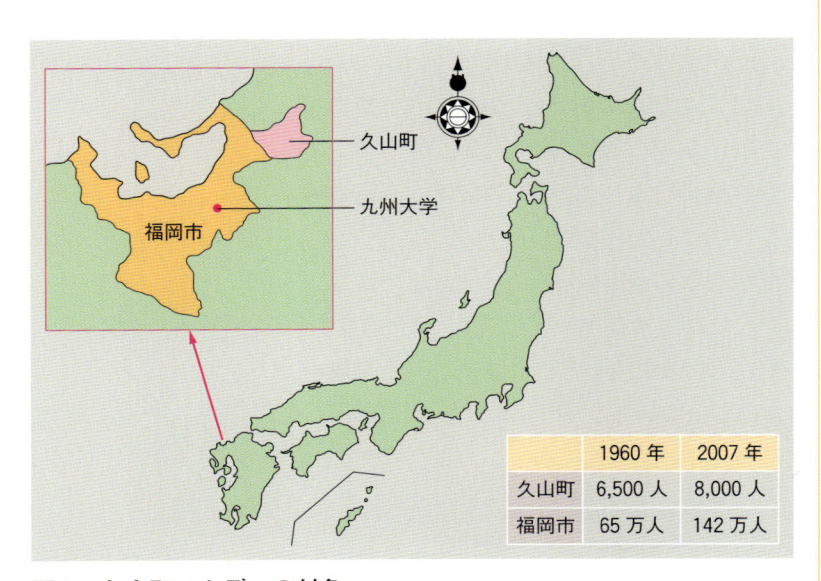

久山町スタディ

　久山町スタディでは，福岡県久山町の 50 歳以上の一般住民を対象として，1998 年と 2007 年に加齢黄斑変性の有病率を調査している（図 1）．1998 年と 2007 年での久山町スタディの結果を比較することで，わが国における AMD の有病率の時代的変化がわかる．

　AMD の国際分類では初期加齢黄斑症と後期加齢黄斑症に分類されている[*1]．初期加齢黄斑症とは，ドルーゼンや網膜色素上皮の色素異常などがみられるもので，後期加齢黄斑症がいわゆる AMD である．後期加齢黄斑症は，脈絡膜新生血管が関与する滲出型と，脈絡膜新生血管が関与せず網膜色素上皮や脈絡膜毛細血管の地図状萎縮病巣を認める萎縮型に分類される（図 2）[1]．

　久山町スタディの結果，1998 年の AMD の有病率は 0.9 ％ であり，

[*1] **AMD と ARM の呼称の違い**
国際分類では，加齢黄斑症（ARM）として初期 ARM と後期 ARM が，いわゆる加齢黄斑変性（AMD）にあたる．

文献は p.225 参照．

	1960 年	2007 年
久山町	6,500 人	8,000 人
福岡市	65 万人	142 万人

図 1　久山町スタディの対象

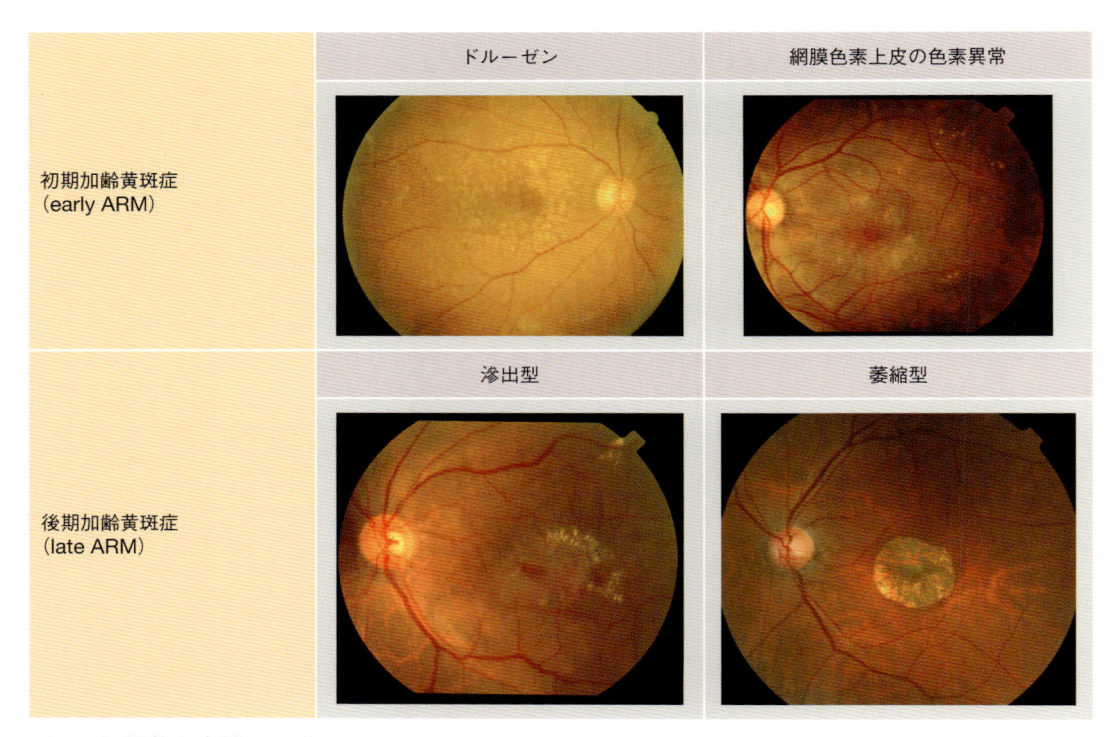

図2 加齢黄斑変性の国際分類
ARM：age-related maculopathy
(Bird AC, et al：An international classification and grading system for age-related maculopathy and age-related macular degeneration. Surv Ophthalmol 1995；39：367-374.)

おおよそ100人に1人の頻度であった．AMDの分類別では，滲出型の有病率が0.7％，萎縮型の有病率が0.2％であり，滲出型が萎縮型よりも多くみられた．また女性（0.3％）に比べて男性（1.7％）が有意に高い有病率を認めた．一方，2007年のAMDの有病率は1.3％に増加し，おおよそ80人に1人の頻度であった．AMDの分類別では，滲出型の有病率が1.2％，萎縮型の有病率が0.1％であり，この9年間で滲出型の有病率が有意に増加していた．AMDの有病率の増加は，滲出型の増加によるものと推測される．

わが国のAMDの有病率を欧米のpopulation-based studyによる結果と比較してみると，日本人では白人より少なく，黒人より多いことが推定される（**表1**）[2-6]．これは眼内の色素や遺伝的因子，環境的要因などが関係しているのではないかと考えられている．

舟形町スタディ

舟形町スタディは，山形県舟形町の35歳以上の一般住民を対象として，2000年から2002年に加齢黄斑変性の有病率を調査している

表1 population-based study による加齢黄斑変性の有病率

スタディ	対象人数（人）	対象年齢（歳）	AMDの有病率（%）		
			男性	女性	全体
Rotterdam Eye Study（オランダ，白人，1995年）*	6,251	55〜	1.4	1.9	1.7
Blue Mountains Eye Study（オーストラリア，白人，1995年）	3,654	55〜	1.3	2.4	1.9
Barbados Eye Study（西インド諸島，黒人，1992年）	3,444	40〜	0.3	0.9	0.6
久山町スタディ（福岡，日本，1998年）	1,486	50〜	1.7	0.3	0.9
久山町スタディ（福岡，日本，2007年）	2,676	50〜	2.2	0.7	1.3

*wet type AMD のみ

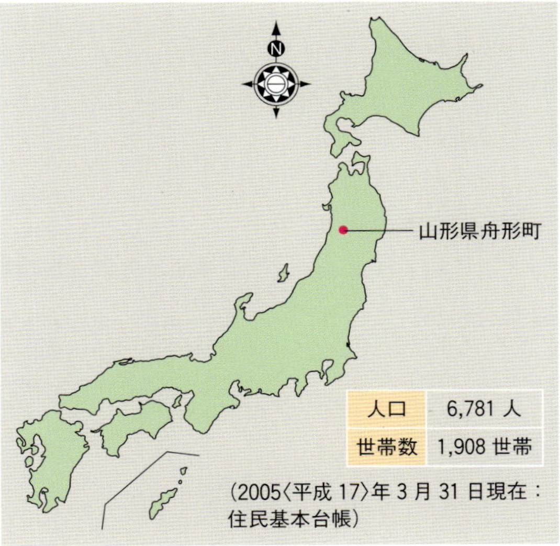

図3 舟形町スタディの対象

（図3）．舟形町スタディでは，片眼（おもに右眼）のみ，無散瞳下でカラー眼底写真による AMD の程度別分類と有病率の調査を行っており，久山町スタディとは検査方法が異なるため，結果をそのまま単純に比較することはできない．しかし，舟形町スタディでは眼底写真の判定にあたって，オーストラリアの Blue Mountains Eye Study の眼底写真判定を行ったシドニー大学 Centre for Vision Research に判定を依頼し，判定基準，判定方法，その再現性などを標準化した方法で AMD 程度別分類と判定を行っており，その結果は Blue Mountains Eye Study の結果と直接比較検討することができ，日本人と欧米人との相違点を検討する際に役に立つ．

舟形町スタディの結果，AMD の有病率は男性 0.8%，女性 0.2%

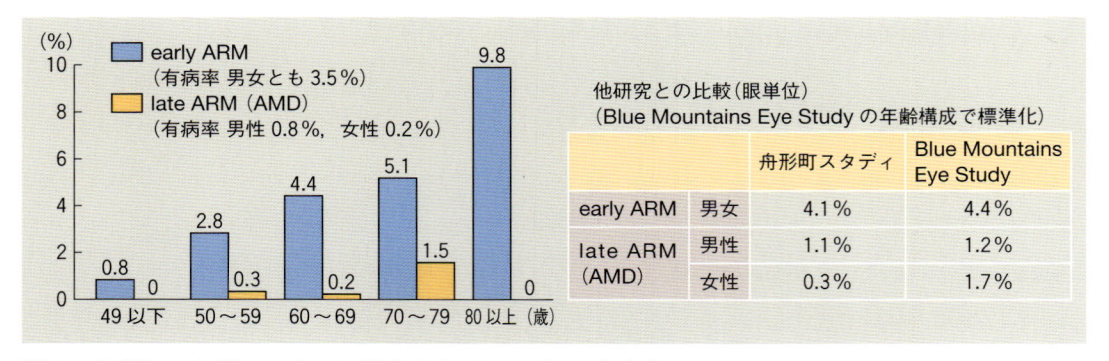

図4 舟形町スタディによる加齢黄斑症（ARM）の有病率

であった．Blue Mountains Eye Study の結果と比較してみると，初期加齢黄斑症の頻度はほぼ同じであり，AMD では男性の頻度はほぼ同じであるが，女性の頻度が少なかった（図4）[7,8]．この結果は久山町スタディの結果と一致している．欧米の報告では加齢黄斑変性の有病率および発症率は女性に多いとされ，男性のほうが女性より有意に有病率が高いということはわが国の特徴である．これらの性差の原因は明らかではないが，特に日本人において男性の有病率が非常に高いことは，高齢者における男性の喫煙者割合が高いことが影響していると思われる[*2]．

（安田美穂）

[*2] 喫煙とAMD発症の関連
これまでの多くの疫学研究で喫煙がAMD発症の危険因子であることが明らかになっている．

エビデンスの扉

加齢黄斑変性に関わる遺伝子

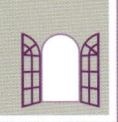

発症に関わる遺伝子

発症への遺伝子の関与：加齢黄斑変性の発症には食生活や喫煙，紫外線曝露といった環境因子だけではなく，遺伝因子も大きな影響をもつと考えられてきた[*1]．1990年代後半から患者家族を対象とした連鎖解析が行われ，加齢黄斑変性の発症に関与する可能性が高い染色体部位が複数発表された（図1）．さらに，その部位に存在する遺伝子のなかで，それまでの基礎研究から得られた知見から判断して，加齢黄斑変性の発症機序に関与することが予想される遺伝子をターゲットとして加齢黄斑変性の発症との関係が研究されてきた．しかし，加齢黄斑変性の発症に確実に影響していると考えられる遺伝子は発見されなかった．

一方，同時期に進行していた国際ヒトゲノムプロジェクト，国際ハプロタイプマッププロジェクトがそれぞれ2003年，2005年に完了し，さらにDNAマイクロアレイ（DNAチップ）技術が進歩にし

[*1] 単一の遺伝子変異が原因となって発症する疾患を単一遺伝子疾患と呼ぶのに対して，さまざまな環境因子や複数の遺伝因子とが相互に作用することによって発症する疾患を多因子疾患と呼ぶ．

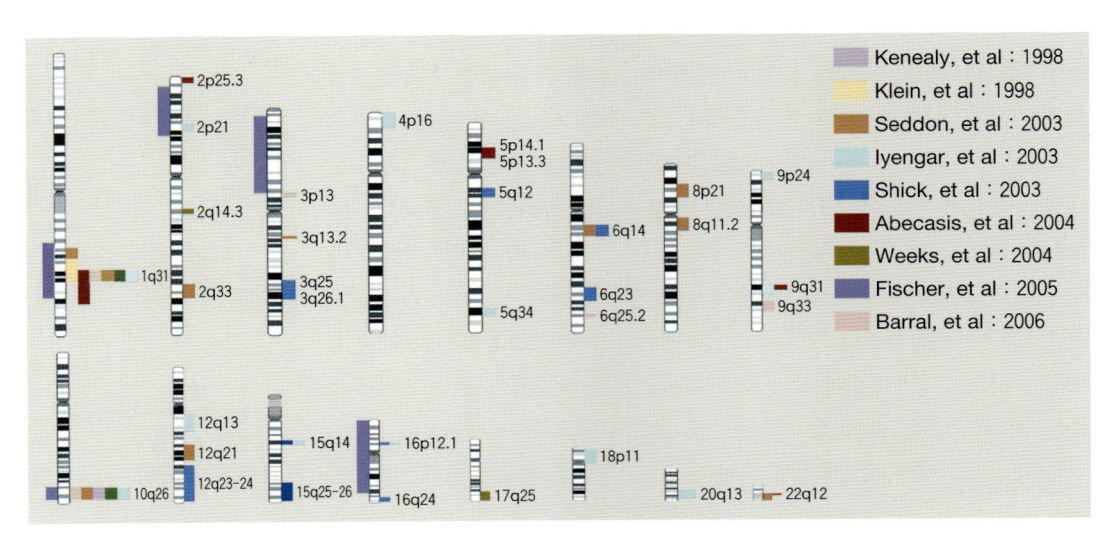

図1　連鎖解析によって加齢黄斑変性の発症への関与が報告された染色体部位
（Swaroop A, et al：Genetic susceptibility to age-related macular degeneration：a paradigm for dissecting complex disease traits. Hum Mol Genet 2007；16：R174-R182.）

表1 日本人における *CFH* 遺伝子 Y402H 多型の分布

	遺伝子型			p値	対立遺伝子		p値
	CC	CT	TT		C	T	
対照群	8 (0.6%)	160 (11.9%)	1,174 (87.5%)	1.54×10^{-6}	176 (6.6%)	2,508 (93.4%)	1.12×10^{-6}
AMD	12 (1.3%)	176 (18.6%)	758 (80.1%)		200 (10.6%)	1,692 (99.4%)	

(Hayashi H, et al：CFH and ARMS2 variations in age-related macular degeneration, polypoidal choroidal vasculopathy, and retinal angiomatous proliferation. Invest Ophthalmol Vis Sci 2010；51：5914-5919. の Table 2 より改変.)

表2 加齢黄斑変性の発症に関わるとされる一塩基多型

CFH	rs1061170	Y402H
	rs800292	I62V
ARMS2	rs10490924	A69S
HTRA1	rs11200638	（プロモーター）

たことによって，遺伝情報の特徴を効率的に比較検討することが容易となってきた

一塩基多型を利用した遺伝情報研究：近年，遺伝情報の比較研究に広く利用されているのが，一塩基多型（SNP；single nucleotide polymorphism）[*2]である．2005年には *CFH* 遺伝子のSNPの一つであるY402H多型[*3]が加齢黄斑変性の発症に関与していることが報告され[1-3]，さらに2005年から2006年にかけて，*ARMS2* 遺伝子のA69S多型（rs10490924）と *HTRA1* 遺伝子のプロモーター領域の一塩基多型（rs11200638）も加齢黄斑変性の発症に関与していることが報告された[4-7]．なお，*ARMS2* 遺伝子と *HTRA1* 遺伝子は10番染色体内の非常に近い部位に存在し，上記の二つの変異は同時に生じていることが多く（筆者らのデータでは，*HTRA1* 遺伝子の変異が生じている場合には，97%以上の確率で *ARMS2* 遺伝子の変異も生じていた），どちらの遺伝子が本当に加齢黄斑変性の発症に関与しているのかは，これまでの研究ではまだ解明されていない．

CFH 遺伝子Y402H多型については，アジアの複数の施設から，アジア人の加齢黄斑変性の発症には相関しないのではないかという発表が続いた．しかし，これらは検討に用いたサンプル数が少なかったために生じた偽陰性の結果であると考えられ，筆者らが多数例の

[*2] 遺伝子変異が1%以上のヒトにみられる場合，その変異を多型と呼ぶ．特に，DNA鎖のなかで単一塩基のみが置換されている多型のことを単一塩基多型，一塩基多型または略してSNP（スニップ）と呼ぶ．

[*3] 日本人の場合，*CFH* 遺伝子の38097番目の塩基がTである場合が約93%で，Cである場合が約7%となっている．このSNPにはrs1061170というIDが割り当てられており，TがCに変わることによってCFH蛋白の402番目のアミノ酸がコドンTATからCATに，つまりチロシン（1文字記号ではY）からヒスチジン（1文字記号ではH）に変わるため，Y402H多型と呼ばれる．

文献はp.225参照．

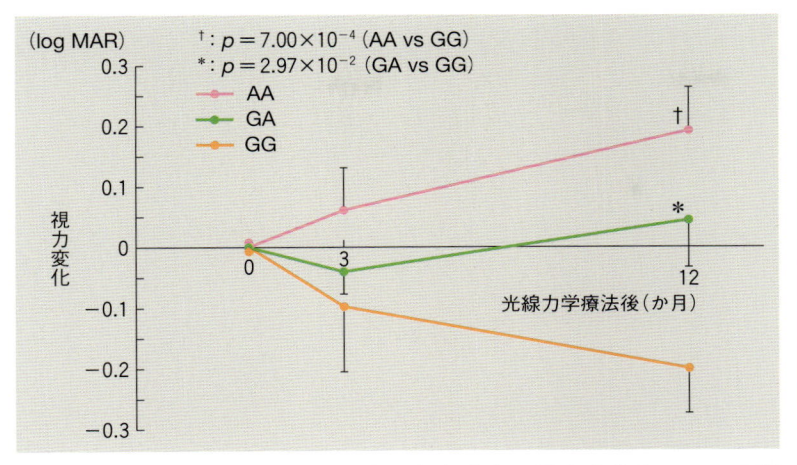

図2 加齢黄斑変性に対する光線力学療法後の視力変化と *HTRA1* 遺伝子多型との相関

(Tsuchihashi T, et al : Complement factor H and high-temperature requirement A-1 genotypes and treatment response of age-related macular degeneration. Ophthalmology 2011 ; 118 : 93-100.)

サンプルを用いて検討したところ，やはり日本人でもY402H多型が加齢黄斑変性の発症に関与することが明らかとなった（**表1**）．**表2**に加齢黄斑変性の発症に関わるとされる一塩基多型をまとめる．

治療予後に関わる遺伝子

　上述のような発症に関与する感受性遺伝子の発見は，疾患の新たな発症機序を研究するためのきっかけや，新しい治療のターゲットの提供につながってきたが，最近では発症後の経過や治療に対する反応性・治療予後に相関を認める遺伝子にも注目が集まっている．

　特に，*ARMS2*遺伝子のA69S多型（rs10490924）または*HTRA1*遺伝子のプロモーター領域の多型（rs11200638）が，加齢黄斑変性の両眼性や病変サイズに影響を与えていることが判明してきた．さらに，加齢黄斑変性の光線力学療法後の視力変化の違いにも関与していることがわかってきている（**図2**）．

　今後，さまざまな治療方法の効果や治療予後に影響を与える遺伝子型が解明されていくのに伴って，各患者に最適な治療方法を予測することが可能となっていくと考えられる．外来を受診した患者の遺伝子型を数十分以内に検出するキットはすでに開発されており，治療を行う前に各患者のいくつかの遺伝子型を調べることによって，治療方針を決定する時代がもうすぐやってくるかもしれない．

〔山城健児〕

2. 検査と診察

診察手順

　患者は，基本的には 50 歳以上である．ごくまれに 40 歳代後半の比較的若い患者のことがあるが，50 歳未満での患者では通常，初診段階ではほかの疾患を考える．他眼に加齢黄斑変性の既往がある場合以外，ほとんどが片眼性の主訴である．**図1**に加齢黄斑変性の診療の手順をまとめる．

問診

主訴：視力低下，変視症，（傍）中心暗点が主訴と主な所見である．
　網膜色素上皮下の融合性ドルーゼン，脈絡膜新生血管・ポリープ

問診
- 主訴：視力低下・変視症・（傍）中心暗点
- 現病歴：いつから
- 既往歴：全身疾患，特に喘息などのアレルギー体質，腎機能障害や循環器疾患の有無
  - ヨードを含む薬剤・食べ物のアレルギー歴
    - CT・血管造影時の X 線造影剤
    - エビ・カニなどの甲殻類
  - ビズダイン® の禁忌・慎重投与に関して
    - ポルフィリン症
    - 肝機能障害・胆肝閉塞
  - ルセンティス® の慎重投与に関して
    - 緑内障・高眼圧症
    - 脳卒中・一過性脳虚血発作の既往

検査
視力・眼圧・アムスラーチャート（Amsler chart）・光干渉断層計

診察
- 倒像鏡検査
  - 後極部：血管アーケード付近や乳頭周囲も注意
  - 周辺部：網膜裂孔・赤道部網膜変性に注意
- 細隙灯顕微鏡検査による黄斑観察
  - 60，78，90 ジオプトリーなどの非接触型スリットランプ前置レンズ
  - 接触型コンタクトレンズ

特殊検査
フルオレセイン眼底造影・インドシアニングリーン眼底造影

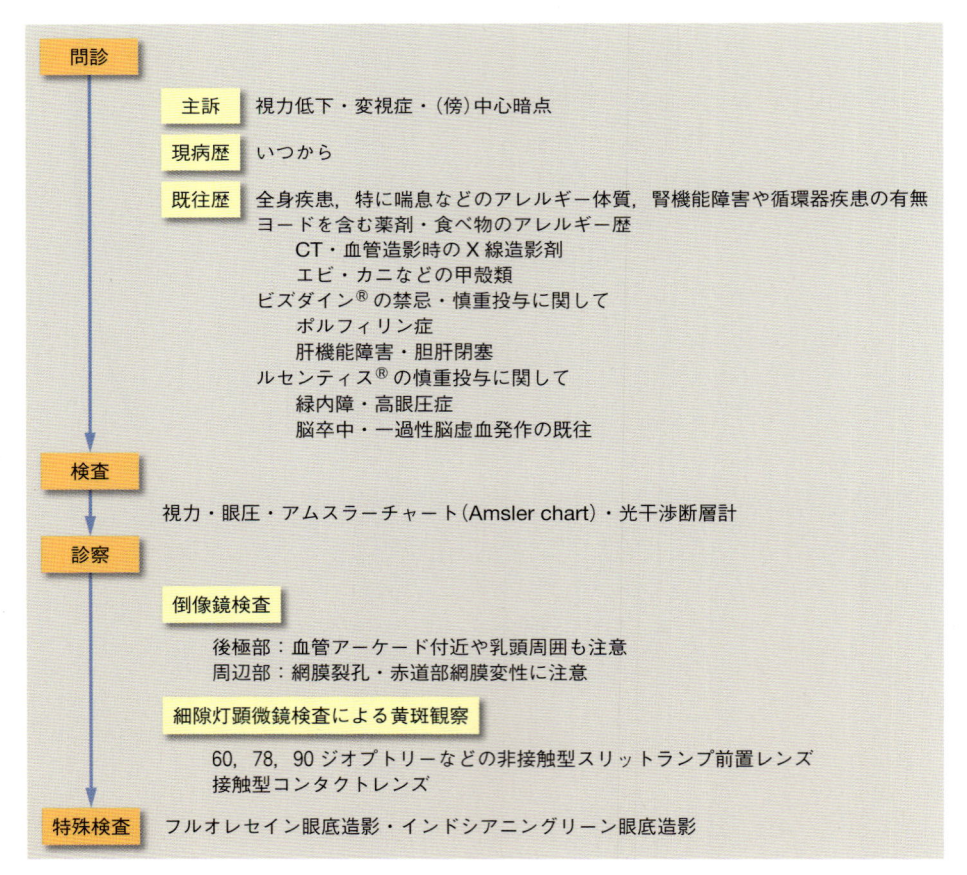

図1　診察の手順

状脈絡膜血管拡張・異常脈絡膜血管網から網膜色素上皮下または網膜下へ滲出した漿液や出血により，網膜が歪むことによって変視症が生じる．

　変視症のみ訴えて来院する場合もあるが，出血や硬性白斑が中心窩（下）に及ぶと視力低下で来院する．視力低下も，「かすむ」とか「白くぼやける」とか表現はさまざまである．歪視は，「ゆがんで見えませんか」と質問して初めて訴えることがよくある．

　なお，他眼の視力が良好な場合は視力低下に気がつきにくく，病態が進行して高度な視力低下に至って来院することがある．

現病歴：中心窩下に及ぶ網膜下出血や硝子体出血による視力低下の場合には，「いついつから」と発症時期を訴える．長期かつ緩徐に進行する疾患の性質上，次第に進行した視力低下・変視症に関しては，たまたま自覚することが多い．

既往歴：全身疾患，特に喘息などのアレルギー体質，腎機能障害や循環器疾患などの有無とともに，造影検査時のアレルギーなど気分不良の有無，光線力学的療法とルセンティス®（ラニビズマブ）投与に際しての禁忌および慎重投与項目について確認する．

　フルオレセイン蛍光造影時に悪心嘔吐の既往があれば，フルオレセインフルオレサイト®の量を1/2から1/3に減らし，プリンペラン®（メトクロプラミド）投与も併用する．なお，腎不全など高度腎機能障害や血液透析患者では，主治医に検査の可否を問い合わせるとともに，検査時には1/2から1/3にフルオレセインフルオレサイト®の量を減らし，検査後の透析を依頼しておく．

　インドシアニングリーン蛍光造影では，ヨード製剤（CTや血管造影でのX線造影剤），エビやカニなどの甲殻類の食物に対するアレルギーの既往の有無を確認する．

　いずれの造影検査に際しても高血圧や心筋梗塞などの虚血性心疾患の有無を尋ね，重篤な循環器疾患に関しては主治医に病状を問い合わせておく．

　光線力学的療法は，ポルフィリン症の患者には禁忌であり，肝機能障害または胆管閉塞のある患者では，ビスダイン®の排泄が遅延するおそれがあるため慎重投与になっている．

　ルセンティス®投与では，硝子体注射により眼圧が一過性に上昇するため緑内障や高眼圧症の患者では慎重投与になっている．また，脳卒中または一過性脳虚血発作の既往歴などの脳卒中の危険因子のある患者も慎重投与になっている．

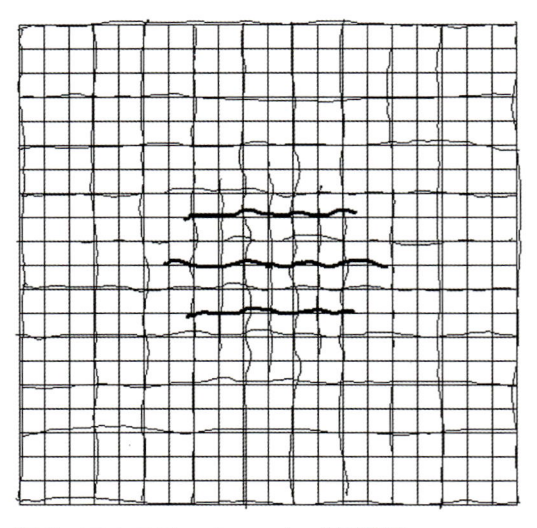

図2　アムスラーチャート（変視症） 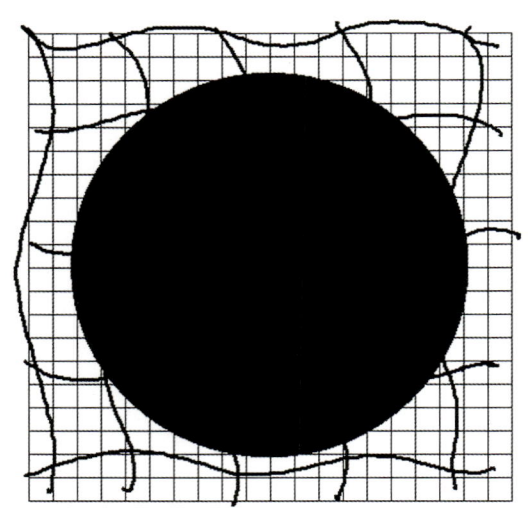　　　図3　アムスラーチャート（中心暗点と変視症）

　なお，加齢黄斑変性発症の危険因子として喫煙は常に指摘されている．

診察前の検査

　視力検査・眼圧検査・アムスラーチャート（Amsler chart）・光干渉断層計による．

　アムスラーチャートは，変視症の訴えとその程度を確認するのに有用である（図2,3）．光干渉断層計では中心窩を通る断面のみでなく，中心窩を含んだ黄斑領域全体にわたる断面でも観察記録しておく．

診察

倒像鏡による眼底検査：黄斑下の灰白色病変や出血・硬性白斑・網膜下橙赤色隆起病変・漿液性および出血性網膜色素上皮剥離・漿液性網膜剥離をみる．

　ポリープ状脈絡膜血管症では，網膜下の橙赤色隆起病変・漿液性および出血性網膜色素上皮剥離・それらに伴う網膜下出血が，乳頭の鼻側・上方・下方また網膜血管アーケード付近にもみられることから，黄斑を含んだ後極全体を観察する．さらにはルセンティス®硝子体内注射の可能性も踏まえて，赤道部網膜変性や網膜裂孔に注意して眼底周辺部も観察しておく．

散瞳下での細隙灯検査：60，78，90ジオプトリーなどの非接触型スリットランプ前置レンズでは簡便に黄斑を観察することができる

が，上眼瞼を指で挙上しなければならないこと，眼球の動きを完全には静止できないこと，レンズによっては像に歪みがみられることから，網膜色素上皮の隆起や色素上皮下の血管の有無などの細かい所見を取りたい場合には，角膜上にコンタクトレンズを置いての観察がよい．

特殊検査

フルオレセイン眼底造影・インドシアニングリーン眼底造影を行う．

〔白木邦彦〕

フルオレセイン蛍光造影読影の要点

　厚生労働省研究班による加齢黄斑変性（AMD）の分類は前駆病変，滲出型および萎縮型に分けられている[1]．これらの病変は進行過程により，多彩な眼底所見およびフルオレセイン蛍光造影（fluorescein angiography；FA）所見を呈する（図1）．通常，画像解析にはインドシアニングリーン蛍光造影（IA）および光干渉断層計（OCT）と比較し，総合的に判定すべきであるが，ここではFAに限定して述べる．

文献はp.226参照．

ドルーゼン

　ドルーゼン（drusen）は63μm未満のものを硬性ドルーゼン，63μm以上のものを軟性ドルーゼンと呼び，いずれもFAでは早期から晩期まで拡大傾向のない過蛍光（window defectまたは組織染）を示す（図2）．

地図状萎縮

　脈絡膜毛細血管が消失するため，FAでは中大血管を残して，低蛍光を呈する．地図状萎縮（geographic atrophy）の周囲には毛細血管が残存して過蛍光の縁取りができる（図3b）．

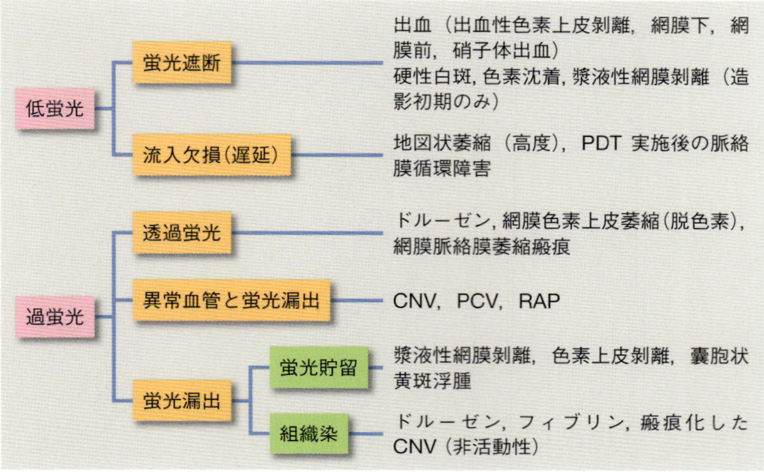

低蛍光	蛍光遮断		出血（出血性色素上皮剥離，網膜下，網膜前，硝子体出血） 硬性白斑，色素沈着，漿液性網膜剥離（造影初期のみ）
	流入欠損（遅延）		地図状萎縮（高度），PDT実施後の脈絡膜循環障害
過蛍光	透過蛍光		ドルーゼン，網膜色素上皮萎縮（脱色素），網膜脈絡膜萎縮瘢痕
	異常血管と蛍光漏出		CNV, PCV, RAP
	蛍光漏出	蛍光貯留	漿液性網膜剥離，色素上皮剥離，嚢胞状黄斑浮腫
		組織染	ドルーゼン，フィブリン，瘢痕化したCNV（非活動性）

図1　加齢黄斑変性にみられるフルオレセイン蛍光造影所見の特徴
CNV：choroidal neovascularization（脈絡膜血管新生）
PCV：polypoidal choroidal vasculopathy（ポリープ状脈絡膜血管症）
PDT：photodynamic therapy（光線力学治療）
RAP：retinal angiomatous proliferation（網膜血管腫状増殖）

2. 検査と診察

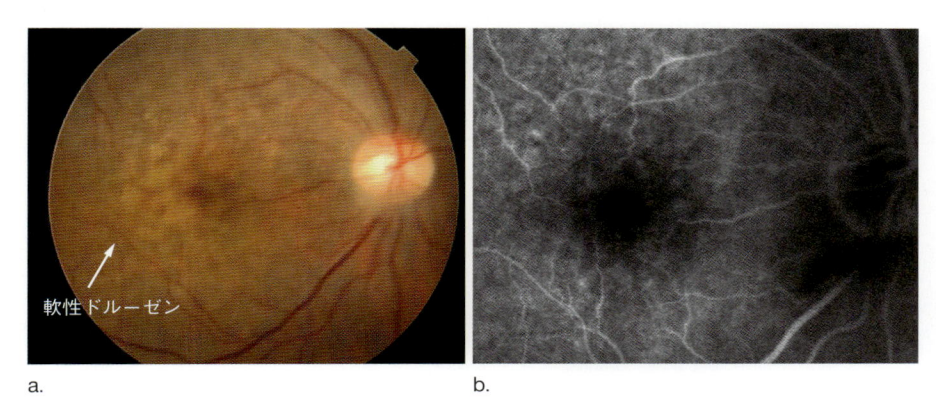

図2 軟性ドルーゼン
78歳，女性．63μm（乳頭縁網膜静脈径の1/2）以上の黄白色ドルーゼンが多数みられる（a，矢印）．FAでは，晩期まで拡大傾向を示さない弱い過蛍光を認める（b）．

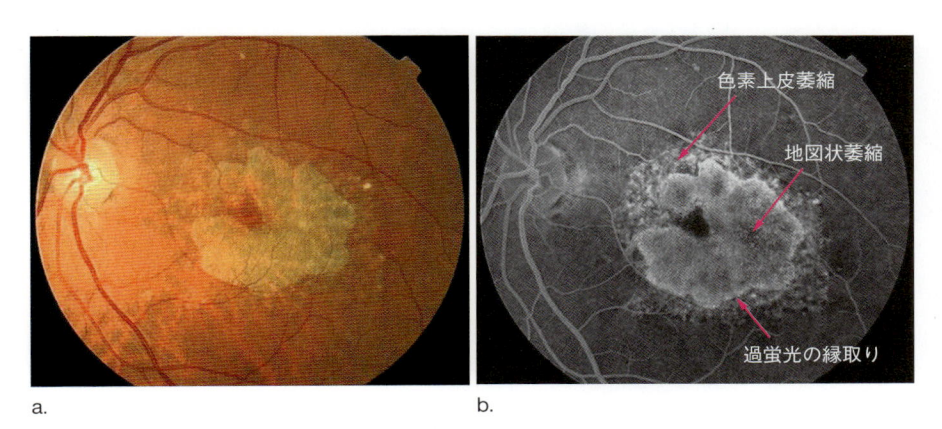

図3 地図状萎縮（萎縮型加齢黄斑変性）
61歳，男性．中心窩を残して地図状萎縮があり，内部に脈絡膜中大血管が露出している（a）．周囲に軟性ドルーゼンが認められる．フルオレセイン蛍光造影（FA）では，地図状萎縮部は周囲に過蛍光の縁取りを伴い，内部は脈絡膜毛細血管萎縮による低蛍光部がある．地図状萎縮周囲は，ドルーゼンおよび色素上皮萎縮による過蛍光（window defect）をみる（b）．

色素上皮剥離（PED）

PED（pigment epithelial detachment）：ほぼ円形で，網膜色素上皮（retinal pigment epithelium；RPE）下に漿液あるいは出血貯留を示す．漿液性PEDは，眼底カメラ型（CCD）装置では早期からPEDに一致した過蛍光をみるのに対し，走査レーザー検眼鏡（scanning laser ophthalmoscope；SLO）では逆にPEDが早期は低蛍光で，晩期は両者とも拡大のない色素の貯留像がみられる（図4b）．

PED内部にmicroripsと呼ぶ色素上皮の微小裂隙のため，点状の蛍光漏出をみることがある（図4b 黄色矢印）．脈絡膜新生血管（choroidal neovascularization；CNV）の徴候として，大きなPEDの辺

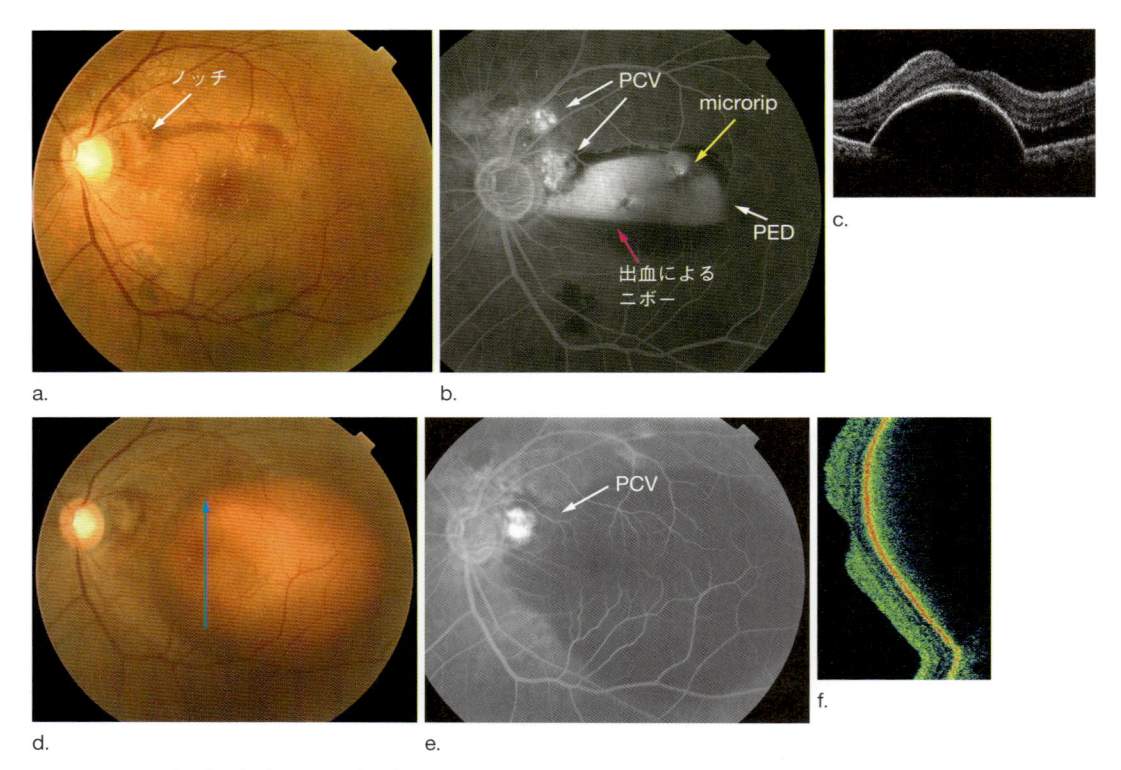

図4 大きな混合型（出血を伴う）PED
63歳，男性．視力（1.0）．網膜下出血，硬性白斑を伴う大きな色素上皮剝離が認められる（a）．FA では PED の上鼻側ノッチ部分およびやや離れて，PCV がみられる．PED 内部は出血によるニボー形成，上耳側に microrip を伴う（b）．OCT では PED 内に反射はなく，周囲に漿液性網膜剝離を伴う（c）．PCV に対する光線力学的療法（PDT）後，色素上皮剝離内部に出血が広がり，視力（0.7）と低下した（d）．FA で PED 内部は低蛍光，一部 PCV が残存している（e）．d の青矢印に沿った部位での OCT 所見では内部に強い反射がみられる（f）．

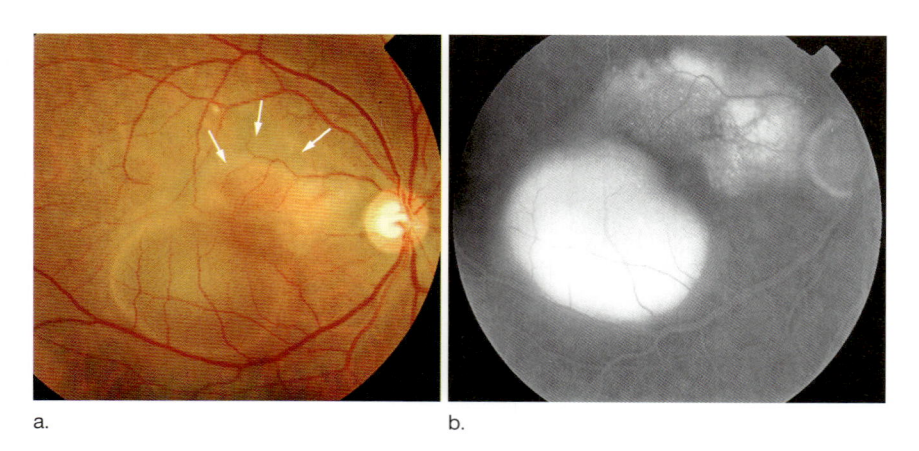

図5 fibrovascular PED
PED のノッチ部にみられる網膜色素上皮（RPE）の部位に occult CNV がみえる（a，矢印）．FA では境界鮮明な PED 内の蛍光貯留と CNV からの淡い蛍光漏出がみられる（b）．

縁に認められるノッチサイン[2]（陥凹，図4a），FA で色素の流入が不均一なもの，網膜下への漏出（fibrovascular PED，図5），出血な

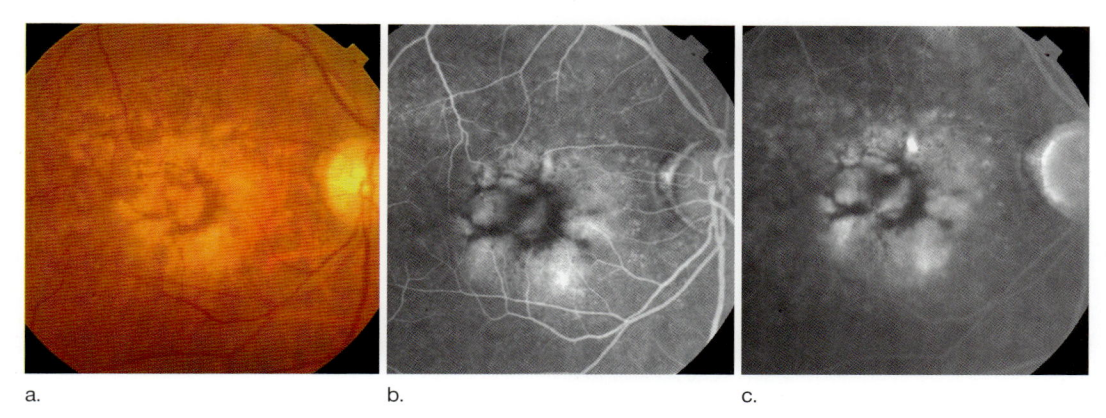

図6 drusenoid PED
73歳，男性．視力 (0.4)．ドルーゼンが拡大癒合して，色素上皮剥離を形成している (a)．色素沈着を伴う．FA では色素沈着によるブロックを伴い，網膜下への蛍光漏出はないが，色素上皮剥離による不規則な蛍光貯留像が認められる (b, c)．

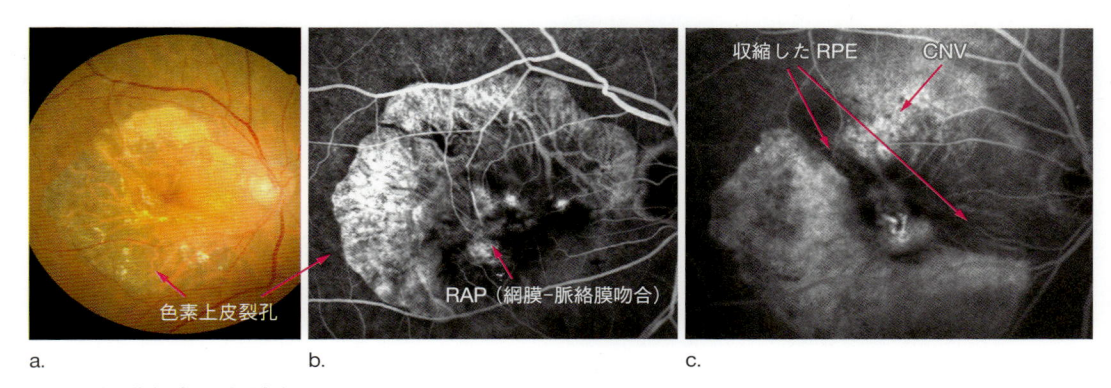

図7 網膜色素上皮裂孔
色素上皮欠損部は境界鮮明で，脈絡膜中大血管が露出している (a)．FA では，色素上皮欠損部は脈絡膜中大血管が明瞭に透見，網膜動静脈と CNV の吻合 (b，矢印) 収縮し，ロールした色素上皮部が低蛍光の境界をつくる (c)．

どがある．ノッチ部の FA は顆粒状過蛍光，時に晩期に組織染を示す（ポリープ状脈絡膜血管症〈polypoidal choroidal vasculopathy；PCV〉，図 4b, e）．漿液性 PED 内出血は下方に沈下し，水平境界線（ニボー）を形成する（図 4b 赤い矢印）．出血性 PED では背景蛍光のブロックがみられる（図 4e）．

drusenoid PED（図6）：軟性ドルーゼンが拡大癒合して，色素上皮剥離を形成（図 6a）するもので，色素上皮の荒廃のため，予後不良のことが多い．FA では色素沈着によるブロック，色素上皮剥離による拡大傾向のない不規則な蛍光貯留像などが認められる（図 6b, c）．

網膜色素上皮裂孔（RPE tear，図7a）：大きな PED に出現し，FA では色素上皮欠損部は中大血管が明瞭に透見，収縮しロールした色素上皮部が低蛍光の境界をつくる（図 7b, c）．

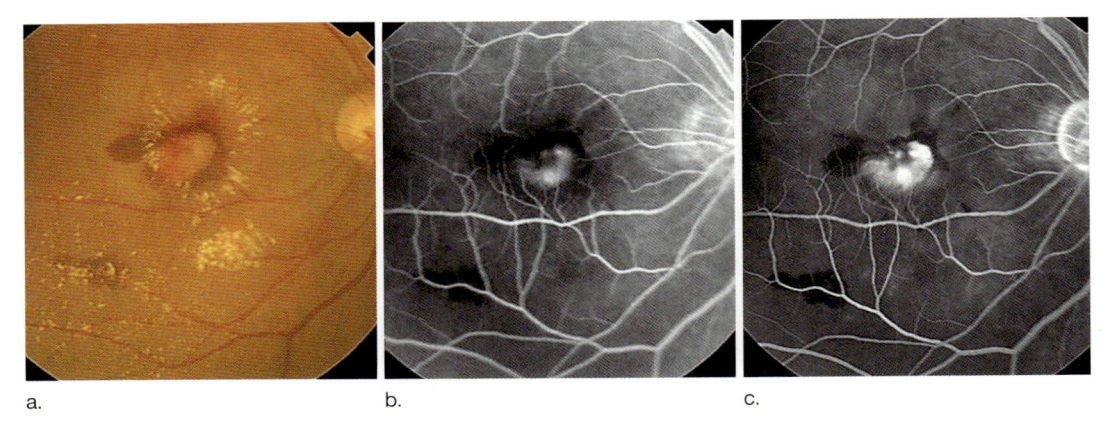

図8 classic CNV
67歳，女性．視力（0.1）．中心窩下に白色のCNV，周囲に網膜下出血，硬性白斑および漿液性網膜剥離を伴う（a）．FA早期から網目状の強い蛍光漏出がみられ（b），晩期にさらに増強，拡大がみられる（c）．

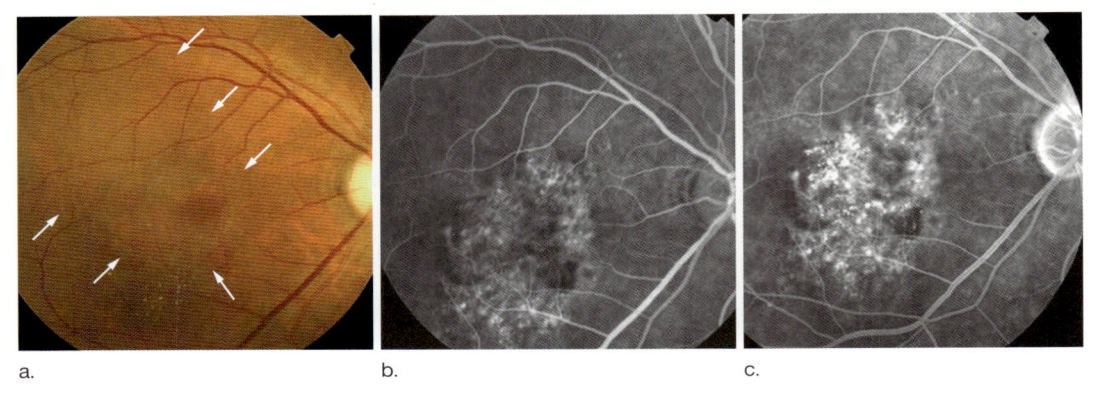

図9 occult CNV
65歳，男性．視力（0.7）．眼底は漿液性網膜剥離（a，矢印），軟性ドルーゼン，硬性白斑などがみられる．FAでは黄斑部に早期では多数斑点状の過蛍光が出現し（b），晩期でしみ出るような蛍光の拡大がみられる（c）．

脈絡膜新生血管（CNV）

classic CNV（網膜下に進入したCNV）：FA早期に網目状血管が造影され，著明な蛍光漏出が網膜下に広がる（図8）．ただし，小さなCNVや瘢痕化があると血管像は不明となる．一般にはoccult CNVも伴うことが多い．

occult CNV（色素上皮下CNV）：先に述べたfibrovascular PED（図5）のほか，CNVの血管像は判別不能で，周囲に弱い蛍光漏出がみられ，晩期には組織染あるいは淡い網膜下蛍光貯留を残すものがある（late leakage of an undetermined source，図9）．

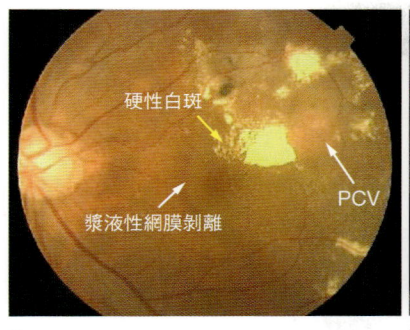

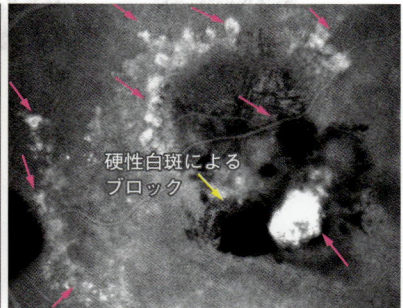

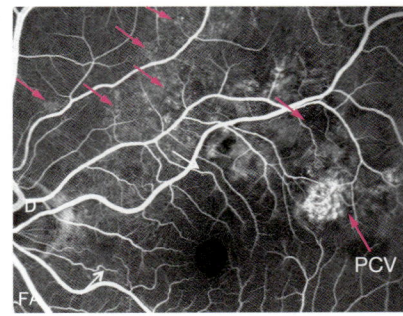

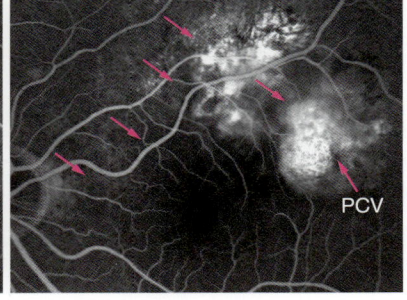

2. 検査と診察　61

a.　　　　　　　　　　　　b. IA 晩期

c. FA 早期　　　　　　　　d. FA 晩期

図 10　PCV（ポリープ状脈絡膜血管症）
76 歳, 女性. 視力 (0.15). 眼底には PCV の橙赤色隆起性病変, 硬性白斑, 漿液性網膜剥離がみられる (a). 蛍光造影では大きな PCV は確認でき (b, c), 一部の小さな PCV は過蛍光を呈するが, 晩期に透過蛍光あるいは淡い蛍光漏出をみる (d). IA では PCV の全体像がみられる (b).

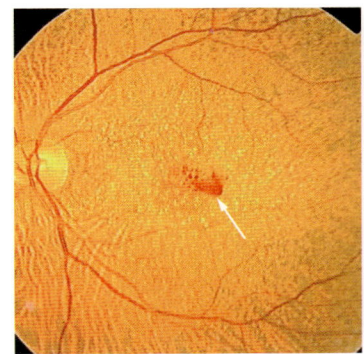

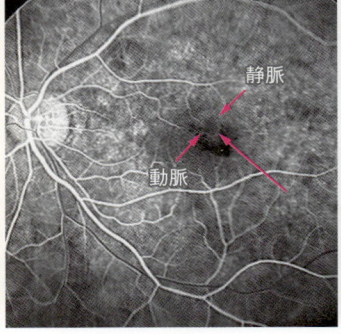

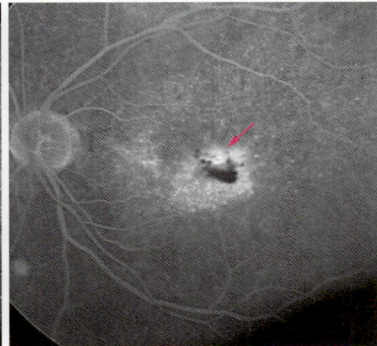

a. 網膜出血　　　b. 網膜動静脈吻合　　　c. 網膜血管腫様増殖からの漏出

図 11　RAP（網膜血管腫状増殖）
62 歳, 女性. 視力 (0.15). ドルーゼン, 網膜出血, 網膜浮腫がみられる (a). FA では網膜血管拡張, 動静脈吻合がみられ (b), 増殖性網膜内血管から蛍光漏出がみられる (c, 矢印).

CNV の特殊型

　特殊病型として, ポリープ状脈絡膜血管症（PCV）と網膜血管腫状増殖（retinal angiomatous proliferation；RAP）が挙げられる.

PCV：色素上皮下で特徴的な瘤状，血管に連絡する細い網目状血管をもち，眼底では橙赤色隆起病巣が特徴で，PED，血腫を伴うことが多い．IA でよく描出されるが，FA では脱色素を伴い大きな PCV のみ検出できる（図 4，図 10b, c）[3]．

RAP：通常，網膜出血を伴うことが多く網膜血管腫状増殖で発症する．FA では網膜血管の拡張，増殖した網膜内血管から蛍光漏出がみられる．進行すると蛍光貯留を示す，PED 上に斑状の血管腫状増殖から強い蛍光漏出がみられる．最終的に CNV の発生と網膜−脈絡膜吻合が認められる（図 7, 11）．最近，CNV 側から発生する症例も報告されている．

カコモン読解　第 18 回　一般問題 44

蛍光眼底造影で充盈欠損を示すのはどれか．
a 硬性白斑　　b 網膜下出血　　c 脈絡膜萎縮　　d Bruch 膜断裂
e 脈絡膜ドルーゼン

［解説］　a．硬性白斑：黄斑浮腫，漿液性網膜剝離に伴う脂質（貪食されたリピッド）で，黄白色を呈する沈着物であり，フルオレセイン蛍光造影（FA）では脈絡膜背景蛍光のブロックのため，低蛍光を示すが，毛細血管閉塞による軟性白斑とは異なり，血管の充盈欠損ではない．

b．網膜下出血：網膜細動脈瘤や加齢黄斑変性でよくみられ，硬性白斑と同様，背景蛍光のブロック（低蛍光）であり，これも血管の充盈欠損でない．

c．脈絡膜萎縮：萎縮型加齢黄斑変性を含み黄斑変性，強度近視，網膜脈絡膜炎などでみられ，脈絡膜毛細血管を主体に中大血管も消失するため，低蛍光となり，充盈欠損といえる．

d．Bruch 膜断裂：色素線条，脈絡膜破裂で発生するが，FA では必ずしも脈絡膜毛細血管の閉塞を伴わない．むしろ網膜色素上皮萎縮のため，過蛍光を示し，通常，Bruch 膜の断裂だけでは，毛細血管閉塞は少ない．

e．脈絡膜ドルーゼン：Bruch 膜にみられるリポフスチン（貪食細胞による貪食）で，色素上皮萎縮による過蛍光を示し，充盈欠損を示さない．

［模範解答］　c

カコモン読解　第18回　臨床実地問題45

65歳の女性．1か月前から右眼の視力低下と変視症とを自覚して来院した．視力は右0.2（矯正不能）．右眼の治療前後の蛍光眼底造影写真を図A, Bに示す．行われた治療はどれか．

a 副腎皮質ステロイド薬パルス療法　　b トリアムシノロン硝子体内注射
c 網膜光凝固　　d 光線力学療法（PDT）　　e 硝子体手術

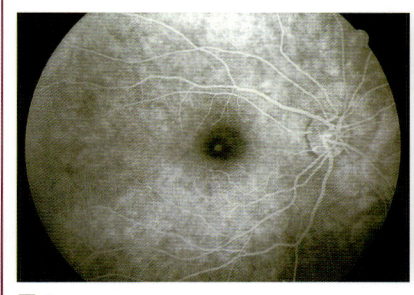

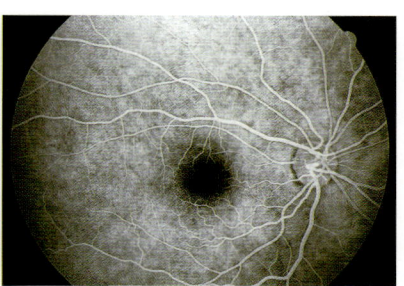

図A　　　　　　　　　　図B

解説　フルオレセイン蛍光造影（FA）写真は，造影初期（図A）に中心窩無血管領域に一致して周囲に低蛍光を伴う円形の境界鮮明，均一な過蛍光（約100μm）がある．晩期（図B）には外網膜関門の障害による周囲への色素の漏出を認めない．このため，この過蛍光は透過蛍光（window defect）と考えられる．また，中心窩以外には網膜血管，視神経乳頭，脈絡膜血管にFAでの異常は認めない．以上の所見から，脈絡膜血管新生，漿液性中心性脈絡網膜症，嚢胞様黄斑浮腫（cystoid macular edema；CME），黄斑静脈閉塞は除外できる．FAでは中心窩の網膜色素上皮剝離，軟性ドルーゼンも考えられるが，これらの病変では視力良好のため，否定できる．残る疾患として黄斑円孔による透過蛍光がFAでみられ，視力障害を来たしたと考えられる．図Bにおいて，治療後FAで過蛍光としてみられる透過蛍光（window defect）が消失したのは，円孔が閉鎖されたため黄斑部のキサントフィル，色素上皮の修復がなされたと推定される．したがって，治療はeの硝子体手術となる．

模範解答　e

（竹田宗泰）

インドシアニングリーン蛍光造影読影の要点

インドシアニングリーン蛍光造影法（indocyanine green angiography；IA）で使用するインドシアニングリーン（ICG，オフサグリーン®静注用 25 mg，〈参天製薬〉）は，血中の最大の吸収波長，蛍光波長がともに 800 nm 前後の近赤外領域にあるため，網膜色素上皮やキサントフィルを容易に通過し，脈絡膜中の ICG は励起されて蛍光を発することができる[1,2]．また，これらの眼内組織のみならず，網膜下液，出血や滲出斑などに対しても良好な透過性を有するため[3]，フルオレセイン蛍光造影法（fluorescein angiography；FA）では，検出しがたい網膜色素上皮下の病変の検出に適している（図1）．一方，ICG は血中では 98％ が血漿リポ蛋白と結合し高分子化するため[4]，脈絡膜血管から周囲組織への拡散速度が遅く透過性が低い．そのため，IA は脈絡膜血管の異常，とりわけ脈絡膜新生血管（choroidal neovascularization；CNV）の検出に優れている．

滲出型 AMD（AMD；age-related macular degeneration〈加齢黄斑変性〉）の診断は，1980 年代までは FA により行われていたが，1990 年代以降に IA が普及すると，滲出型 AMD の主要病変である CNV（特に網膜色素上皮下の CNV）をより詳細に検出することが可

文献は p.226 参照．

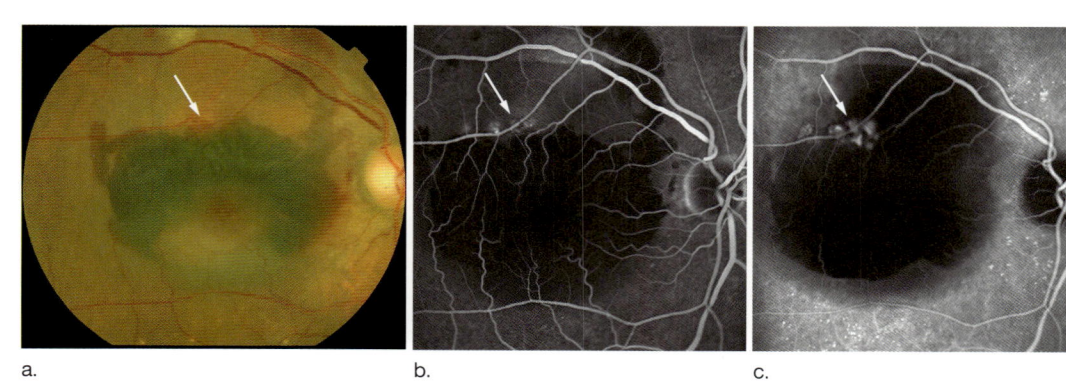

a.   b.   c.

図1 網膜下出血（ポリープ状脈絡膜血管症）（68歳，女性）
a. 眼底写真．黄斑部に広範囲の網膜下出血と橙赤色病巣（矢印）がみられる．
b. FA 後期（10分22秒，HRA®〈Heidelberg Retina Angiograph〉）．網膜下出血によるブロックとわずかな過蛍光がみられる（矢印）．
c. IA 後期（10分22秒，HRA®）．網膜下出血によるブロックは境界鮮明である．FA では，はっきりしないポリープ状病巣による過蛍光がみられる（矢印）．

表1 IAの経過時間による造影所見の特徴

造影早期 (静注後から2分前後まで)	CNVの範囲，PCVの異常血管網やポリープ状病巣，RAP病巣など多くの情報を得ることができる．	脈絡膜動脈相	ICGの静注十数秒後には脈絡膜動脈の造影が始まり，後極部の脈絡膜動脈から時間とともに周辺部の脈絡膜動脈が造影される．
		脈絡膜動静脈相（FAでのchoroidal flashに相当する時期）	ICGが中大脈絡膜静脈に流入し，脈絡膜蛍光が最も強くなる．
		脈絡膜静脈相	時間経過とともに，徐々に脈絡膜動脈系の蛍光が弱まり，脈絡膜動静脈の蛍光輝度が同等になる．
造影中期 (静注後5分前後〜10分前後)	脈絡膜静脈が造影されてから，脈絡膜静脈内のICGが消退するまでの時期である．		
造影後期 (静注10分前後以降)	脈絡膜静脈からICGが消失し，脈絡膜毛細血管やBruch膜にICGが拡散するため，均一なびまん性の脈絡膜背景蛍光が観察される．造影後期では，脈絡膜血管からの漏出が確認しやすい．		

(林 一彦：赤外蛍光眼底造影で何がわかるか．網膜脈絡膜疾患を理解しやすくするために．日本の眼科 1994；65：595-599．)

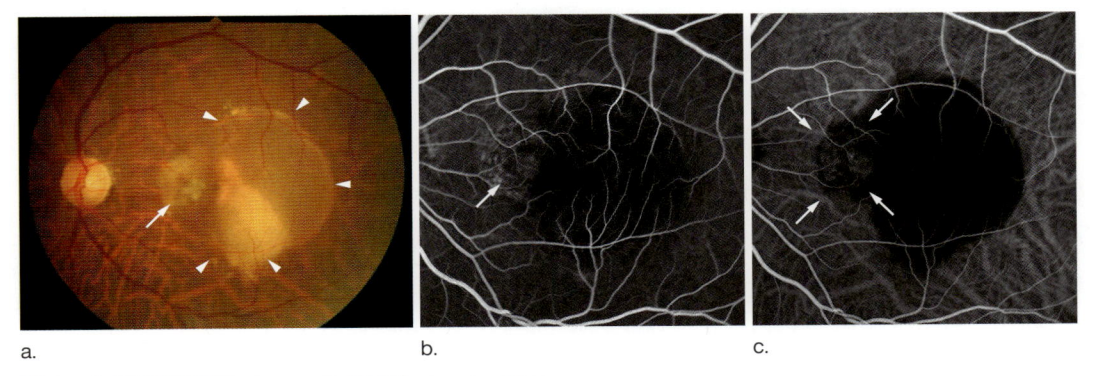

図2 加齢黄斑変性（occult CNV） (83歳，男性)
a. 眼底写真．中心窩周囲に網膜色素上皮レベルの灰白色病巣がみられ（矢印），耳側に大きな円形の網膜色素上皮剥離がみられる（矢頭で囲まれた範囲）．
b. IA早期（53秒，HRA®）．CNVの範囲とその周囲の脈絡膜毛細血管板の充盈遅延により，CNVの網目状の血管構造が確認できる（矢印）．
c. IA後期（11分37秒，HRA®）．CNVは，後期に過蛍光を示す（矢印で囲まれた範囲）．網膜色素上皮剥離は，早期から続く低蛍光を示す．

能となった．さらに，異なる病態を有するポリープ状脈絡膜血管症（polypoidal choroidal vasculopathy；PCV）[5]，網膜内血管腫状増殖（retinal angiomatous proliferation；RAP）[6]という特殊病型があることが明らかになった．広義AMDでは，臨床経過，病態や治療効果の相違より，狭義AMD，PCV，RAPの各病型の診断，およびその類縁疾患の診断が重要になってきており，その診断にはIAの詳細な読影が必要である．IAの経過時間による造影所見の特徴を**表1**にまとめる[7]．

IA所見の特徴（1）血管の異常所見

脈絡膜血管：IAは，FAでは困難である脈絡膜血管の形態異常の検出に優れ，造影早期に多くの情報が得られる．

網膜色素上皮下にCNVを有するoccult CNVでは，造影早期にCNVの範囲やその周囲の脈絡膜毛細血管板の充盈遅延により，CNVの血管構造を確認できる（図2）．造影早期の脈絡膜動脈相のわずか数秒間にその栄養血管まで造影されることがある[*1]．occult CNVでは，造影後期には斑状の過蛍光（plaque）[*2]を示す（図2）．線維血管性網膜色素上皮剥離では，その領域のなかに太い流入血管が認められ，そこから放射状に伸びるCNVが確認される（図3）．

網膜下に発育するclassic CNVでは，さまざまなパターンのIA所見を示すが，造影早期からCNVの網目状過蛍光が明瞭にみられ，造影後期に蛍光漏出を示すパターンが多い（図4）．

PCVでは，診断にIAが必須である．造影早期に異常血管網は，異常血管網の範囲とその周囲に低蛍光を認めることが多く，口径不同，拡張，蛇行などの走行異常が認められ（図5,6），正常の脈絡膜血管と区別ができる．また，ポリープ状病巣は瘤状，ぶどうの房状の過蛍光（hot spot）[*2]としてみられ，時間の経過とともに大きくなり，ある時点から形，大きさは変わらない（図1,6）．異常血管網は造影後期に斑状の過蛍光（plaque）として観察されることが多い（図6）．

網膜血管：RAPは網膜内に血管瘤状の新生血管が発生し，網膜細動静脈，脈絡膜血管と吻合を拡大していくが，RAPと診断するには[*3]，

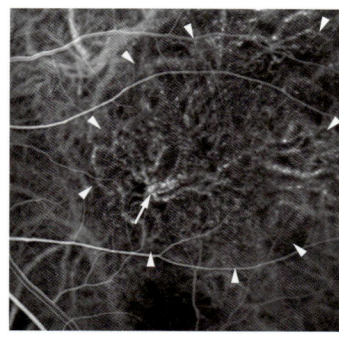

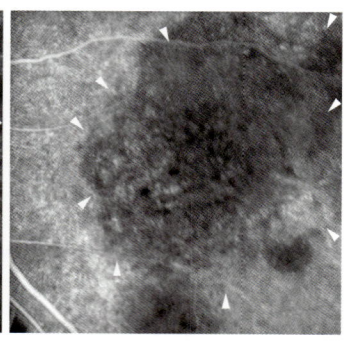

[*1] 栄養血管が出現するのは脈絡膜動脈相初期の数秒のみで，脈絡膜静脈系が造影されはじめると不明瞭になってくる．栄養血管の検出には動画撮影が有用である．

[*2] hot spotは1乳頭面積より小さな過蛍光，plaqueは1乳頭面積よりも大きな過蛍光を示す．plaqueは，hot spotよりは蛍光輝度は弱いことが多い．眼底カメラ型の撮影装置ではplaqueはわかりやすいが，共焦点型の撮影装置ではplaqueの像を得ることが少ない．

[*3] 網膜の流出入血管の同定にはFA，新生血管の範囲はIAのほうがわかりやすい症例が多いので，造影初期にFA，IAの同時撮影を動画で行い，その両画像をみることによって診断が容易になる．

a.

b.

図3 線維血管性網膜色素上皮剥離での流入血管とCNV（ポリープ状脈絡膜血管症）（82歳，女性）
a. IA早期（22秒，HRA®）．流入血管（矢印）を中心に放射状にCNVがみられる（矢頭）．
b. IA後期（10分12秒，HRA®）．CNVは後期に過蛍光を示す（矢頭で囲まれた範囲）．網膜色素上皮剥離はブロックにより低蛍光を示す．

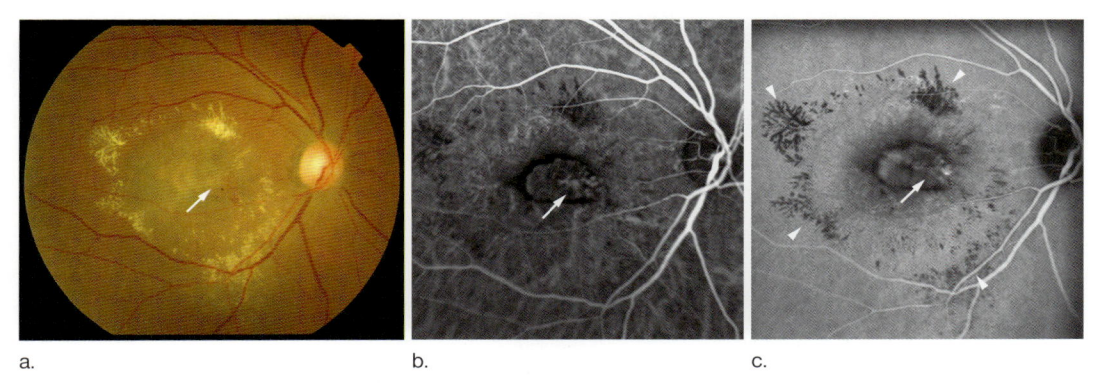

図4 加齢黄斑変性（classic CNV）（59歳，女性）
a. 眼底写真．灰白色病変（矢印）と硬性白斑がみられる．
b. IA早期（41秒，HRA®）．流入血管から網目状血管がみられる（矢印）．
c. IA後期（9分55秒，HRA®）．硬性白斑によるブロック（矢頭）は境界鮮明で，classic CNVによる過蛍光（矢印）がみられる．

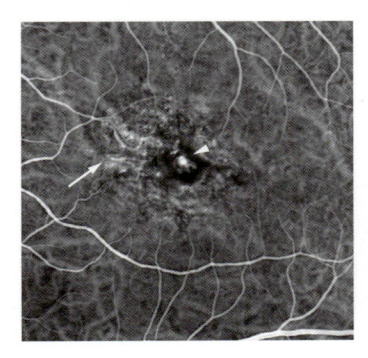

図5 ポリープ状脈絡膜血管症の異常血管網（57歳，男性）
IA早期（53秒，HRA®）．異常血管網は口径不同，拡張，蛇行などの走行異常としてみられる（矢印）．その周囲は低蛍光を示す．ポリープ状病巣がみられる（矢頭）．

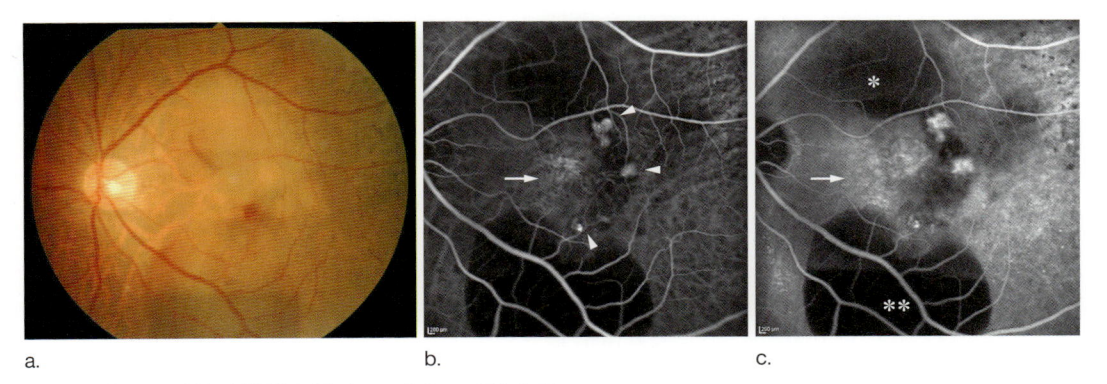

図6 ポリープ状脈絡膜血管症のポリープ状病巣（75歳，男性）
a. 眼底写真．黄斑上方に漿液性網膜色素上皮剥離，下方に出血性網膜色素上皮剥離がみられる．
b. IA早期（1分9秒，HRA®）．異常血管網（矢印）とポリープ状病巣（矢頭）がみられる．
c. IA後期（10分29秒，HRA®）．異常血管網は過蛍光を示す（矢印）．漿液性網膜色素上皮剥離（*），出血性網膜色素上皮剥離（**）はブロックによる低蛍光を示す．

造影初期に網膜内新生血管と吻合する網膜-網膜血管吻合（retinal-retinal anastomosis；RRA，図7）やCNVと吻合する網膜-脈絡膜血管吻合（retinal-choroidal anastomosis；RCA）を検出することが重

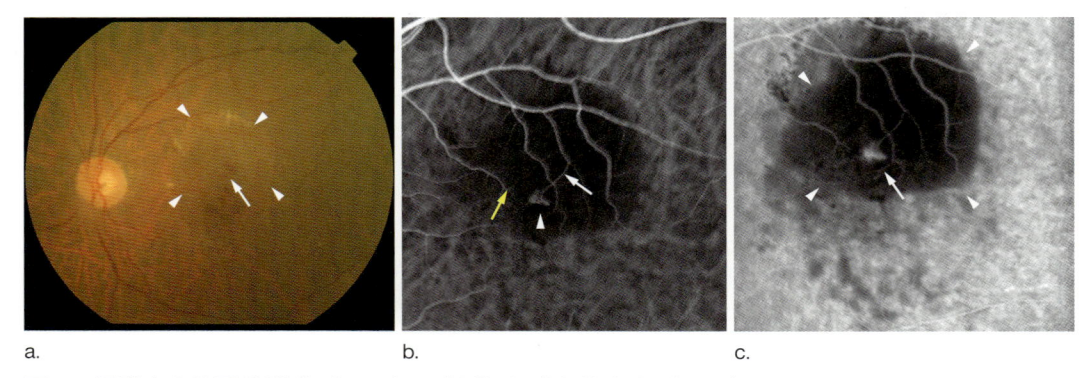

図 7 網膜内血管腫状増殖（RAP）の網膜-網膜血管吻合（RRA）（83 歳，男性）
a. 眼底写真．網膜出血（矢印）と網膜色素上皮剥離（矢頭）がみられる．
b. IA 早期（21 秒，HRA®）．流入血管（白矢印），流出血管（黄矢印），網膜内新生血管（矢頭）がみられる．
c. IA 後期（10 分 24 秒，HRA®）．RAP 病巣に hot spot を認め，網膜内に蛍光漏出している（矢印）．網膜色素上皮剥離の部分は低蛍光である（矢頭）．

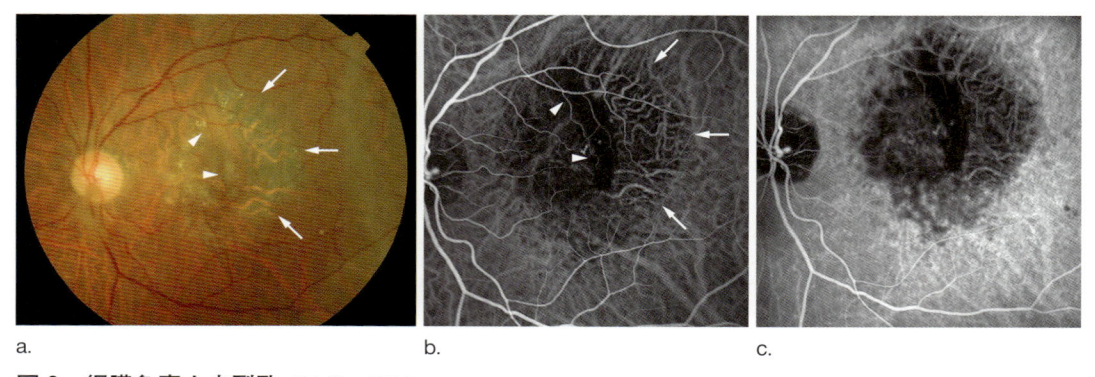

図 8 網膜色素上皮裂孔（83 歳，男性）
a. 眼底写真．黄斑耳側に網膜色素上皮裂孔（矢印）を認め，その鼻側にロールした網膜色素上皮（矢頭）がみられる．
b. IA 早期（57 秒，HRA®）．網膜色素上皮裂孔の網膜色素上皮が完全欠損している範囲（矢印）は，脈絡毛細血管板が周囲の部位よりも明瞭に観察され，ロールした網膜色素上皮が重なっている範囲（矢頭）はブロックを示す．
c. IA 後期（11 分 7 秒，HRA®）．ロールした網膜色素上皮の部位は低蛍光が持続している．

要である．造影後期には RAP 病巣が hot spot として描出され，"ウニ"のとげのように拡大する網膜内への蛍光漏出が特徴的である．

IA 所見の特徴（2）低蛍光を示すもの

蛍光遮断（ブロック）：網膜前，網膜下（図 1），網膜色素上皮下出血，網膜色素上皮剥離（図 2, 6），硬性白斑（図 4），網膜色素上皮裂孔によってロールした網膜色素上皮が重なっている部位（図 8）などで低蛍光を示す．

充盈欠損：血管の閉塞や消失により，時間が経過しても造影剤の流入が認められず低蛍光が持続する状態で，脈絡毛細血管板の萎縮あるいは消失などでみられる．

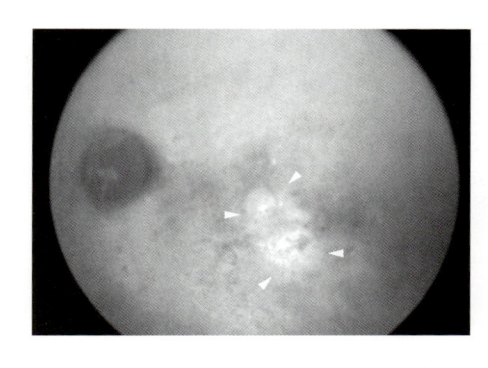

図9 加齢黄斑変性（63歳，男性）
IA後期（21分55秒，眼底カメラ型）．CNVからの斑状の過蛍光（plaque）を認める（矢頭）．

撮影機器による違いと特徴

　撮影装置には大きく分類すると，眼底カメラ型（トプコンなど）と共焦点走査型レーザー検眼鏡（HRA®〈Heidelberg〉，F-10®〈ニデック〉など）がある．IA初期像においては，眼底カメラ型では，眼底からの反射光をほとんど検出するため，IA早期の解像度が低いが，IA後期には焦点の外にあるCNVから漏れた色素をとらえられるので，CNVを示す斑状の過蛍光の領域（plaque）が明瞭に認められる（図9）．一方，共焦点型は眼底からの反射光のうち散乱光は除去され，焦点のあった光だけが検出することができるため，IA初期からコントラストの高い，高品質の画像を得ることができるが，IA後期にはCNVの範囲を示す過蛍光は認めにくい（図2）．大量の出血や網膜色素上皮剥離を伴う場合にはIAは透過しやすいというものの，ブロック効果を受け低蛍光になる．特に共焦点型はブロック効果が強いので注意が必要である．

〔籠川浩幸，高宮　央，吉田晃敏〕

OCT 検査の要点

スペクトラルドメイン方式によって有用性が向上した OCT

　加齢黄斑変性（age-related macular degeneretion；AMD）に対する画像診断は，光干渉断層計（optical coherence tomograph；OCT）の進歩により劇的に変化してきている．タイムドメイン方式の OCT（time-domain OCT；TD-OCT）からスペクトラルドメイン方式の OCT（spectral-domain OCT；SD-OCT）に機器が進歩したことにより，検査スピードが格段に速くなり，AMD 患者で生じやすい固視不良の問題が改善され，三次元撮影や高速に数本のスキャン画像が得られるため，病巣部位を測定できていないことなども大幅に減ってきている．従来，AMD 診断機器として必須ではなかった OCT が，診断の有用性が造影検査と同等の検査機器となり，視覚的に訴える患者へのムンテラや治療効果の判定，再治療の判断基準など必須の検査になってきている．

AMD 診療に役立つ SD-OCT の有用性

　フルオレセイン蛍光造影による脈絡膜新生血管（choroidal neovascularization；CNV）からの蛍光漏出と TD-OCT と SD-OCT の異常所見を比較した報告がある．異常所見を網膜内の間質液，囊胞様変化，網膜下液として検討すると，TD-OCT の異常所見は感度 59％，特異度 63％ であるのに対して，SD-OCT では感度 90％，特異度 47％ であり，より異常所見の検出に優れていることが示されている[1]．また，SD-OCT の加算平均処理により，深さ方向の解像度が 3μm ultrahigh-resolution OCT に迫るスキャン画像を得られることも報告されている[2]．

治療効果判定や追加治療の指標として有用[*1]

　近年，AMD の治療は光線力学的療法（photodynamic therapy；PDT）に加えて，薬物療法特に抗血管新生療法が広く普及されはじめてきた．抗血管新生療法（ルセンティス®，マクジェン®，アバス

文献は p.226 参照.

[*1] AMD 治療が近年，薬剤による抗血管新生療法中心になってきており，すべての治験プロトコールに OCT が入ってきている．過去のフルオレセイン造影による判定よりも重要視されてきており，AMD 検査で OCT は最も重要な検査となってきた．

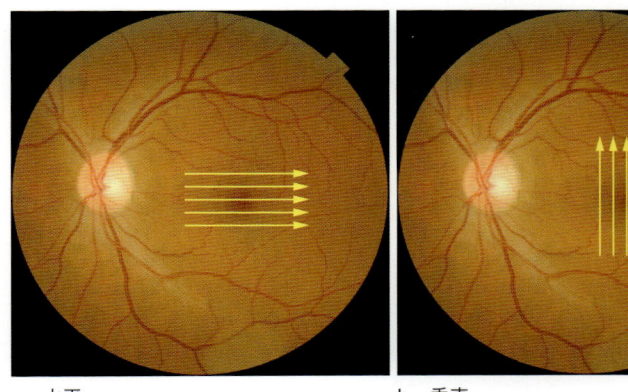

a. 水平　　　　　　　　　　　b. 垂直

図1　HD 5 Line Raster
5本の1024 A scanを4回測定して加算平均処理をする撮影モードで，任意の方向で撮影可能である．加算平均処理した画像で黄斑部病巣や中心窩の撮り漏れが少なくなる．
（撮影方法：Cirrus™ OCTの場合 HD 5 Line Raster 6mm 垂直，水平，Macular Cube 512×128）

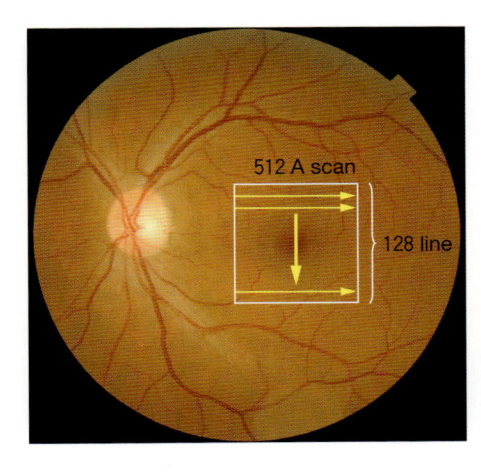

図2　Macular Cube 512×128
512 A scanを128本，縦にスキャンして黄斑部のマップを得るモード．中央のクロス部分は1024 A scanとなる．
（撮影方法：Cirrus™ OCTの場合 HD 5 Line Raster 6mm 垂直，水平，Macular Cube 512×128）

チン®）では，維持期の治療ではOCTを用いたプロトコール（いわゆるOCT guided療法）で，必要に応じた（pro re nata；PRN）投与が主流になりつつある．現在，いかに治療回数を減らして，同等の効果を得られるか検討されており，その鍵としてOCTが用いられている．

AMD患者における撮影方法

基本となるのは黄斑部（中心窩）を通るスキャンで水平方向と垂直方向，可能ならマップ撮影をする（**図1, 2**）．raster scan（ラインスキャン5本撮影）があれば，病巣部の撮影漏れが減少して便利である．マップ撮影であれば，治療前後の浮腫の増減を比較すること

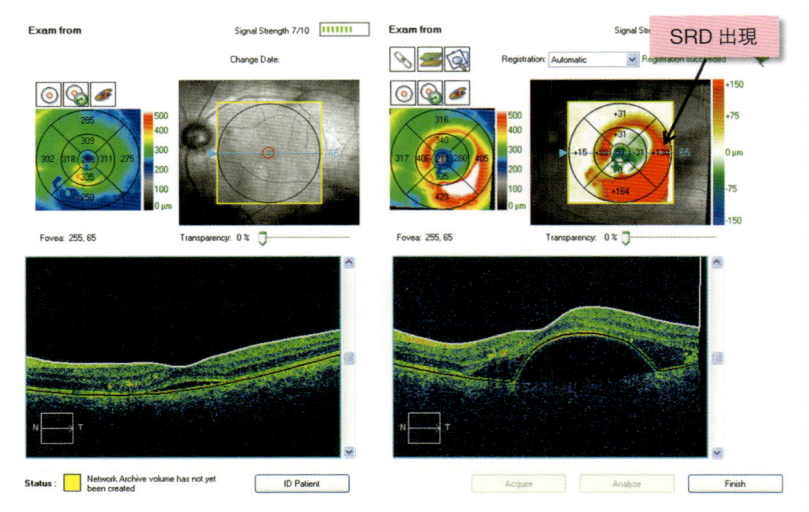

図3 Macular Change Analysis
任意の2回分のMacular CubeにおけるRetinal Thickness Mapの変化を解析してくれる機能である．左側が2008年10月の所見，右側が2009年1月の所見である．二つの所見を比較して漿液性網膜剝離や網膜浮腫の増加は暖色系で表示される．
SRD：漿液性網膜剝離（serous retinal detachment）

が可能な機種もある．また造影検査後であれば，CNVを通るスキャンが必要なのはいうまでもない．

撮影機能（1）Cirrus™ OCT

HD 5 Line Raster：5本の1024 A scanを4回測定して加算平均処理をする撮影モードで，測定時間は0.76秒と短時間である．病巣部を捜査する可能性が高く黄斑疾患に有用である（図1）．

Macular Change Analysis（変化解析）：任意の2回分のMacular CubeにおけるRetinal Thickness Mapの変化を解析してくれる機能である．この機能により，以前のデータとの比較が容易になるため浮腫や網膜剝離の増減が一目瞭然であり，治療の効果判定，再治療判定の手助けになる（図3）．

撮影機能（2）spectralis

spectralisは，実は深さ方向の解像度が7μmと，ほかのSD-OCT機器に比べてきわめて高いわけではない．しかし，得られるスキャン画像は加算平均処理を100枚で行っているため，きわめて鮮明な画像である．

dual laser scanning systemによる同時・同期画像：5種類の共焦点SLO画像とOCT画像を同時に取得できる．蛍光造影画像と同

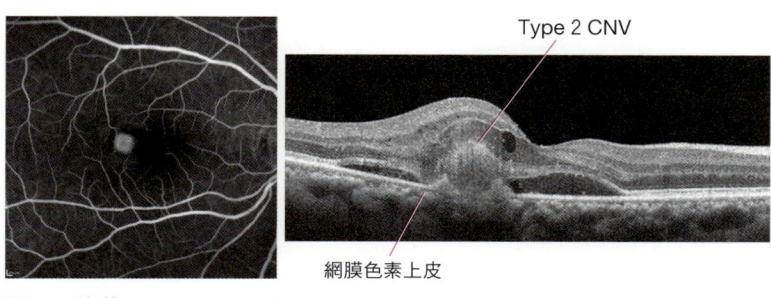

図4 狭義 AMD にみられる Type 2 CNV
フルオレセイン造影（左図）で classic CNV が検出されている．SD-OCT（右図）では網膜下に突出する高反射塊として検出され，その深部の網膜色素上皮が明瞭である．周囲に網膜下液と網膜浮腫がある．

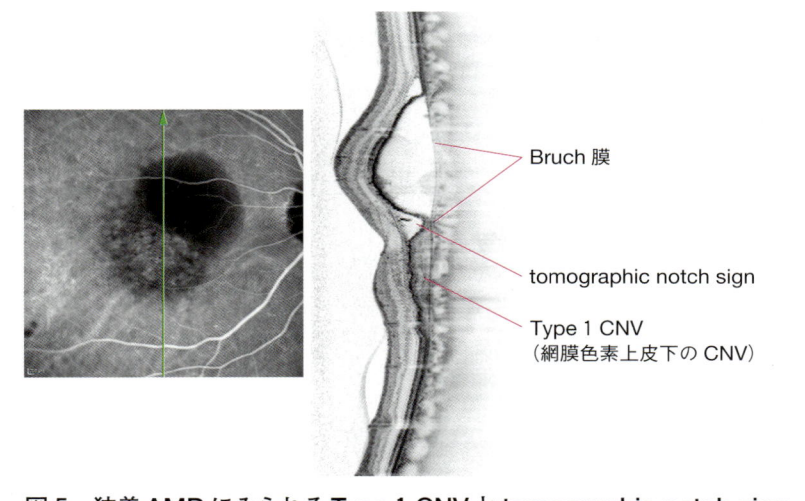

図5 狭義 AMD にみられる Type 1 CNV と tomographic notch sign
インドシアニングリーン造影（左図）で網膜色素上皮内の CNV が検出されている．SD-OCT 所見（右図）では網膜色素上皮のラインに CNV によるくびれ，tomographic notch sign がみられる．網膜色素上皮の下の CNV とその深部の Bruch 膜が検出される．

時に OCT 画像も撮影できる（図5〜8）．

eye tracking system：SLO 画像の血管照合により，眼球の動きに合わせて X, Y, Z 方向を追尾して，一定位置へ自動補正して加算平均処理を行う．spectralis の eye tracking 機能により固視微動などの問題が解決され 100 枚もの画像で加算平均処理することが可能になっている．

画像所見（1）滲出型 AMD

Type 2 CNV の所見を示す（図4）．Gass Type 2 CNV は網膜色素上皮の上に存在し，フルオレセイン蛍光造影では classic CNV を呈することが多い．OCT 所見は網膜色素上皮の上の CNV 自体が中〜

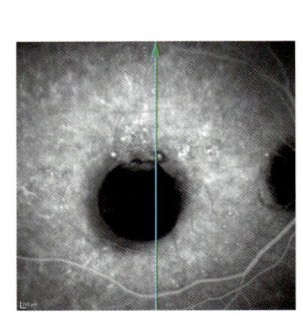

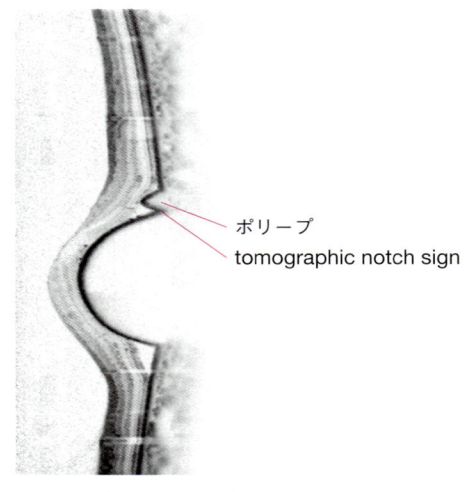

図6　PCVにみられるtomographic notch sign
インドシアニングリーン造影（左図）で網膜色素上皮剥離の縁にポリープが検出されている．SD-OCT（右図）では漿液性網膜色素上皮剥離とポリープの急峻な網膜色素上皮の隆起のあいだにくびれ（tomographic notch sign）がみられる．

高反射として検出される．CNVの深部に網膜色素上皮（RPE）の反射が明瞭に観察される．

画像所見（2）狭義AMD

　Type 1 CNVの所見を示す（図5）．Gass Type 1 CNVは網膜色素上皮下に存在するCNVで，フルオレセイン蛍光造影ではoccult CNVを呈することが多い．従来のTD-OCTでは，CNV自体の検出は困難で網膜色素上皮による二次的変化の検出が重要であるとされてきた．その一つがtomographic notch signである（図5）[3]．CNVにより網膜色素上皮剥離が生じるのを妨げられた結果生じる所見で，色素上皮下に病変が存在するPCVでも検出されることが多い（図6）．SD-OCTでは深さ方向の情報量が増え，網膜色素上皮下のCNVの中〜高反射帯として検出がある程度可能になってきており，その深部のBruch膜も明瞭に観察される．

画像所見（3）ポリープ状脈絡膜血管症

　ポリープ状脈絡膜血管症（polypoidal choroidal vasculopathy；PCV，図6, 7）[*2]は，ポリープ病巣と異常血管網の二つの部分からなる．わが国には日本PCV研究会の診断基準があり[4]，従うことが望ましい．筆者らはTD-OCTで検出された異常血管網の部位が網膜色素上皮と脈絡毛細管板と考えられていた高反射帯が2層に分離さ

[*2] PCVの異常血管網の部位に検出される"double layer sign"は，SD-OCTではほぼ全例で検出される特徴的サインで重要である．

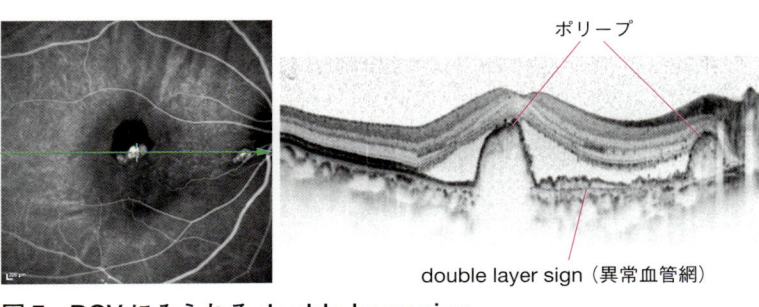

図7　PCV にみられる double layer sign
インドシアニングリーン造影（左図）で異常血管網と両端にポリープが検出されている．SD-OCT（右図）では異常血管網の位置と一致して double layer sign とその両端にポリープが検出されている．ポリープの隆起内部は網膜色素上皮側にポリープ血管の反射がみられる．

れる所見を "double layer sign" と呼んだ[5]．この所見は SD-OCT になると，より詳細に検出される[6]．2層の成分の内層は網膜色素上皮で蛇行や波状に検出される．外層のもう一層は直線を示し，Bruch 膜と考えられている層として検出され，その2層のあいだに低～中等度の反射がみられる．筆者らは double layer sign は異常血管網からの漏出による局所的で扁平な網膜色素上皮剥離と考えていたが，SD-OCT 所見より網膜色素上皮と Bruch 膜のあいだに異常血管網が存在している所見と解釈している．spectralis ではインドシアニングリーン造影（IA）を観察しながら OCT を取得できるので，IA での異常血管網の部位に double layer sign の2層のあいだの反射塊と深部の Bruch 膜が明瞭に検出される（図7）．

画像所見（4）網膜内血管腫状増殖

網膜内血管腫状増殖（retinal angiomatous proliferation；RAP, 図8）[*3]の近年の話題としては，Yannuzzi らが疾患概念を拡大して Type 3 neovascularizaton として報告したことであろう[7]．RAP の進展様式が網膜内の新生血管から発育するものと，網膜色素上皮下の新生血管が網膜内に発育するもの，その両方同時に生じるものがあるとしている．

RAP 早期の SD-OCT による特徴として，早い段階で網膜浮腫が生じること（囊胞形成も多い），網膜色素上皮のラインが多発するドルーゼンで蛇行していること，網膜内新生血管が網膜外層に高反射[*4]として検出される（図8）．進展すると網膜色素上皮剥離が高頻度で生じ，その網膜色素上皮（retinal pigment epithelium；RPE）のラインの断裂する所見が RAP に最も特徴的である（ほかの AMD で

[*3] RAP に特徴的な網膜色素上皮のラインが断裂する所見と，再発時の網膜浮腫は大切な所見である．

[*4] 筆者らは外網状層を頂点として広がりをもつ反射塊として検出されるので，外網状層と内顆粒層のあいだに存在する深層毛細血管網が新生血管の発生部位ではないかと考えている[8]．

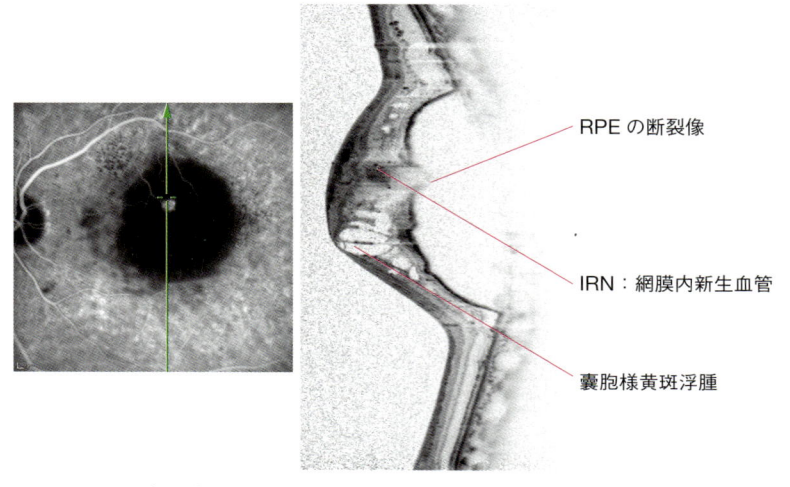

図8 RAP（網膜血管腫状増殖；retinal angiomatous proliferation）
インドシアニングリーン造影（左図）で，網膜血管と吻合している網膜内新生血管がみられる．SD-OCT（右図）は，網膜内新生血管の部位に外網状層を頂点として広がりをもつ反射塊が検出される．網膜色素上皮剥離の一部の網膜色素上皮（RPE）のラインが断裂する所見もみられる．その周囲に高度の網膜浮腫が存在する．

はほとんどみられない）．再発の発見も検眼鏡的には一見変化がないようでも，OCTでは軽度の浮腫が検出されることがあり，注意を要する．

黄斑外来検査で主流となりつつあるOCT

　従来の黄斑外来での重要な検査機器の座が，造影検査からOCTに移行してきている．造影所見の読影による診断や活動性の評価を行い，レーザー光凝固による治療をしてきた時代から，OCTを用いての再発，再燃の早期発見や抗血管新生療法による治療効果の判定など，加齢黄斑変性専門医の腕の見せどころが変化しはじめている．OCTはAMD治療において，視力予後をも左右する重要な検査機器となってきた．

　　　　　　　　　　　　　　　　　　　　　　　　（佐藤　拓）

マイクロペリメーター（MP-1®）による微小視野検査

概要

　マイクロペリメーター MP-1®（ニデック）は現在，市販されている唯一の微小視野計である．自動トラッキング機能を備え，固視微動が自動的に補正される．固視検査やカラー眼底写真の撮影も可能で，カラー眼底写真は結果画面と重ね合わせることもできる．ただし，刺激光呈示方法が液晶ディスプレイ（LSD）制御であるために輝度に限界があり，視力不良例では測定が困難，従来の走査レーザー検眼鏡（scanning laser ophthalmoscope；SLO）で得られた結果とは比較できないなどの欠点がある．

測定方法（1）固視測定

　一定時間（15〜30秒程度），画面上に呈示した十字視標を固視してもらい測定する．十字視標は任意の大きさに変更できる．結果は固視の安定性の評価，固視の中心から2°および4°以内の固視点の割合と全測定点を眼底写真上にプロットしたものが画面上に示される（図1）．固視の安定性の評価は Fujii らの報告[1]に従って，75％以上の固視点が2°以内に存在する場合を"stable"，2°以内は75％以下，4°以内は75％以上の場合は"relatively unstable"，4°以内の固視点が75％以下の場合には"unstable"としている．固視のばらつき，経時的変化を示したグラフおよび測定時の眼底の動きを撮影したビデオもみられる．

文献は p.227 参照．

測定方法（2）微小視野測定

　測定プログラムをあらかじめ設定しておく．設定できるパラメーターは Pattern（閾値ストラテジと視標パターン），Stimulus（視標），Fixation（固視灯），Background の四つのセクションに分けられている．"Manual"モードでは測定中，任意の場所に視標を出すことができる．

　測定は無散瞳でも可能だが，通常は散瞳下にて行う．初回検査時

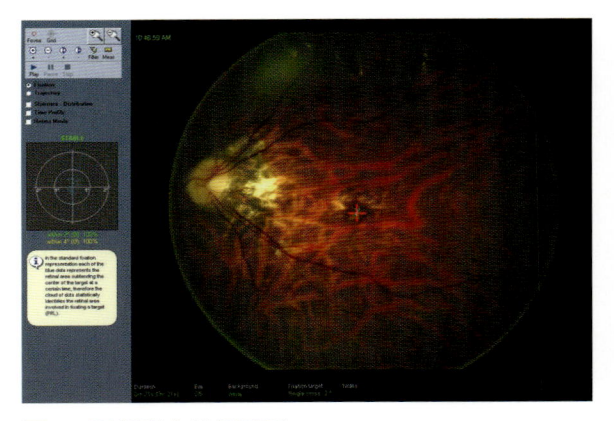

図1 固視測定結果画面
眼底写真上に全測定点をプロットされた眼底写真．固視の中心から2°，4°以内の固視点の割合と安定性の評価も画面左に表示されている．

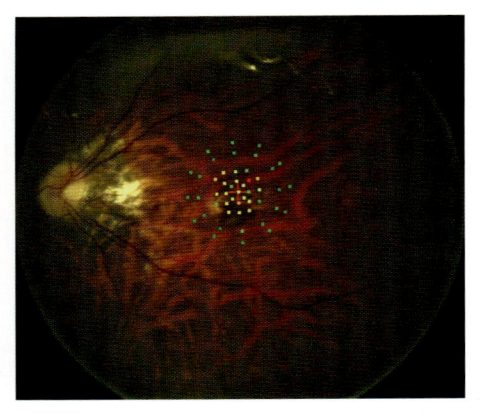

図2 視野測定結果画面（Symbolic）
各固視点が網膜感度のカラーコードに従って表示される．中が抜けている四角が視認できなかった点，中が塗りつぶされている四角が視認できた点である．ここでは，すべて中が塗りつぶされた四角となっている．

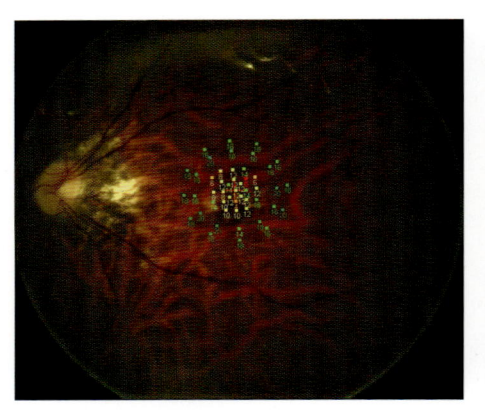

図3 視野測定結果画面（Numarical）
各視標の閾値が固視点の横に表示されている．

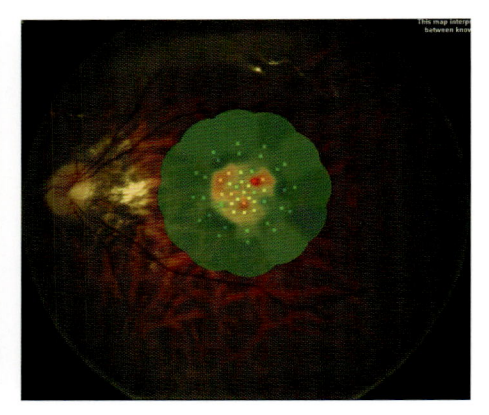

図4 視野測定結果画面（Interpoled）
各視標間を補完したカラーマップである．

には，まず"Training"モードを行う．検査は"Manual"モードでは測定開始点を検者が選択することで測定が開始されるが，それ以外のモードでは自動的に測定が進んでいく．検査中は常にトラッキング画像（現在のライブ画像）とトラッキング状態が示され，固視不良時には自動的に測定が中断する．

"Follow-up"モードでは前回とまったく同じ測定プログラムで検査ができ，経過観察を行う際に有用である．

測定方法（3）カラー眼底撮影

前述のようにカラー眼底写真の撮影が可能で，撮影した画像を微小視野測定時の近赤外光で撮影した白黒写真と重ね合わせることで

カラー眼底上で結果を表示できる．

結果の解析

　結果は Symbolic, Numarical, Interpoled の3種類で表示することができる．Symbolic（図2）では，被検者の回答が四角と三角で表示され，視標が見えたときには中が詰まった四角，見えなかった場合には中が抜けた四角が表示される．三角は視標が投影されなかった点である．四角の色は感度を示すカラーコードの色に従って表示される．Numarical（図3）は Symbolic に加え，各視標の閾値が数値で表示される．Interpoled（図4）は，各視標間を補完したカラーマップが表示される．

　"Polygon" 解析では，任意のエリア内の平均感度を求められる．

〔佐柳香織〕

眼底自発蛍光

　眼底自発蛍光（fundus autofluorescence；FAF）とは，主に網膜色素上皮細胞（retinal pigment epithelium；RPE）内に存在する微弱な自発蛍光物質を可視化するもので，網膜疾患の診断に有用な検査法となりつつある．フルオレセイン蛍光眼底造影とは違って，造影色素を使用しないため，非侵襲的にRPEの代謝機能を評価できる点が優れている．撮影する波長によって観察される自発蛍光物質が異なるが，緑あるいは青色で観察されるFAFは，加齢物質であるRPE内のリポフスチンの多寡を主に反映している．

リポフスチン

　RPE内には複数の自発蛍光物質が同定されているが，なかでもリポフスチンが最も強い蛍光物質である．リポフスチンは500〜750 nmの発光スペクトルをもち，630 nm付近にピークがみられる[1]．RPE内リポフスチンは視細胞外節に由来し，リソソーム内で分解しきれなかった消化残渣物が，リポフスチンとしてRPE内に蓄積していく．70歳の正常人においては，RPE細胞内約4分の1の容積をリポフスチンが占めている．リポフスチンの過剰蓄積は，産生と排泄のバランスが崩れることによって生じると考えられるが，実際に排泄が行われているかどうかは不明である．他臓器のリポフスチンとは異なり，RPEリポフスチンに特異的な自発蛍光物質としてN-retinyl-N-retinylidene ethanolamine（A2E）[*1]が含まれ[2]，RPEに対するさまざまな有害作用が報告されている．

撮影方法

　微弱な自発蛍光物質をとらえるための特殊な撮影装置が必要で，主に二つの撮影方法がある．共焦点走査型レーザー検眼鏡（cSLO）と，特殊な励起波長とバリアフィルターを組み込んだ眼底カメラ型で撮影する方法がある．cSLOではフルオレセイン蛍光眼底造影用の波長488 nmで撮影する．蛍光輝度が弱いため，10枚程度の画像を加算平均処理してFAF画像を作成する．眼底カメラでは560〜

文献はp.227参照．

[*1] A2E
リポフスチンの構成成分の一つで，ロドプシン由来の全トランスレチナール（all-trans-retinal）2分子（A2）と視細胞のリン脂質由来のエタノールアミン（ethanol-amie）1分子（E）が化学結合した物質である．短波長の光に反応してフリーラジカルを産生しRPE細胞に毒性をもたらすなど，RPE細胞に対するさまざまなストレスが報告されている．

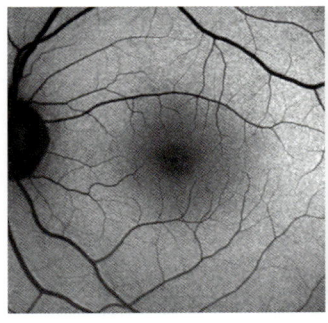

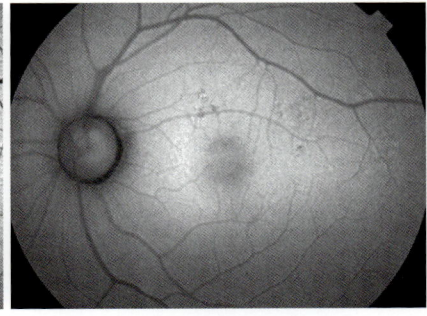

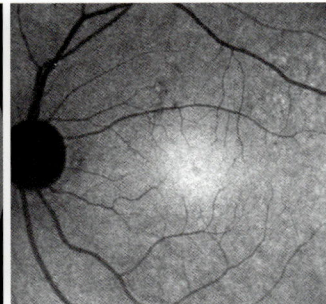

a. cSLO-488 nm　　　　　　b. 眼底カメラ型　　　　　　c. cSLO-785 nm

図1　健常人の眼底自発蛍光画像
50歳，男性．
a. cSLO-488 nm では黄斑部は暗いが，眼底カメラ型では黄斑部は明るい．
a, b. cSLO-488 nm，眼底カメラ型とも中心窩は暗い．
c. cSLO-785 nm の長波長では黄斑部は明るく，中心窩部分が最も明るい．

580 nm の励起波長を用い，水晶体からの自発蛍光をカットするバリアフィルターを組み合わせて撮影する[3]．眼底カメラ型では，通常の眼底写真を撮影するのと同様の手技であり，cSLO のような加算平均処理は不要である．cSLO では，インドシアニングリーン蛍光造影用の波長でも FAF 撮影が可能で，赤外波長の自発蛍光では主にメラニンの多寡を観察している[4]．

正常所見と異常所見

波長や撮影装置によって正常所見は異なる（図1）．cSLO の 488 nm では，黄斑色素の影響を受けてしまうため，黄斑部全体は暗く描出され，特に中心窩は最も暗い．網膜大血管，視神経乳頭も低蛍光である．眼底カメラ型 FAF においてはキサントフィルの吸収波長より長波長側にあるため黄斑色素の影響が除外され，黄斑全体は明るくなるが中心窩はやや暗い自発蛍光を示す．これは，中心窩 RPE にはリポフスチン密度が低くメラニンが多く含まれるためと考えられている．

RPE 機能が低下するとリポフスチンなどの自発蛍光物質が蓄積し，蛍光輝度は強くなる．しかしながら，RPE が萎縮あるいは消失すると，自発蛍光物質は消失し蛍光輝度は弱くあるいは消失する．RPE 内自発蛍光物質だけではなく，網膜下液内に存在する視細胞外節由来の自発蛍光物質も過蛍光を示す．

異常な FAF 所見がみられる疾患

遺伝性網膜疾患では FAF 撮影は診断に役立つ．特に Stargardt 病

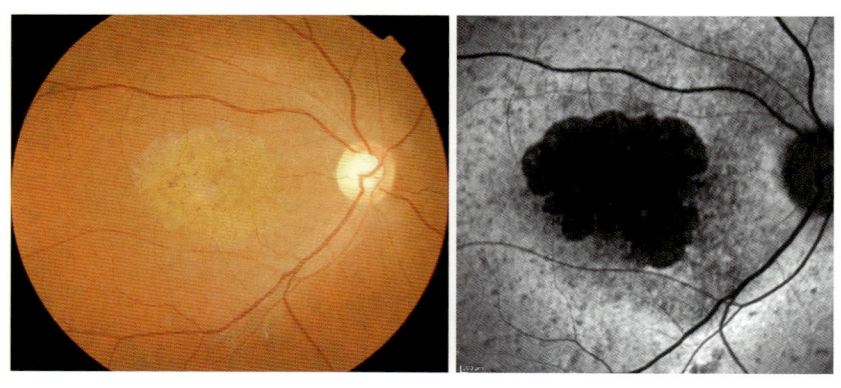

図2 Stargardt 病
32歳,男性.黄斑部には網脈絡膜萎縮に一致して境界明瞭な低蛍光(自発蛍光欠損)を認める.全体的に背景輝度が高く,広範なリポフスチン蓄積を示唆している.

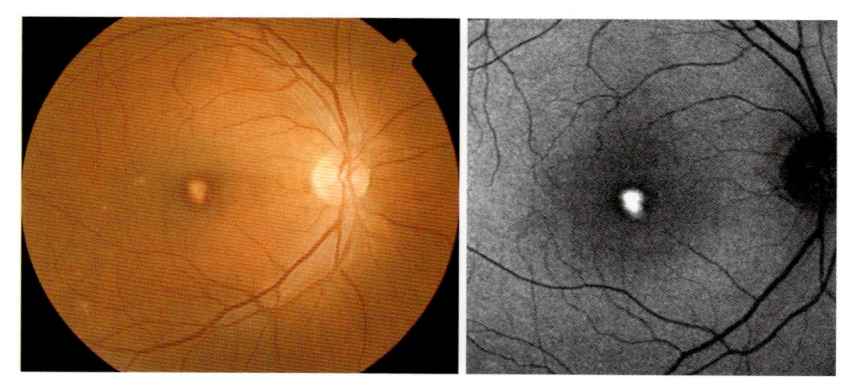

図3 成人型 Best 病
63歳,男性.黄斑部の黄色い沈着物に一致して強い過蛍光がみられる.

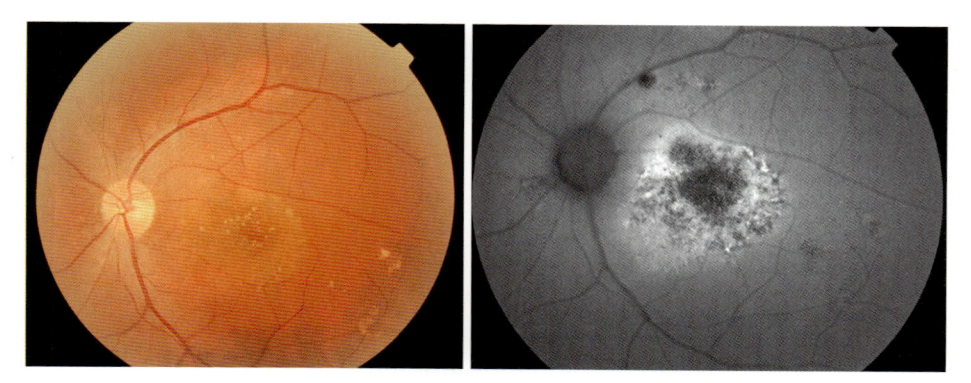

図4 中心性漿液性脈絡網膜症の既往例
52歳,男性.眼底カメラ型 FAF 写真(右図)では,眼底写真(左図)でみられる RPE 障害よりも広範な FAF 異常が容易に観察できる.

は RPE 内にリポフスチンが過剰蓄積する代表的な疾患で,FAF では全体的に明るい背景蛍光が観察され(図2),白色点状の沈着物

(fleck)には強い過蛍光が観察される．網脈絡膜萎縮が進行すると境界明瞭なFAF欠損が観察され，萎縮性変化の観察に優れている[5]．Best病（成人型含む）では，黄色の沈着物に一致して境界明瞭な過蛍光が観察される（図3）．

中心性漿液性脈絡網膜症では発症早期では漿液性網膜剝離に一致してブロック様の低蛍光が観察されるが，経過の長い症例では，漿液性網膜剝離範囲内に顆粒状の過蛍光が観察され，経過とともに輝度が増してくるため，罹病期間を推測するのに役立つ．RPEが障害されている部位では低蛍光が観察され，RPE障害の程度を評価するにも有用である（図4）．

カコモン読解　第20回　一般問題40

眼底自発蛍光がみられるのはどれか．
a メラニン　　b リポフスチン　　c キサントフィル
d プロテオグリカン　　e インドシアニングリーン

解説　眼底自発蛍光とは眼底に存在する微弱な蛍光物質を可視化するもので，通常の眼底自発蛍光撮影ではリポフスチンの多寡を観察している．赤外波長での自発蛍光撮影では，メラニンからの自発蛍光を観察している．正解が一つのみなら，リポフスチンとなる．

模範解答　b

（沢　美喜）

クリニカル・クエスチョン

病巣を認めるが，視力良好なときはどうしますか？

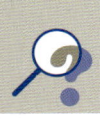

Answer 病状の最近の進行がみられ，かつ自然経過にて視機能の低下が予想される場合に限り，十分なインフォームド・コンセントの後に治療を開始します．

背景

近年の抗 VEGF（vascular endothelial growth factor；血管内皮増殖因子）薬の登場により，中心窩下に脈絡膜新生血管（choroidal neovascularization；CNV）を有する滲出型 AMD（age-related macular degeneration；加齢黄斑変性）の治療選択の幅は大きく広がったといえる．しかし，視力良好な症例への対応に関しては定まった見解が得られていない．

視力良好例への光線力学的療法の適応

わが国での PDT（photodynamic therapy）ガイドライン[1]*1 によれば，視力が 0.5 よりも良好な症例群では治療後に視力が低下する傾向があるとされ，また急性視力低下や出血などの PDT 特有の合併症のリスクを鑑みれば，現時点では視力良好例への PDT の適応は慎重を要すると思われる．

視力良好例への抗 VEGF 薬の適応

抗 VEGF 薬の硝子体内注射は PDT と比較して網脈絡膜に対する組織侵襲性が少ないと考えられ，視力良好例でも比較的使用しやすい．早期に黄斑部の滲出性変化を抑えることで組織ダメージを最小限にとどめ，より良好な視機能を保持できる可能性がある（図 1, 2）．ただし，治療に伴う眼内炎などの局所合併症および脳血管障害などの全身合併症に注意が必要なことはいうまでもない．また過去の欧米やわが国の滲出型 AMD に対する抗 VEGF 薬の臨床試験では視力 0.5 よりも良好な症例はエントリーされておらず，十分なエビデンスに乏しいことにも注意が必要である．しかし，病状の最近の進行が認められ，自然経過にて視機能の低下が予想される場合には，十

[*1] 国内 13 施設の 469 例 471 症例を対象として，PDT 後 12 か月間の治療効果を検証．その結果に基づいて作成された治療ガイドライン．詳細は "光線力学的療法／わが国での PDT ガイドライン" を参照．

文献は p.227 参照．

a.　　　　　　　　　　　　　　　　　b.

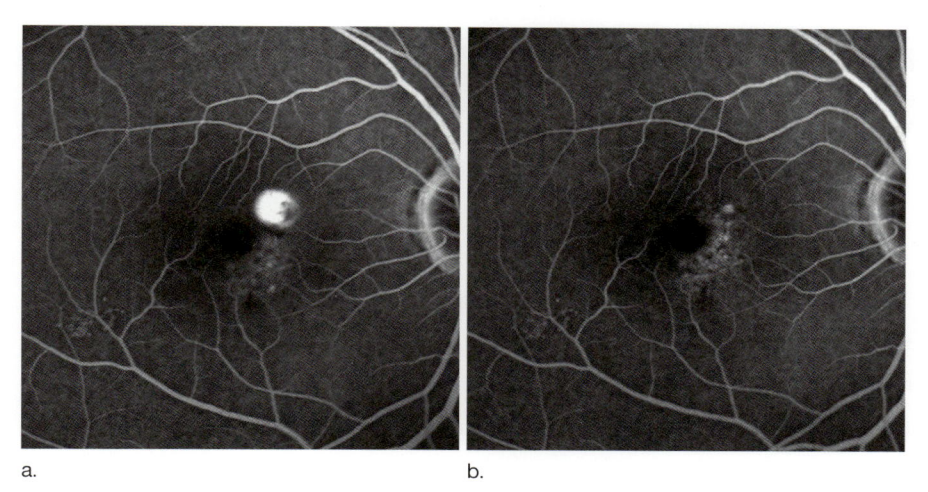

図1　代表症例のフルオレセイン蛍光眼底造影所見（66歳，女性）
a. 治療前に minimally classic type の CNV 所見を認める．矯正視力は（0.7）．この症例に対しラニビズマブ（ルセンティス®）硝子体内注射を月に1度，3か月連続で施行した．
b. 治療開始より3か月後，蛍光漏出は消失している．矯正視力も（1.0）に改善した．

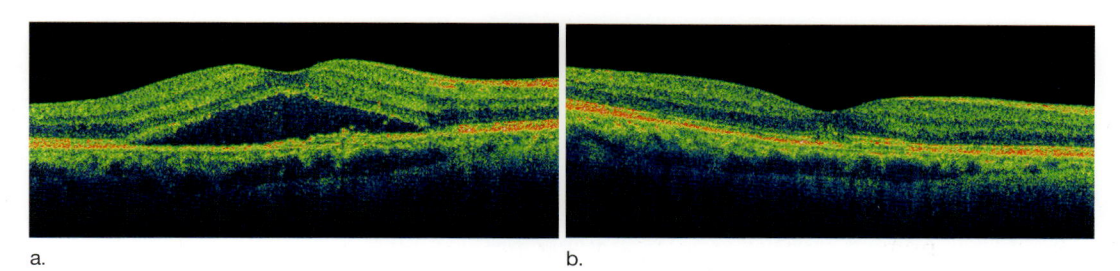

a.　　　　　　　　　　　　　　　　　b.

図2　光干渉断層計所見（図1と同一症例）
a. 治療前には黄斑部に網膜下液の貯留を認める．
b. 治療開始より3か月後，網膜下液は完全に消失している．

分なインフォームド・コンセントのうえで治療を開始してもよいと思われる．

（古泉英貴）

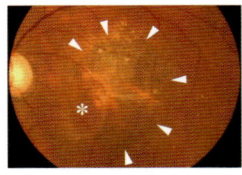

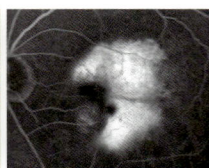

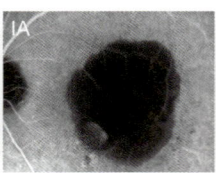

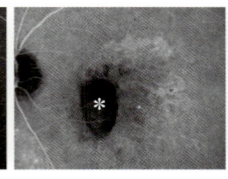

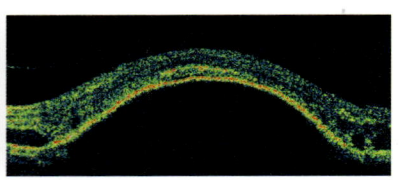

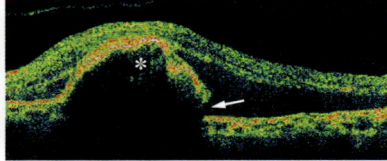

クリニカル・クエスチョン
網膜色素上皮裂孔とmicroripsについて教えてください

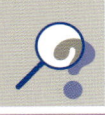

Answer 加齢黄斑変性の重要な病態の一つである網膜色素上皮剥離の部位では，時に小さな網膜色素上皮の裂隙（microrips）が生じたり，さらに広範囲にわたる三日月状の色素上皮裂孔を形成したりします．網膜色素上皮の欠損部位の視細胞は機能維持が困難であり，中心窩下を含む色素上皮裂孔は高度な視力障害の原因となりえます．自然経過中でも，網膜光凝固，光線力学的療法，トリアムシノロン硝子体内投与，抗VEGF（血管内皮増殖因子）薬硝子体内投与のいずれの治療後でも発生する場合があり，有効な対処法がないため注意が必要です．

網膜色素上皮裂孔の所見

網膜色素上皮剥離の辺縁で網膜色素上皮が裂けて半月状〜三日月状の色素上皮の欠損部位が生じる（図1）[*1]．色素上皮剥離下の滲出液や出血が網膜下に移動することにより，漿液性網膜剥離や網膜下出血を伴う場合がある．フルオレセイン蛍光眼底造影では，早期から色素上皮欠損部位は過蛍光となり，逆に，弁状の網膜色素上皮は，メラニンの密度が上がって低蛍光を示す．網膜色素上皮の欠損部位

[*1] 網膜色素上皮の弁状部は脈絡膜側へロールすると考えられているが，それだけでは説明できないほどの欠損を示すので，実際は，色素上皮細胞間にもともと接線方向の張力が存在し，裂孔形成を契機に遊離した色素上皮全体が収縮して肥厚している状態と考えられる．

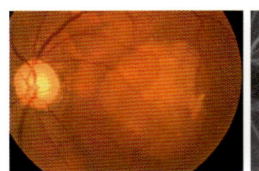

a. 網膜色素上皮剥離

b. 網膜色素上皮裂孔形成

図1 網膜色素上皮剥離（a）と網膜色素上皮裂孔形成（b）
2乳頭径以上の緊満な色素上皮剥離の鼻下側辺縁にoccult CNVを認める．CNVの対側から，大きな色素上皮裂孔（矢頭，矢印）が生じ，弁状部（*）は収縮し，肥厚している．
a, bとも，左より眼底写真，フルオレセイン蛍光造影（FA），インドシアニングリーン蛍光造影（IA），光干渉断層計（OCT）の所見を示す．

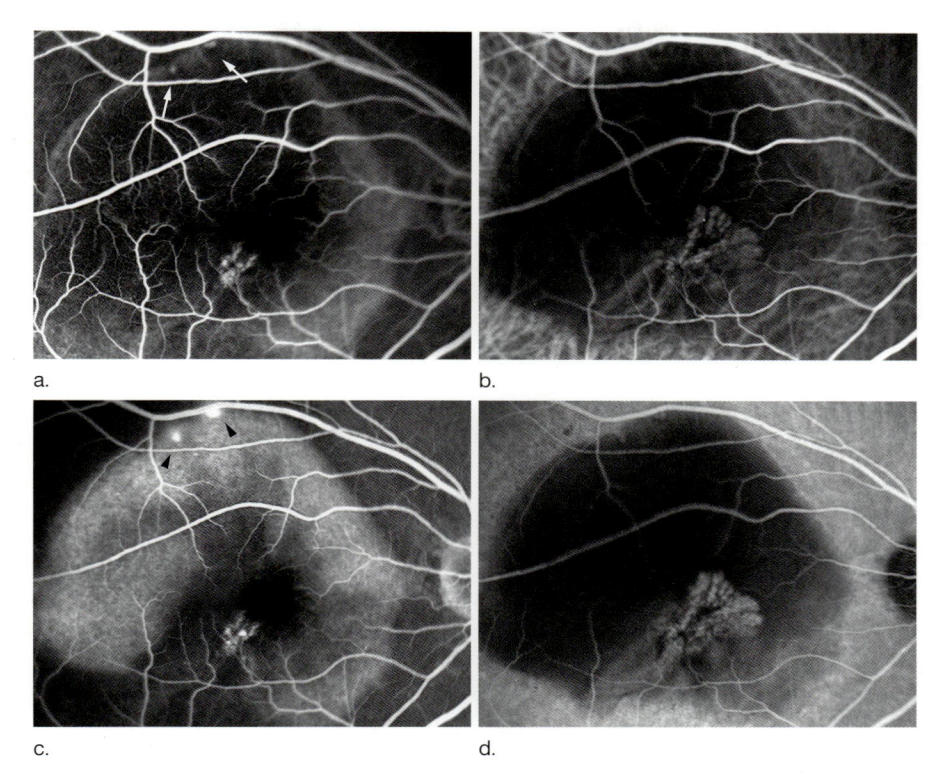

図2 microrips
a. FA早期．microripsを示す過蛍光点と周囲に収縮したRPEによる低蛍光領域を認める（矢印）．
b. IA早期．下方にoccult CNVを認める．
c. FA後期．過蛍光点から蛍光漏出を認める（矢頭）．色素上皮剥離内部は過蛍光とフィブリン析出を示唆する低蛍光が入り交じっている．
d. IA後期．FA初期と同様にmicrorips周囲の低蛍光を認める．

と創傷治癒機転が働き線維化に至る弁状部の辺縁部位は，視細胞が健常に存続できず，ここに中心窩が含まれるとほとんどの場合，視力障害は免れない[*2]．

microripsの所見

　microripsは検眼鏡的には判別困難な色素上皮裂孔よりも小さな亀裂で，2乳頭径以上の網膜色素上皮剥離の場合に時に認める（図2）．色素上皮剥離部位の滲出液がmicroripsを通って一部，網膜下に漏出して網膜剥離を伴う．出血性色素上皮剥離の場合，microripsを通して線維素の除かれた出血が網膜下に漏出してくる場合がある．フルオレセイン蛍光眼底造影により，早期にはmicroripsの部位に一致して点状の過蛍光がみられ，後期には網膜下腔への蛍光漏出を認める．microrips自体の視機能への影響は中心窩下でない限り問題にならないが，併発する漿液性網膜剥離は視力低下や中心比較

[*2] 色素上皮の欠損部位は，弁状部の対側のBruch膜から剥離していない網膜色素上皮の増殖・遊走を認める場合があるが，それ以外は網膜のグリア組織も巻き込んだ線維性瘢痕として修復される．

図中ラベル（図3）:

a. 網膜色素上皮剥離
- 接線方向のPRE同士の張力増大
- RPEポンプ作用
- 浸透圧
- RPEの萎縮（タイトジャンクションの減弱）
- 最も鋭角（離開力最大）
- 高い内圧
- 滲出圧
- CNV
- RPE
- Bruch膜
- 脈絡膜毛細血管
- 線維血管膜の接線方向の収縮力

b. microrip
- RPEの萎縮（タイトジャンクションの減弱）
- 最も鋭角（離開力最大）
- RPE収縮（肥厚）
- 高い内圧
- microrip

c. 網膜色素上皮裂孔
- RPE収縮
- purse-string contraction*3
- 網膜色素上皮裂孔
- RPE収縮
- 線維血管膜収縮
- RPE増殖/遊走
- グリア増殖（創傷治癒，代償性バリア修復）

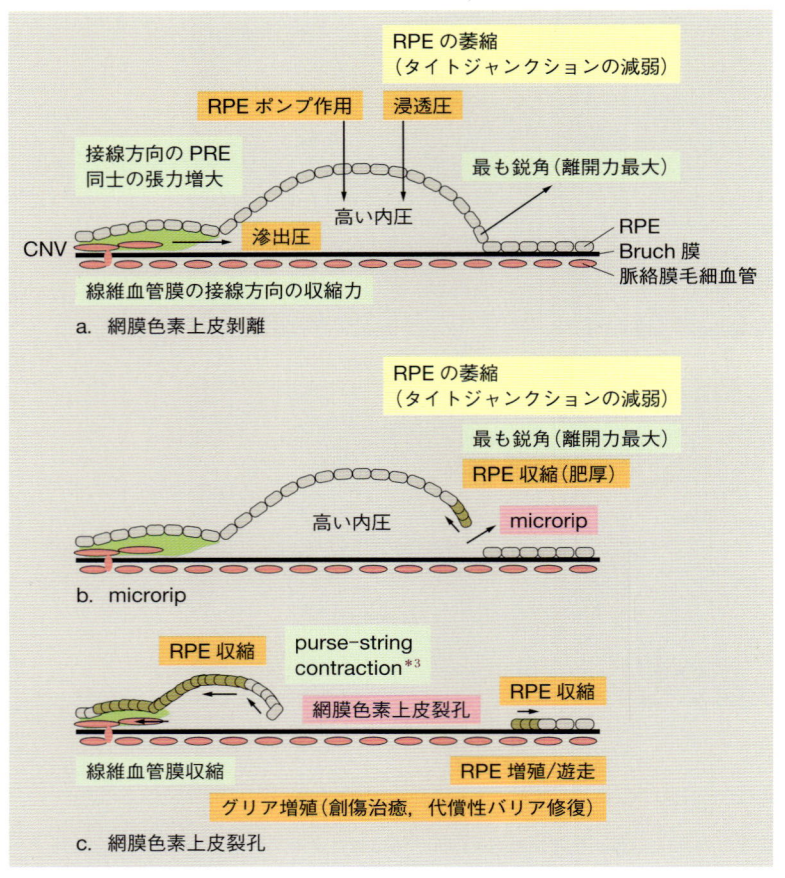

図3 micropipsと色素上皮剥離の発生機序

暗点の原因となる．また，加齢黄斑変性の病態の変化を認める時期で，症状が安定するまで，注意深い経過観察のうえ，必要あれば加療を要する．

発生機序

　網膜色素上皮剥離の内部は，脈絡膜新生血管からの滲出圧，網膜色素上皮のポンプ作用，膠質浸透圧などにより高い内圧が存在する（図3）[1]．また，物理的要素として，網膜色素上皮剥離が大きいほど，剥離部と非剥離部の境界部に亀裂が生じやすいベクトルの力が働いている．色素上皮同士の接線方向への張力が存在するうえ，剥離部は表面積が拡大し，より引き伸ばされた状態である．脈絡膜新生血管の線維血管膜が収縮する際，強い接線方向への牽引が発生しうる．その他，萎縮した網膜色素上皮が存在する．これらの要因が重なって，脈絡膜新生血管を認める場合，多くはその対側の剥離辺

[*3] purse-string contraction
組織の欠損部位では，創傷治癒のための組織リモデリングが起こる．低分子量G蛋白質のRhoファミリーが細胞膜下で活性化し，アクチン重合を誘発する結果，欠損部断端の細胞が糸状仮足や葉状仮足を伸張して欠損部に向かって移動したり，欠損部縁に沿ってpurse-string（巾着型の財布の紐）を締めるようなstress fiberの形成と，その収縮が起こったりして，欠損部を縮小させる．ただし，本病態の場合，むしろ，色素上皮裂孔遊離弁の縮小と断端の線維化に至らしめる．

文献はp.227参照．

縁に裂孔やmicroripsが生じる．これは，自然経過でも10～12％程度の症例で発生するらしいが[2]，網膜光凝固，光線力学的療法，トリアムシノロン硝子体内投与，ペガプタニブ，ラニビズマブ，ベバシズマブ各種抗VEGF療法でも発生することが報告されている[*4]．

注意すべき網膜色素上皮剝離

大型で緊満な色素上皮剝離は，いつ網膜色素上皮裂孔をつくるかわからないので，中心窩下を含む場合は，特に注意深く経過観察する必要がある．そのほか，ポリープ状脈絡膜血管症よりはType 1の脈絡膜血管新生のほうが収縮する力は発生しやすい．フルオレセイン蛍光眼底造影で後期に過蛍光となる症例も滲出圧が高い証拠なので注意を要する．視力良好な段階での治療に際しては，網膜色素上皮裂孔による急激な視力低下の可能性につき十分な患者説明を行うべきである．網膜色素上皮剝離は治療に反応しない場合が多いが，網膜色素上皮裂孔やmicroripsの形成は膠着した病態が動き出すサインである．中心窩下の健常性が維持されるなら，色素上皮裂孔の発生を契機に網膜色素上皮剝離が改善，鎮静化が得られるという場合もあり，治療計画や予後の予測には生物物理学的な考察が求められる．

（安川　力）

[*4] 最近の知見として，ベバシズマブと網膜色素上皮裂孔やmicroripsの関連については，17％の発生頻度という報告や，ラニビズマブ投与より4倍頻度が高いという報告がある[3]．さらに，三浦らは培養実験により投与されたベバシズマブは網膜色素上皮細胞内に移行し，細胞内グルタチオン濃度を低下させてバリア機能を破綻しやすい状況をつくることを示し，ベバシズマブの悪影響を推測している[4]．

3. 鑑別を要する疾患

特発性黄斑下脈絡膜新生血管

　加齢黄斑変性は一般に50歳以上を基準とすることが多い．一方，特発性黄斑下脈絡膜新生血管は50歳未満の若年〜中年の黄斑部に脈絡膜新生血管（choroidal neovascularization；CNV）を認め，かつ，その発生原因を認めない場合に診断する．典型的には後極部の中心窩近傍に小型の黄白色滲出斑としてCNVを確認できることが多い．以前には"滲出性中心性脈絡網膜症"，"Rieger型中心性網膜炎"と呼ばれていた疾患とほぼ同一と考えてよい．診断には高度近視，網膜色素線条，脈絡膜炎，外傷性脈絡膜破裂，レーザー・硝子体手術などに伴う続発性のCNVを除外する必要がある．

特発性脈絡膜新生血管の特徴

　一般に女性に多く，50歳未満を診断基準にすることが多い．高齢者に発症しないかどうかは不明であるが，その場合には加齢黄斑変性と診断するのが一般的である．片眼性の視力低下，中心暗点，変視症を自覚することが多い．片眼性が多いが，両眼性のこともある．眼底には加齢黄斑変性に特徴的なドルーゼンを伴っていないことが多い．脈絡膜新生血管は小型で，周囲に少量の網膜下出血，漿液性網膜剥離を伴っていることが多い．しばしば再発がみられ，以前発症した新生血管の瘢痕の周囲から発症することが多いが，離れた場所に発症することもある．

眼底所見

　新鮮なCNVは小型で，黄白色の色調を示すことが多い．活動性が高い場合には，周囲に少量の網膜下出血，漿液性網膜剥離，硬性白斑，フィブリンなどの黄白色滲出物を伴っている（図1）．眼底周辺部を観察し，網脈絡膜萎縮病変，網膜色素線条に伴う線条などの病変を伴っていないかどうか確認する必要がある．陳旧例ではCNVは色素沈着を伴っており，固い感じにみえ，また，CNVの周囲に網膜色素上皮の萎縮を伴っていることも多い．しかし，この萎縮は視機能にはあまり影響を与えない．

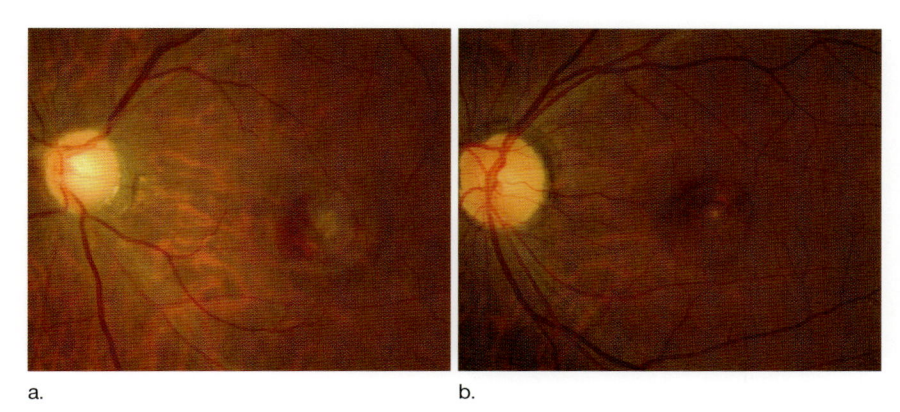

a.　　　　　　　　　　　　　b.
図1　特発性黄斑下脈絡膜新生血管の眼底
新生血管は黄白色を呈し，周囲には少量の網膜下出血，限局性の漿液性網膜剥離を伴っている．
a．黄白色の新生血管の周囲に漿液性網膜剥離，鼻側に網膜下出血を伴っている．
b．黄白色の新生血管の周囲には限局性の漿液性網膜剥離を伴っている．

フルオレセイン／インドシアニングリーン蛍光眼底造影所見

　フルオレセイン蛍光眼底造影はCNVの活動性を判断するのに有用である．旺盛な蛍光漏出を造影早期から示すclassic CNVの所見を呈することが多い（図2）．インドシアニングリーン蛍光眼底造影では，CNV内部の詳細な血管構造が映し出される．陳旧性のCNVは網膜色素上皮細胞による囲い込みが生じていることが多い．そのため，インドシアニングリーン蛍光眼底造影ではCNVの周囲は網膜色素上皮細胞により蛍光はブロックされ，黒く縁取られて写る（dark rim）．

光干渉断層計所見

　特発性黄斑下脈絡膜新生血管は，一般に網膜色素上皮上に進展していることが多い（Type 2 CNV）．新生血管の活動性が高いと，フィブリンなどの析出物によりCNVの境界は不明瞭になる（図3）．また，活動性のあるCNVの周囲には漿液性の網膜剥離，黄斑浮腫を認めることが多く，CNVの活動性を判定する際には非常に有用である．CNVの活動性が低下すると，CNVの表面の輝度が高くなり，境界が明瞭になる．また，黄斑浮腫，網膜剥離も消失する．治療効果・活動性の判定には造影検査よりも光干渉断層計所見のほうが有用である．

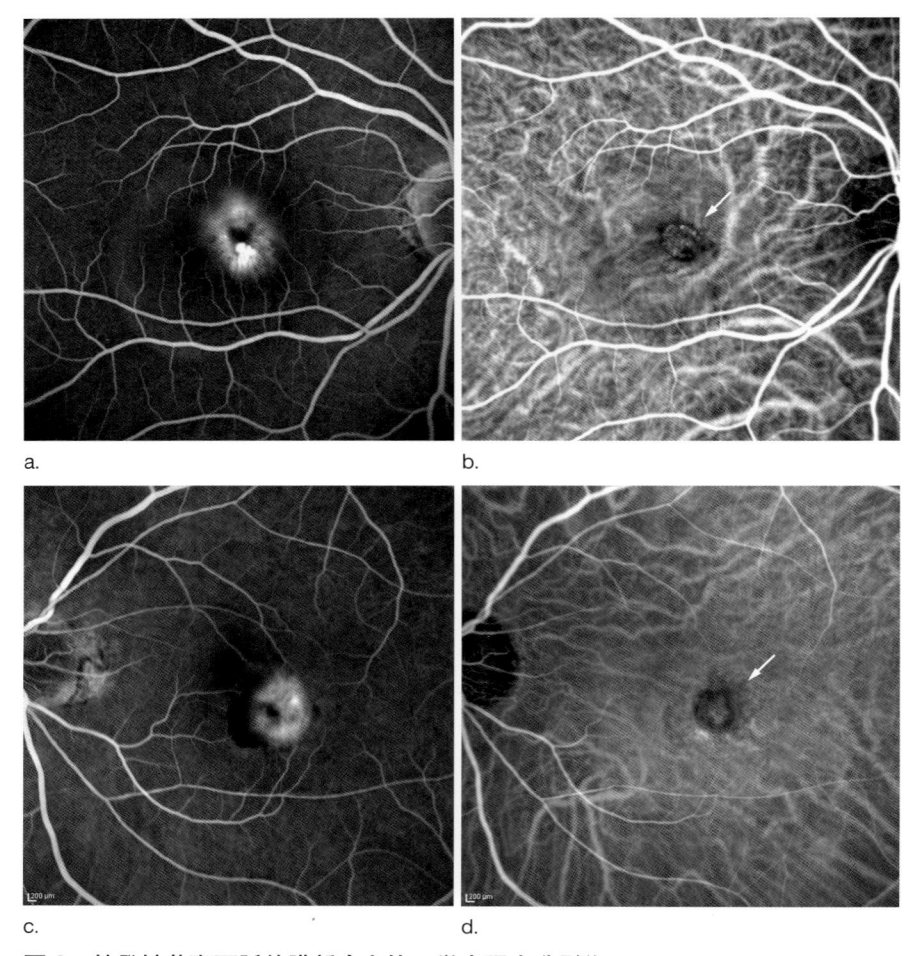

図2 特発性黄斑下脈絡膜新生血管の蛍光眼底造影像
a. 新鮮例のフルオレセイン蛍光眼底造影．旺盛な蛍光漏出を認める．
b. インドシアニングリーン蛍光眼底造影．CNV内部の詳細な血管構造が造影されている．
c. 陳旧例のフルオレセイン蛍光眼底造影．
d. 陳旧性のインドシアニングリーン蛍光眼底造影．CNVの周囲は黒く縁取られてdark rimを呈している（矢印）．
（a, b／吉村長久：加齢黄斑変性．東京：医学書院；2008. 図3-4 より引用．）

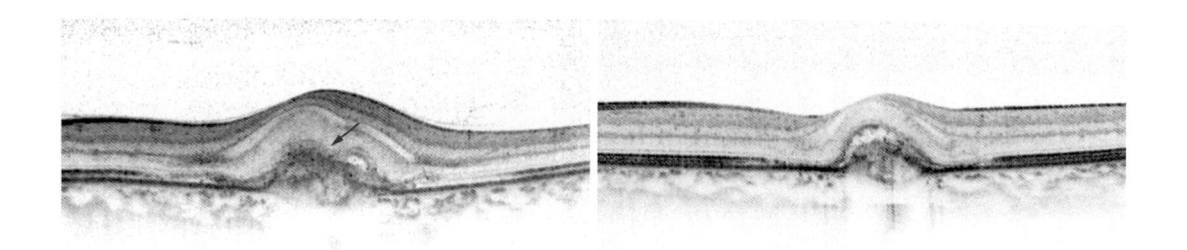

図3 特発性黄斑下脈絡膜新生血管の光干渉断層計像
血管新生の活動性が高いと，フィブリンなどの析出物によりCNVの境界は不明瞭になる（矢印）．治療効果・活動性の判定には，造影検査より光干渉断層計所見のほうが有用である．bでは，少量の漿液性網膜剝離を認める．

表1 黄斑部に血管新生を起こす主な疾患

変性近視

変性近視にはしばしば脈絡膜新生血管を伴う．後部ぶどう腫を伴った症例に多く，通常，ラッカークラック上に発症する．新生血管は特発性黄斑下脈絡膜新生血管同様，一般に小型のものが多い（図4）．

網膜色素線条

網膜色素線条にもしばしば脈絡膜新生血管を伴う．両眼性の症例が多く，加齢黄斑変性よりは若年者に発症する．治療に抵抗し，再発を繰り返すことが多い．

老人性円盤状黄斑変性

滲出性加齢黄斑変性の以前の呼び方．進行すると脈絡膜新生血管を伴う．新生血管は大型になることもあり，高度な視力低下に至ることも多い．

滲出性中心性網脈絡膜症

特発性黄斑下脈絡膜新生血管とほぼ同一の疾患．

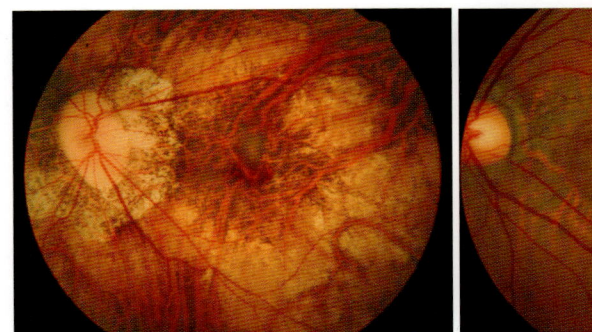

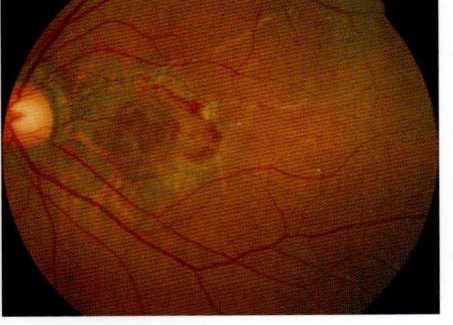

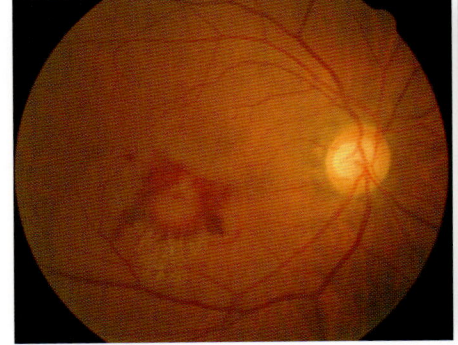

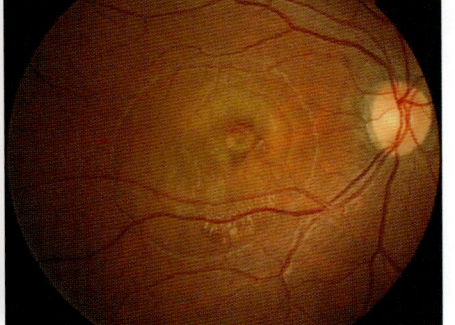

a. 変性近視　　b. 網膜色素線条
c. 加齢黄斑変性　　d. 特発性黄斑下脈絡膜新生血管

図4　黄斑部に血管新生を起こす主な疾患の眼底所見
（吉村長久：加齢黄斑変性．東京：医学書院；2008．図3-10，図3-29，図2-6，図3-2より引用．）

治療と予後

特発性黄斑下脈絡膜新生血管には，確立された治療法はない．特

発性黄斑下脈絡膜新生血管は脈絡膜の炎症が原因と推測されており，ステロイドの内服，トリアムシノロンの硝子体内注入・後部Tenon嚢下注入が行われることが多い．新生血管が中心窩下に及んでいない場合にはレーザー光凝固，新生血管抜去術[1]を行うことがある．中心窩下に病変が及んでいる場合には光線力学療法[2]，ベバシズマブの硝子体内注入[3]が行われることもある．しかし，CNVは自然に退縮することがあるので，CNVが中心窩下に及んでおらず，視力のよい場合には経過観察することもある．しかし，陳旧性病変の辺縁や，近傍にCNVが再発することも多い．

視力予後はCNVの場所による．しかし，加齢黄斑変性よりは視力予後ははるかによく，中心窩下にCNVが及んでいても比較的視力が保たれることもある．

文献はp.227参照．

ほかの疾患との鑑別

続発性のCNVでない場合には，50歳以上に発症した場合は加齢黄斑変性と診断することが多い．特発性黄斑下脈絡膜新生血管にはドルーゼン，網膜色素上皮異常を伴っていないことが多い．また，高度近視に発症した場合，近視性CNVと診断される．CNVは後部ぶどう腫，近視性の斑状の網脈絡膜萎縮，ラッカークラックを認めることもない．網膜色素線条，脈絡膜炎，外傷性脈絡膜破裂，レーザー・硝子体手術などに伴う続発性のCNVとを鑑別する必要がある．

ほかには，漿液性網膜剝離が主な病変であり，網膜下出血を伴っていない症例では中心性漿液性脈絡網膜症との鑑別が重要になる．光干渉断層計，造影検査を思考すれば，鑑別は比較的容易である．

黄斑部に血管新生を起こす主な疾患を**表1**，**図4**にまとめる．

（辻川明孝）

近視性脈絡膜新生血管

　強度近視は眼軸長延長に伴いさまざまな疾患を合併するが，近視性脈絡膜新生血管（以下，mCNV）は，そのなかでも視力低下を来たす代表的な疾患である．頻度は強度近視の5〜10％である．

臨床的特徴

　mCNVは網膜色素上皮と感覚網膜のあいだに存在するType 2のCNVであり，加齢黄斑変性に伴う新生血管と比べて平坦で小型（通常1乳頭径以下）であることが多い（**図1a**）．多くのmCNVは中心窩下または傍中心窩下に存在し少量の網膜下液を伴う．原因はいまだ解明されていないが，mCNVの発生にはBruch膜の断裂（lacquer cracks）が関与していると考えられている．自然退縮するものもあるが，多くは黒い色素沈着を伴うFuchs斑を経て広範囲に網脈絡膜萎縮を形成し，高度の視力障害を来たす．自然経過では10年後に96.3％がCNV周囲の脈絡膜萎縮を生じ，視力0.1以下になった，と報告されている[1]．

文献はp.228参照．

診断（1）フルオレセイン蛍光眼底造影（FA）

　Type 2のCNVであるので，FAでは造影早期から明瞭な過蛍光を示し後期には病変部からの色素漏出がみられる（**図1b**）．しかし色素漏出は通常軽度で，加齢黄斑変性でみられるほどのものではない．

診断（2）インドシアニングリーン蛍光眼底造影（IA）

　mCNVは滲出性変化に乏しいためか，CNV自体の過蛍光はわずかである（**図1c**）．周囲にdark rimやlacquer cracksがみられることが多い．

診断（3）光干渉断層計

　光干渉断層計（OCT）では，CNVは網膜色素上皮上の隆起病変として描出され，通常，周囲に軽度の網膜下液を伴う（**図1d**）．加齢黄斑変性と比べmCNVは滲出性変化が軽度なため，OCTでも加齢

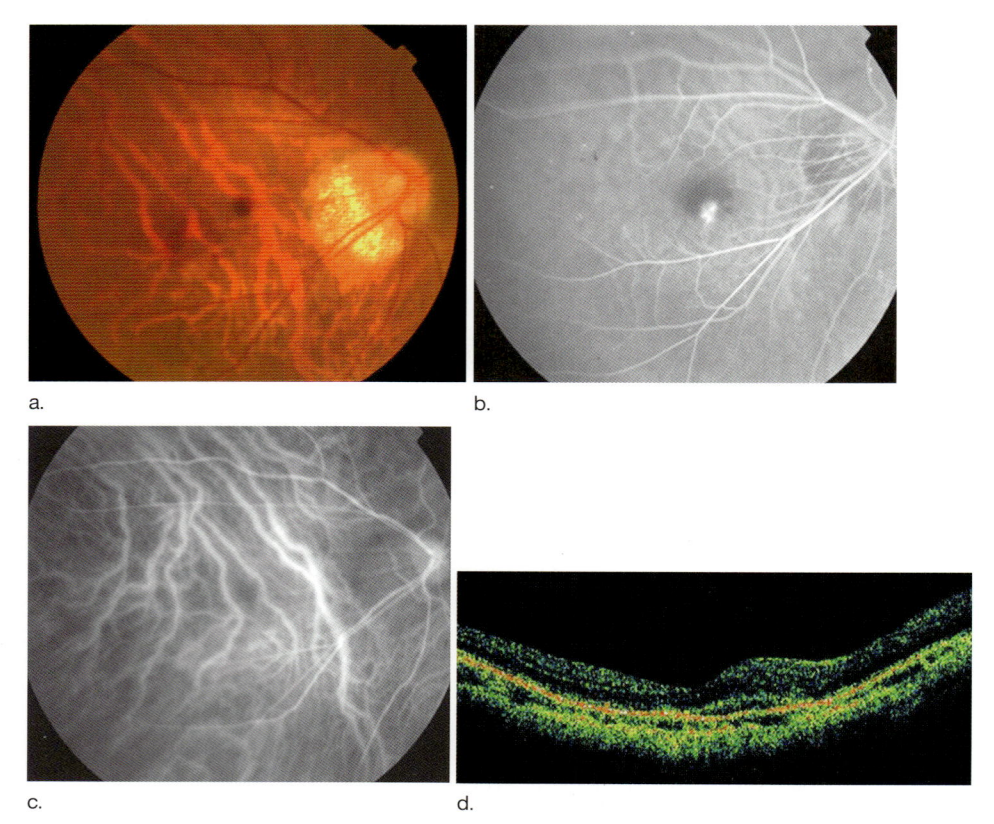

図1 近視性脈絡膜新生血管（56歳，女性）
眼底写真（a）上，中心窩に新生血管および網膜下出血を認める．FA（b）ではそこに一致する過蛍光を認めるが，IA（c）でははっきりしない．OCTでは，CNVが網膜色素上皮上の隆起病変として描出されている．滲出性変化は明らかではない（d）．

黄斑変性より網膜下液や網膜浮腫が少なく，網膜色素上皮剝離もほとんどみられない．

鑑別診断

mCNVと鑑別が必要な疾患として，特発性のCNVが挙げられる．mCNVと同様，若年発症でType 2のCNVであるが，mCNVと違いIAで初期に過蛍光，後期に旺盛な蛍光漏出を示す．また，強度近視の有無も鑑別のポイントとなる．

治療

以前は網膜光凝固術，黄斑移動術，新生血管抜去術などが行われていたが，術後の凝固斑拡大（atrophic creep）やCNVの再発などが問題となり，現在ではほとんど行われていない．加齢黄斑変性に有効とされる光線力学療法も，mCNVに対してはCNVが閉塞する

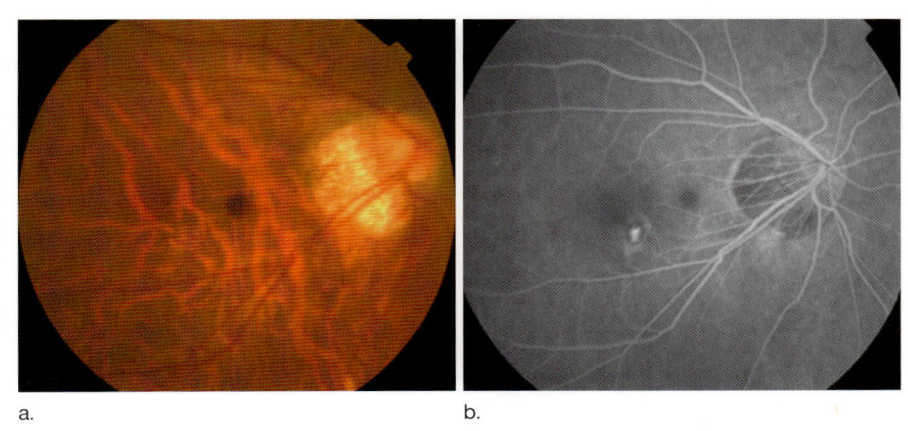

図 2　ベバシズマブ投与後 1 年経過した近視性脈絡膜新生血管（図 1 と同症例）
眼底写真（a）では新生血管は瘢痕化し，視力も矯正 0.5 まで回復した．FA（b）の蛍光漏出も減少している．

ものの，長期経過では多数例に CNV 周囲の網脈絡膜萎縮を形成するため視力改善効果は弱いとされる．そのうえ，わが国では保険適応外であるため使用できない．薬物療法として，トリアムシノロンの硝子体投与あるいは Tenon 嚢下注射があるが，視力改善効果は後に述べるベバシズマブ（bevacizumab）より低いと報告されている．

　現在，治療の中心は抗 VEGF 療法による薬物治療である．わが国では加齢黄斑変性に用いられるラニビズマブ（ranibizumab）が mCNV には保険適応ではないため，ベバシズマブが用いられている（**図 2**）．通常 1～1.25 mg を角膜輪部から 3～3.5 mm の部位より硝子体内に投与する．1 年経過では 90％以上の症例で CNV は閉塞し，60～70％の症例で 2 段階以上の視力改善を示すと報告されている[2,3]．しかし 2 年経過の報告では結果にばらつきがある[4,5]．しかし，いずれの報告でも光線力学療法に比べ成績は良好であった．

> **カコモン読解**　第 20 回　臨床実地問題 41
>
> 強度近視でみられない黄斑異常はどれか．
> a 網膜分離　　b 脈絡膜ひだ　　c 脈絡膜新生血管
> d 黄斑円孔網膜剝離　　e 限局性網脈絡膜萎縮

解説　a．網膜分離は強度近視に特異的な疾患で，網膜内層の分離である．黄斑円孔を伴うものもある．

　b．脈絡膜ひだは遠視にみられる良性，無症候性の疾患である．遠視以外にも低眼圧，脈絡膜腫瘍，脈絡膜炎，視神経浮腫，新生血管

などが原因として挙げられるが，強度近視が原因となることは通常ない．

　c．脈絡膜新生血管は上記に述べたように強度近視にみられる黄斑異常の一つである．そのほかの代表的な原因としては加齢性，特発性，網膜色素線条に伴うものがある．

　d．黄斑円孔網膜剝離は網膜全層剝離に黄斑円孔を伴うものである．網膜分離の一部が，この黄斑網膜剝離に移行するといわれている．

　e．限局性網脈絡膜萎縮は網膜色素上皮と脈絡膜毛細血管の強い萎縮によるもので，進行とともに拡大する．強度近視にみられる黄斑異常の一つである．

[模範解答]　b

（佐柳香織）

中心性漿液性脈絡網膜症

　中心性漿液性脈絡網膜症（central serous chorioretinopathy；CSC）は黄斑部に限局性の漿液性網膜剝離を生じる疾患である[1]．脈絡膜循環異常による網膜色素上皮機能の障害により，色素上皮側から網膜下に漏出が起こり，網膜下液が発生するものと考えられている[2]．

文献は p.228 参照．

症状

　30〜40歳代の男性に多い．発症には精神的ストレス，妊娠，副腎皮質ステロイドの投与などが誘因となることが知られている．変視，小視症，中心暗点を自覚する．自覚症状の訴えの割に矯正視力良好であることが多く，注意を要する．

　通常，3か月程度で網膜下液は消失し自然治癒することが多く，視力予後は良好である．しかし，なかには再発を繰り返す症例，網膜下液が遷延する症例もあり，視力予後不良となる症例もみられる．

所見

急性期所見：前眼部，中間透光体には異常を認めず，眼底に境界明瞭な扁平の円板状漿液性網膜剝離を認める．網膜色素上皮からの漏出部に一致して，黄白色斑を認めることがあり，網膜色素上皮剝離もしばしば合併する（図1）[3]*1．網膜剝離内部にフィブリン滲出が観察されることもある*2．

慢性期所見：剝離網膜の後面に多数の小さい白色の点状沈着物を認め*3，網膜色素上皮の萎縮のため，黄斑部の反射が消失する（図2）．萎縮の強い部分では，網膜は囊胞様変性像を示す[4]．

検査

フルオレセイン蛍光眼底造影検査（FA）：造影早期に点状過蛍光が現れ，時間とともに剝離網膜下腔に貯留してくる．漏出のタイプにより，噴出型（smoke-strack，図3）と円形漏出型（図4）に分類されるが，特に病的意義はない．

＊1　片眼例が多いとされているが，造影所見で両眼に異常を認めることも少なくない．

＊2　活動性の高い症例（ステロイド内服症例，妊娠症例など）では，大量のフィブリンを網膜下に認めることがある．

＊3　剝離網膜は時間経過により，外層が肥厚することがOCTを用いて調べられている．長期に網膜剝離が遷延すると（数年），網膜は菲薄化する．

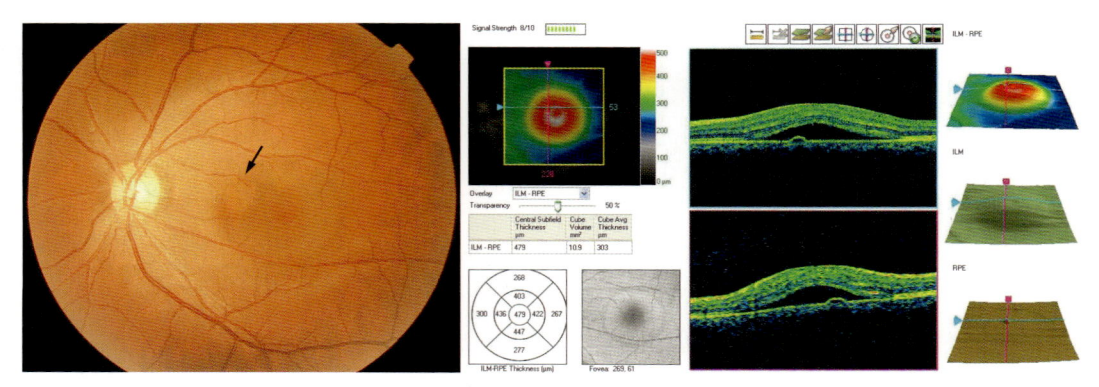

図1　CSCの急性期所見（42歳，男性）
左図：眼底写真．黄斑部を中心に円形に網膜下液の貯留を認める．その円形の乳頭側に色調の変わった部分（矢印）に網膜色素上皮剥離を認める．
右図：漏出点近傍OCT．網膜下液と一部に網膜色素上皮剥離を認める．

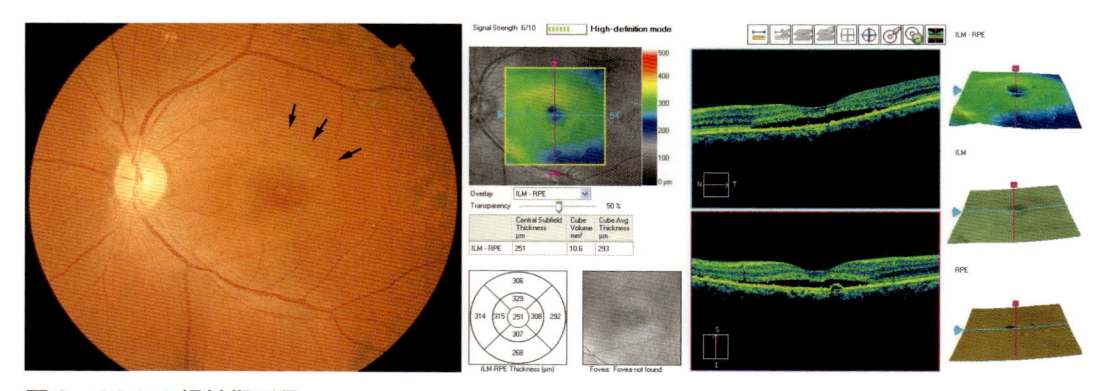

図2　CSCの慢性期所見（44歳，女性）
左図：眼底写真．長期にわたる網膜下液の結果，網膜色素上皮の萎縮を認める（矢印）．
右図：OCT．剥離網膜部分は，網膜外層が肥厚し菲薄化している．

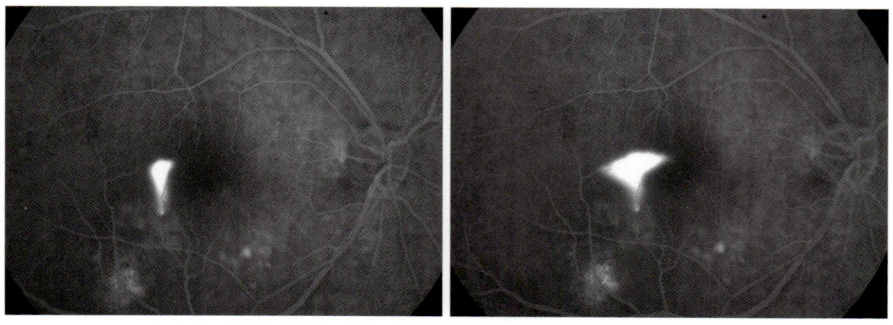

a．造影初期　　　　　　　　b．造影後期

図3　CSC（噴出型）の蛍光眼底造影所見（65歳，男性）
黄斑部耳下側を起点として，蛍光が噴き出すように漏出しているのがわかる．

インドシアニングリーン蛍光造影検査（IA）：脈絡膜血管の循環障害により，造影初期には充盈遅延，中期からは脈絡膜血管拡張や透

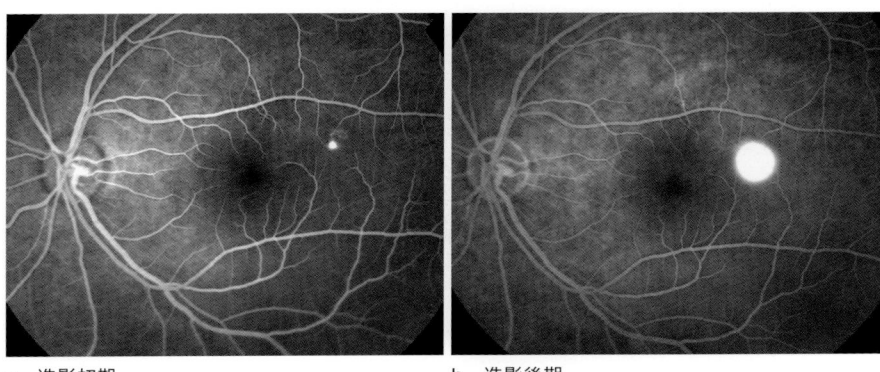

a. 造影初期　　　　　　　　　　　　　b. 造影後期

図4　CSC（円形漏出型）の蛍光眼底造影所見（38歳，男性）
初期には点状の漏出点から，時間の経過とともに円形に漏出が広がっている．

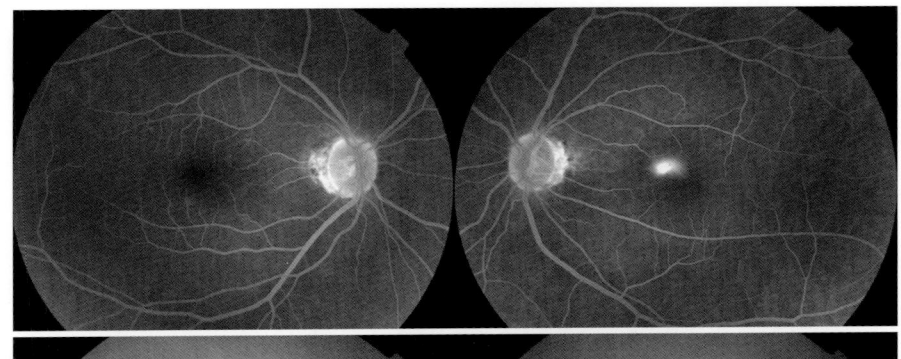

a. 蛍光眼底造影（FA）

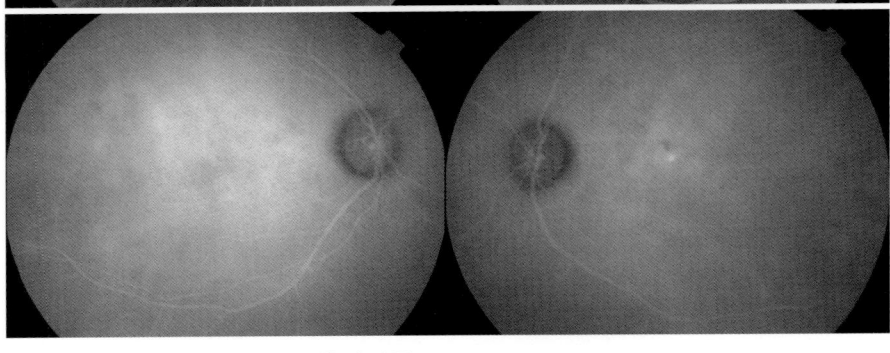

b. インドシアニングリーン蛍光造影（IA）後期

図5　左眼CSC症例の両眼造影所見（42歳，男性）
患眼である左眼は，FAで黄斑部に蛍光漏出，IAでは透過性亢進像を黄斑ならびに下方に呈し，耳側に充盈欠損像もみられる．
自覚のない右眼では，FAでは漏出はみられないが，黄斑やや下方に点状過蛍光，IAでは透過性亢進と充盈欠損像を認める．

過性亢進がみられ，後期には異常脈絡膜血管の組織染を認める．これらは，FAにて認める漏出点よりも多数，広範囲に認めることが多く，また，CSCを発症していない僚眼にも認めることがある（図5)[4]．
光干渉断層計（OCT）：急性期では，漿液性網膜剝離と漏出点に一

致して，網膜色素上皮の不整な隆起や網膜色素上皮剝離を認めることがある（図1）[3]．網膜剝離が遷延すると，網膜は菲薄する（図2）．さらに遷延例では，網膜の囊胞様変化を呈することもある．

鑑別診断

黄斑部に漿液性網膜剝離を生じる疾患との鑑別が重要である[5]．

1. 多発性後極部色素上皮症（multifocal posterior pigment epitheliopathy；MPPE）：CSC の重症型で多数の漏出点と融合した滲出性網膜剝離を認める．
2. ポリープ状脈絡膜血管症：小出血，硬性白斑，漿液性剝離内に黄色斑（脈絡膜新生血管）を認める．
3. 原田病初期：両眼性，炎症所見を伴うこともある．特徴的な FA 所見を認める．
4. 高血圧や妊娠高血圧症候群による強い脈絡膜循環障害：両眼性，全身合併症に注意．
5. uveal effusion：小眼球，可動性のある網膜下液が特徴的．

治療

自然治癒する傾向が強いため，まずは経過観察を行う．しかし，漏出点が中心窩より 200 μm 以上の距離のある症例では，早期の網膜下液の吸収のために網膜光凝固を施行することもある．3 か月以上，自然治癒傾向のみられない症例や黄斑萎縮を認める症例，また，再発を繰り返す症例，自覚症状の強い症例では，早めに網膜光凝固を考える．最近では，光線力学的療法の有効性も報告されており[6]，中心窩付近に漏出点をもつ症例に対しては選択肢となりうる．

カコモン読解　第18回　一般問題48

女性に多くみられるのはどれか．2つ選べ．

a 網膜色素線条　　b 網膜色素変性　　c 特発性黄斑円孔
d ポリープ状脈絡膜血管症　　e 多発一過性白点症候群（MEWDS）

解説　a．網膜色素線条は，全身の弾性線維の変性で眼のみ発症の症例と全身疾患（Grönblad-Strandberg 症候群[*4]，Ehlers-Danlos 症候群[*5]，Paget 病など）に合併する症例がある．両眼性で男性に多い．

b．進行性の色素上皮の機能異常および網膜変性がみられる疾

[*4] **Grönblad-Strandberg 症候群**
弾性線維性仮性黄色腫に網膜色素線条を合併したもので，常染色体優性と劣性遺伝がある．

[*5] **Ehlers-Danlos 症候群**
フィブリン形成コラーゲン異常が原因の遺伝性症候群．皮膚の異常と関節の可動性を主徴とする．眼合併症としては網膜色素線条が代表的だが，裂孔原性網膜剝離，後部ぶどう腫などがある．

患．両眼性で性差なし．

　c．女性に多い．

　d．RPE（網膜色素上皮）下でポリープ状（瘤状）に拡張した異常血管を認めるもので，加齢黄斑変性の特殊型[*6]とされている．男性に多い．

　e．20〜30歳代女性の片眼に突然起こる．軽度の虹彩炎，硝子体混濁，視神経乳頭の発赤を伴い，眼底に淡い灰白色滲出斑を認める．ウイルスや炎症により，色素上皮に障害を受けることが原因と考えられている．

[模範解答]　c，e

（上野千佳子，五味　文）

[*6] **加齢黄斑変性の特殊型**
ポリープ状脈絡膜血管症（polypoidal choroidal vasculopathy；PCV）と網膜内血管腫状増殖（retinal angiomatous proliferation；RAP）がある．RAPは，網膜内で動静脈を短絡する形の新生血管から発症し，脈絡膜血管へ向かって増殖する．

網膜色素線条

　網膜色素線条（症）（angioid streaks）は，弾性線維の変性に起因する結合組織の疾患で，病理組織学的にはBruch膜の断裂・カルシウム沈着を特徴とする変性疾患である[*1]．青壮年期に両眼に発症するが，初期の段階では自覚症状がほとんどなく，眼底検査時に偶然発見されることもある．病変は進行性で，40歳代で診断されることが多い．通常，両眼性であるが，左右差はみられる．本疾患の問題点は，新生血管黄斑症の合併，全身合併症である．進行するとBruch膜の断裂部位に脈絡膜新生血管（choroidal neovascularization；CNV）が生じ，線維性瘢痕網脈絡膜萎縮を生じ，視力低下の原因となる[1]．

眼底所見

　眼底では乳頭周囲から放射状に走る黒褐色の線条が認められる（図1）．線条は中央がやや黒く暗赤色から黒褐色を示し，その両側は灰色を帯びている．線条は乳頭付近では太く，周辺に向かうにつれて細くなる．乳頭の周囲には灰白色の萎縮層を伴い，乳頭を囲んだヒトデ形を呈する場合もある．この部位から，枝分かれするような形で線条が赤道部に向かって放射状に配列する．

　もう一つの特徴として，梨子地眼底（peau d'orange, mottled fundus）がある．黄斑部耳側から中間周辺部にかけて広範囲にみられる，ざらざらした西洋梨子様の外観に類似した色調の変化が特徴的である（表1）．周辺部の局所的な網脈絡膜瘢痕であるサーモン色の小点や，まれに視神経乳頭ドルーゼンが観察される．

全身合併症

　患者の約50％が全身疾患に罹患している．最も多いのは，弾性線維性仮性黄色腫（pseudoxanthoma elasticum；PXE）である．PXEに合併するとGrönblad-Strandberg症候群と称される．PXEでは頸部，腋窩，臍周囲などに左右対称にみられる淡黄色米粒大の固定疹がみられ，しばしば多発・癒合して，しなびたみかんのような外観を呈する．PXEの原因遺伝子として，ABCC6の変異が報告され

[*1] 網膜色素線条（症）の歴史は古く，最初の報告は1889年（約120年前），Doyneによる外傷後の網膜出血例であった．その3年後にはKnappが，形状が血管に似ていることから"angioid streaks"と呼称した．1917年にはKoflerは"angioid streaks"は網膜血管異常ではなく，Bruch膜層での病変であると報告している．

文献はp.228参照．

表1　眼底検査における診断のポイント

網膜色素線条
乳頭周囲を輪状に取り巻き，乳頭から放射状に走る黒褐色あるいは灰褐色を呈するひびわれ

梨子地眼底
黄斑部耳側から中間周辺部にかけて広範囲にみられる，西洋梨子様のざらざらした皮の外観に類似した色調の変化

乳頭周囲網脈絡膜萎縮
乳頭周囲を取り巻く，火炎状・ヒトデ型を呈す灰白色の萎縮層

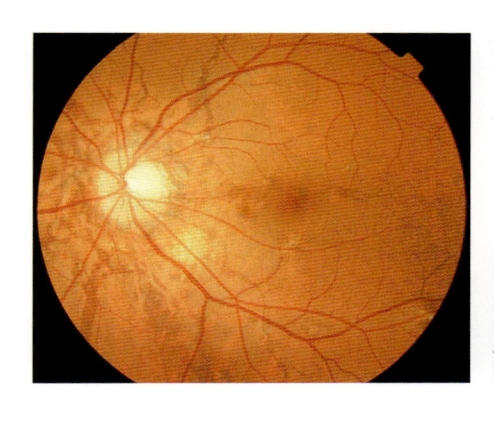

図1 網膜色素線条（症）の典型例
36歳，女性．視力は（1.2）．乳頭周囲から周辺に向かって色素線条がみられ，黄斑部を色素線条が横切っている．耳側には，梨子地眼底による色調変化が観察される．

ている．そのほかには，Paget病，鎌状赤血球性貧血，老人性弾性線維変性症，Ehlers-Danlos症候群などの全身疾患にも合併する．

OCT所見

網膜色素線条部位における光干渉断層計（OCT）では，網膜色素上皮・脈絡膜毛細血管板で不規則な反射，凹凸がみられる場合がある．網膜色素線条そのものの診断の有用性は低いものの，CNV合併時には，網膜色素上皮上に進展したCNVによる反射層が認められ，CNV周囲には網膜浮腫や漿液性網膜剥離を伴うことが多く，治療効果判定時にも重要な検査である．

蛍光眼底造影所見

フルオレセイン蛍光造影（FA）では，色素線条は造影初期から過蛍光を示すことが多い．造影早期には色素線条に一致してwindow defectによる過蛍光を示し，後期には組織染による過蛍光が加わるのが一般的である．まれに，造影後期まで低蛍光を呈する線条，後期になってから過蛍光を示す線条もある．CNVを合併すると蛍光漏出が観察される（図2）．

インドシアニングリーン蛍光造影（IA）では，FAよりも色素線条を明瞭に観察できる[2,3]．造影早期には色素線条は不明瞭であるが，後期になると過蛍光を示すことが多く，FAでの過蛍光よりも広範に観察される[4]．なかには低蛍光を示す色素線条もあり，若年者にみられやすい．ほかのIA所見の特徴として，造影後期に顆粒状の低蛍光が広範に認められることが多く，特徴的な所見の一つである．顆粒状の低蛍光を示す範囲は，梨子地眼底がみられる範囲よりも広い．また，共焦点走査型レーザー検眼鏡では，IA所見の色素線条部の過蛍光，顆粒状の低蛍光が強調されるため，眼底カメラよりも観察は容易である．

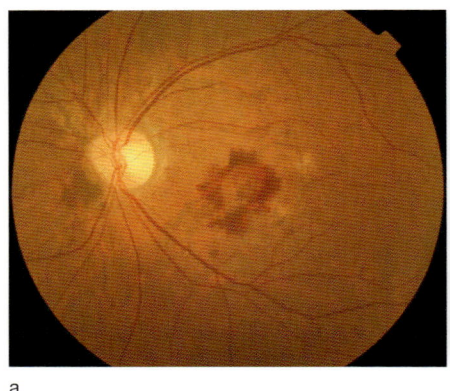

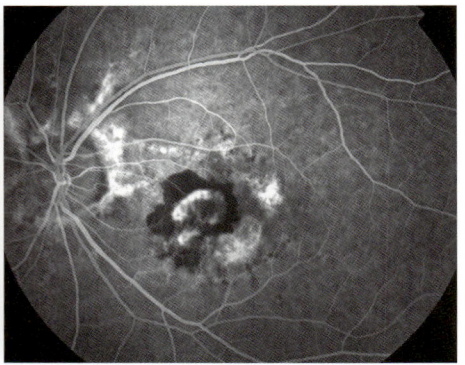

図2　網膜色素線条（症）に合併した新生血管黄斑症
70歳，女性．
a. カラー眼底．黄斑部に脈絡膜新生血管を認め，その周囲には網膜下出血がみられる．
b. フルオレセイン蛍光眼底造影．脈絡膜新生血管による過蛍光を認め，網膜下出血によるブロックで囲まれている．

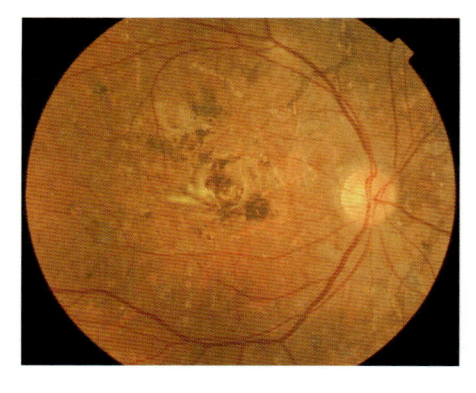

図3　網膜色素線条に合併した新生血管黄斑症の無治療例
65歳，男性．黄斑部には1乳頭径大の線維組織を認め，色素増殖を伴っている．萎縮性変化は乳頭周囲から血管アーケードを超えた広範囲に観察される．白色，黒褐色の線条が観察される．

治療

　色素線条そのものに対する根本治療はない．病変が黄斑部に進行しなければ視力も良好に保たれる．黄斑部にCNVが形成されると著しい視力低下を生じるため，治療が必要である．近年では抗VEGF療法が進歩しているため，CNVの早期発見，早期治療が望ましい．しかしながら色素線条に合併したCNVは再発しやすいため，繰り返し投与が必要な場合が多い．また，ほかの線条部分にもCNVを発症することもあるため，注意深い経過観察が必要である．

鑑別

　特徴的な色素線条，梨子地眼底から，ほかの新生血管黄斑症との鑑別は比較的容易である．脈絡膜新生血管を発症し，萎縮性変化が進行した症例では，加齢黄斑変性との鑑別は難しい（図3）．検眼鏡

所見で，脈絡膜新生血管周囲だけでなく，広範な色素上皮障害，黒褐色や白色の線条が観察されれば，網膜色素線条に合併した新生血管黄斑症を考える（図3）．

ポイント

黄斑部に病変が及ばない限り，著明な視力低下はないが，進行性の疾患であるため，変視症や視力低下があれば早急に受診するよう十分に説明しておく．特に眼外傷は網膜下出血などの原因になりやすいので，打撲に対する注意を促しておく．

（沢　美喜）

カコモン読解　第18回　臨床実地問題21

45歳の男性．1週前から右眼の視力低下を自覚して来院した．視力は右0.1（矯正不能），左1.0（矯正不能）．右眼眼底写真を図に示す．みられる所見はどれか．
a Bruch膜断裂
b lacquer cracks
c 網膜細動脈瘤
d 網脈絡膜血管吻合
e ポリープ状脈絡膜血管

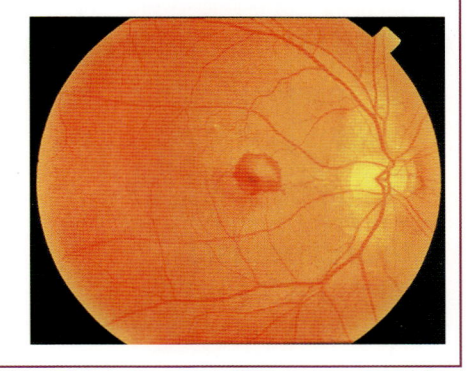

解説　aについて，黄斑部に出血あり，黄斑変性が疑われる．視神経乳頭から黄斑部に向かって，褐色の地割れ状の線条を認める．これは，網膜色素線条のBruch膜の断裂部を示す特徴的な所見であり，網膜色素線条に合併する脈絡膜新生血管[*2]と考えられる．bのlacquer cracksは，近視により脈絡膜が伸展することによって起こってくるBruch膜の断裂所見のことである．この場合は，近視に特徴的な豹紋様眼底所見や網膜，脈絡膜の変性萎縮所見はない．cの網膜細動脈瘤の所見は認めない．dの網脈絡膜血管吻合とは，RAPの病変のことである．RAPの代表的所見は，軟性ドルーゼン，網膜内出血，網膜浮腫，網膜色素上皮剥離であり，高齢者に多い．eのポリープ状脈絡膜血管症は，橙赤色隆起病変と網膜色素上皮剥離を伴うことが多い．

模範解答　a（網膜色素線条に合併する脈絡膜新生血管）

（上野千佳子，五味　文）

[*2] 脈絡膜血管新生を来たす疾患

原発性
加齢黄斑変性
特発性血管新生黄斑症

続発性
変性近視
網膜色素線条
ぶどう膜炎
外傷（脈絡膜破裂，眼内異物）
網膜色素変性
脈絡膜腫瘍

医原性
過剰な光凝固
ジアテルミー凝固
冷凍凝固
など

特発性傍中心窩毛細血管拡張症

　特発性傍中心窩毛細血管拡張症は，日常診療でしばしば遭遇するものの，静脈閉塞疾患や加齢黄斑変性と誤って診断されることのある疾患である．本疾患は"片眼または両眼性に中心窩耳側に毛細血管拡張がみられる疾患"と定義される．Gass ら[1,2]は，これを特発性傍中心窩網膜毛細血管拡張症（idiopathic juxtafoveolar retinal telangiectasis；IJRT）と呼び，大きく3グループに分け，それぞれをさらに詳細に分類している．Yannuzzi ら[3]は，本疾患を黄斑部毛細血管拡張症（macular telangiectasia；MacTel）と呼び，Gass 分類を簡略化し，単純に3タイプに分類している．本項ではYannuzzi の分類を基本として説明する．近年の研究では，これらの3群は毛細血管拡張を示しているが，その病態はまったく異なっており，それぞれ別疾患であると考えられるようになってきている．

文献は p.228 参照．

Type 1：aneurysmal telangiectasia （血管瘤型）／Gass 分類グループ 1

　Type1 は日本人では最も頻度が高いとされ，日常診療で最も出合う機会が多い病型であり，一般に"毛細血管拡張症"といえばこれを指すことが多い．中年男性に好発し，通常片眼性である．

　検眼鏡的には，中心窩耳側を中心に毛細血管瘤が多発し（図1a），その周囲に黄斑浮腫が観察される[*1]．活動期には硬性白斑がみられる．フルオレセイン蛍光造影（FA）検査では，造影初期から中心窩耳側を中心に毛細血管の拡張と毛細血管瘤がみられ，造影後期には旺盛な蛍光漏出と囊胞様黄斑浮腫が観察される（図1b）．光干渉断層計（OCT）では中心窩を含む丈の高い黄斑浮腫が観察できる（図2）．治療としては毛細血管瘤に対する直接レーザー光凝固が第一選択とされてきたが，再発することも多く，その場合には再治療が困難になることもある．ステロイド局所治療や抗VEGF薬の硝子体注射などによる治療も試みられているが，その効果は不明である．

　多発する毛細血管瘤がみられることから，糖尿病網膜症や網膜静脈閉塞性疾患，放射線網膜症との鑑別が必要である．特に網膜出血

[*1] 黄斑部だけでなく，周辺部網膜にも毛細血管瘤や滲出斑がみられる Coats 病や Leber 粟粒血管瘤症との類似性が指摘されており，この病型は現在，これらと同一スペクトルにある疾患と考えられている．

専門医のための眼科診療クオリティ

第I期（全10冊）

専門医認定をめざす、専門医の資格を更新する眼科医必携！
変化の速い眼科領域の知見をプラクティカルに解説

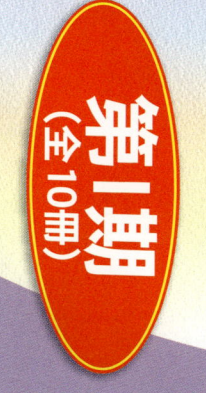

わかりやすく、アトラクティブな誌面は臨床に直結!!
抽出された最新の過去問題を見直すことで、試験対策にも役立つ!!

sample page

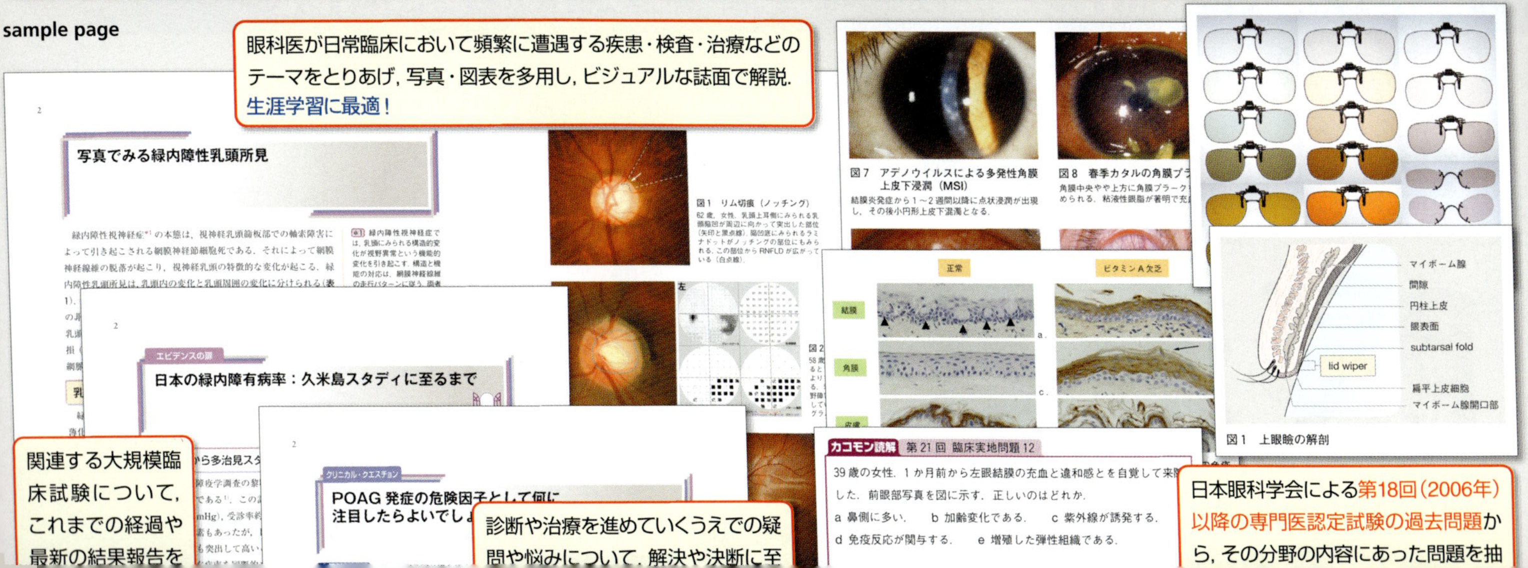

眼科医が日常臨床において頻繁に遭遇する疾患・検査・治療などのテーマをとりあげ、写真・図表を多用し、ビジュアルな誌面で解説。生涯学習に最適!

日本眼科学会による第18回（2006年）以降の専門医認定試験の過去問題から、その分野の内容にあった問題を抽

関連する大規模臨床試験について、これまでの経過や最新の結果報告を

POAG発症の危険因子として注目してもらいたい

診断や治療を進めていくうえでの疑問や悩みについて、解決や決断にて

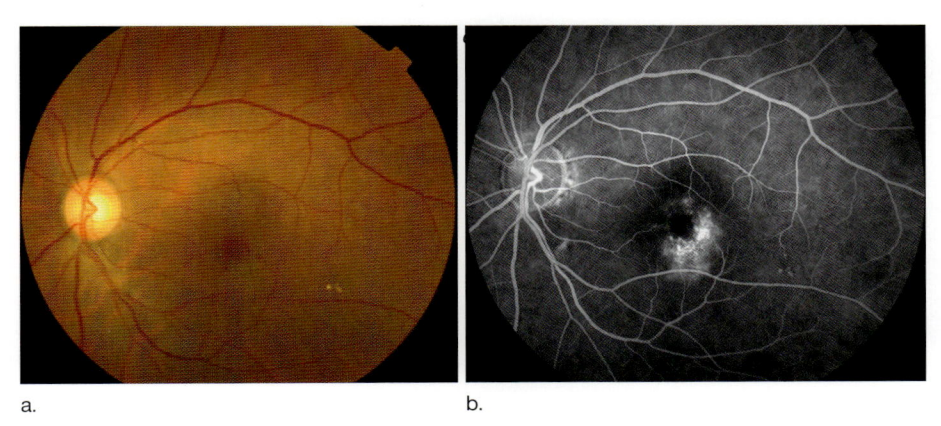

図1 Type 1（aneurysmal telangiectasia〈血管瘤型〉／Gass 分類グループ 1）
（68 歳，女性）
a. 眼底写真．中心窩耳側に毛細血管瘤がみられる．
b. フルオレセイン蛍光造影．中心窩耳側を中心とした毛細血管拡張と毛細血管瘤，および旺盛な蛍光漏出がみられる．

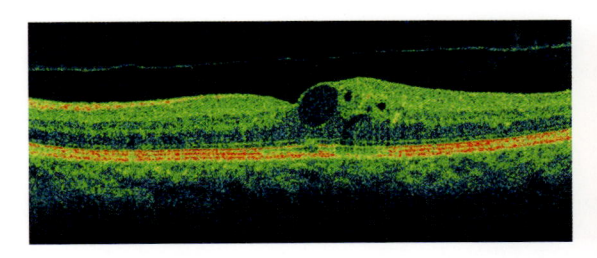

図2 光干渉断層計（水平断）（図1と同一症例）
中心窩陥凹より耳側よりに黄斑浮腫がみられる．

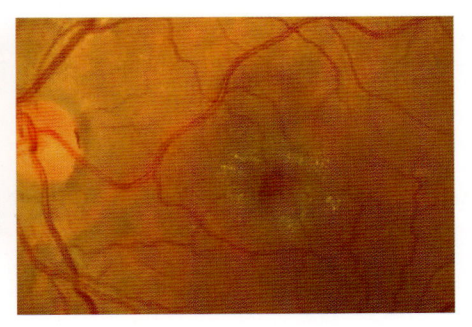

図3 Type 2 にみられる網膜浅層のクリスタリン様沈着物

加齢黄斑変性とは出血や網膜下液の貯留，網膜色素上皮の不整などがみられないことが鑑別点である．

Type 2：perifoveal telangiectasia（傍中心窩血管拡張型）／Gass 分類グループ 2

欧米では最も多いタイプである．40〜50 歳代に多いが，特に発症に男女差はないとされ，通常両眼性である．視力は保たれることが多いが，進行例では網膜下新生血管が生じ，急激に視力低下を来たす．最近の OCT での研究で，初期には毛細血管拡張がはっきりしないうちから，網膜外層の変化が指摘されている．

検眼鏡的には，黄斑部の灰白色の網膜混濁がみられ，時にはクリスタリン様沈着物が網膜浅層で観察される（図3）．中心窩耳側に網膜血管の急峻な途絶，すなわち right-angle venule（RaV）が観察で

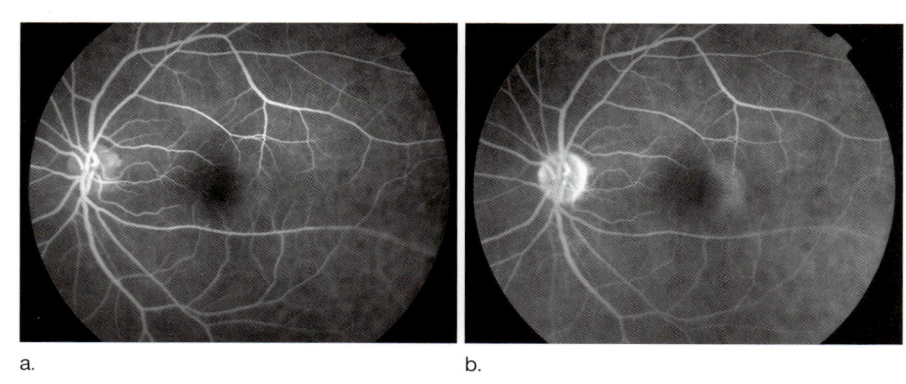

図4 Type 2（perifoveal telangiectasia〈傍中心窩血管拡張型〉／Gass 分類グループ 2）Stage 1 のフルオレセイン蛍光造影（69 歳，女性）
a. 初期．中心窩耳側に毛細血管の拡張がみられる．
b. 後期．中心窩耳側に淡い蛍光漏出がみられる．

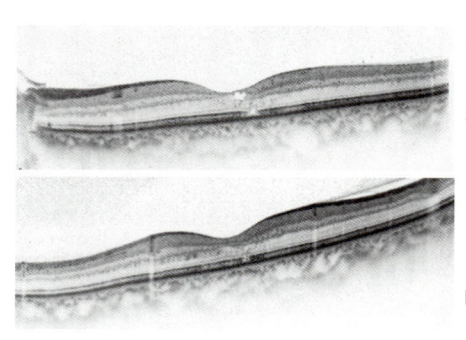

a. 水平断．中心窩耳側に網膜内層の浮腫と視細胞内節外節境界ラインの欠損がみられる．

b. 垂直断．視細胞内節外節境界ラインの欠損部位の垂直断像．

図5 光干渉断層計（OCT）（図3と同一症例）

表1 Type 2：perifoveal telangiectasia（傍中心窩血管拡張型）のStage 分類

Stage 1
検眼鏡的には異常を指摘できないが，FA 後期でわずかな漏出を示す（図4, 5）．
Stage 2
検眼鏡的にははっきりしないが FA 初期で毛細血管拡張が確認され，FA 後期に蛍光漏出を示す．
Stage 3
検眼鏡的にも毛細血管拡張が確認され，中心窩耳側で網膜血管の急峻な途絶（RaV）が観察される．これは網膜外層の毛細血管叢と吻合していると考えられている（図6）．
Stage 4
網膜色素上皮過形成を呈する．具体的には上記の RaV に沿って色素沈着が観察される．
Stage 5
網膜下に新生血管が形成される．

RaV：right-angle venule

きる症例もある．Type 1 と異なり，滲出性の網膜浮腫ははっきりしない．典型例の FA では毛細血管拡張や毛細血管瘤が観察されるが，後期像での蛍光漏出は少ない．Gass らは検眼鏡所見と FA 所見で表1 のように Type 2 の Stage 分類をしている．

OCT では網膜には囊胞様変化がみられるものの，網膜は厚くなっておらず，むしろ逆に菲薄化していると報告されている[4,5]．筆者らは Stage 1～3 の症例を OCT で観察し，Stage 1 ですでに網膜視細胞内節外節境界ライン（IS/OS）が欠損していること（図5），Stage 2 では IS/OS の消失と網膜外層の高反射帯が存在していること，Stage 3 では IS/OS だけではなく網膜外層全体が消失し，そこは増殖組織と考えられる高反射組織が充塡され，網膜内層が同部位に引き込まれていること（図6c）を報告した[6]．視細胞の欠損と増殖組織の形成が同時に起こっていることから，Müller 細胞の異常を反映していると考えられ，血管拡張は二次的に起こっている可能性がある．青色光を用いた走査レーザー検眼鏡による眼底観察（図6d）で，

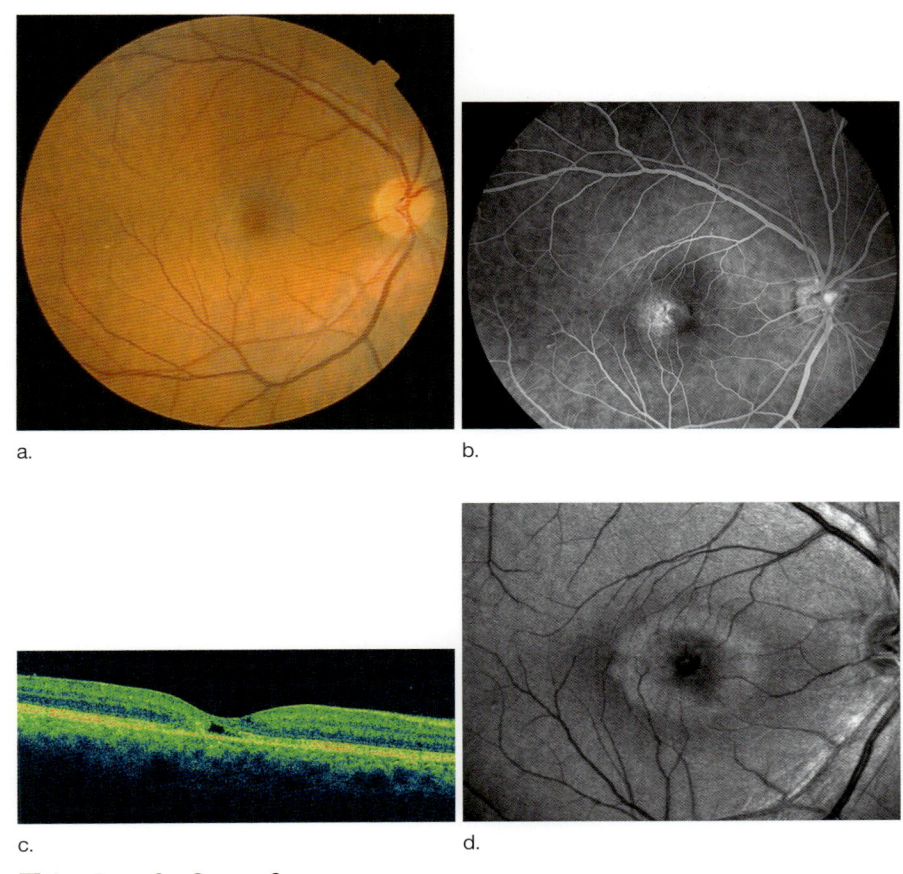

図6 Type 2 Stage 3（69歳，男性）
a. 眼底写真．黄斑部に灰白色の網膜混濁と中心窩耳側に毛細血管瘤がみられる．
b. フルオレセイン蛍光造影．中心窩耳側に毛細血管瘤と毛細血管拡張がみられる．
c. 光干渉断層計（水平断）．中心窩耳側の網膜外層の欠損と内層の引き込み所見，網膜浮腫がみられる．
d. 走査レーザー検眼鏡による青色光観察．黄斑部網膜表層の反射異常がみられる．

　網膜表層の反射異常が証明されており[7]，これは網膜の内境界膜異常が原因とされる．内境界膜はMüller細胞の基底細胞であることから，この病型ではMüller細胞そのものの異常が示唆されている．
　典型例では毛細血管瘤を伴うため，糖尿病網膜症，網膜静脈閉塞症，放射線網膜症との鑑別が必要である．進行例では網膜の色素沈着や網膜下新生血管および出血を伴うため加齢黄斑変性との鑑別が困難になる（図7）．特に網膜内血管腫状増殖（retinal angiomatous proliferation；RAP）との鑑別が必要になるが，本症では発症年齢がやや RAP に比べて若いこと，軟性ドルーゼンや漿液性網膜色素上皮剥離がみられない点が異なる．

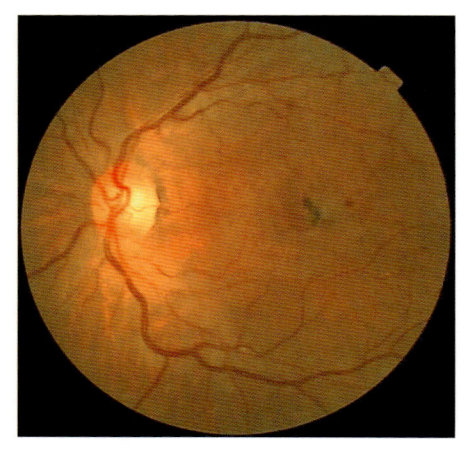

図7　Type 2　Stage 4（78歳，女性）
眼底写真．中心窩耳側に毛細血管瘤と網膜の色素沈着がみられる．

Type 3：occlusive telangiectasia （血管閉塞型）／Gass 分類グループ 3

　進行性に中心窩無血管域（foveal avascular zone；FAZ）[*2]の拡大が観察される非常にまれな疾患である．視神経乳頭の蒼白所見や深部腱反射消失がみられ，中枢神経性病変との関連が示唆されている．ほかの Type と同様に毛細血管拡張や毛細血管瘤がみられるが，網膜浮腫はみられない．FA では，中心窩の毛細血管が閉塞し FAZ の拡大が観察される．OCT では，網膜の菲薄化が観察できる．糖尿病網膜症，網膜静脈閉塞症，放射線網膜症との鑑別が必要である．

加齢黄斑変性との鑑別のポイント

　加齢黄斑変性との鑑別が必要になってくる病態は，著明な黄斑浮腫がある Type 1 と進行例で網膜下新生血管を伴う Type 2 である．Type 1 では出血を伴わないことや網膜色素上皮の不整がみられないことが鑑別ポイントである．また重症例でなければ網膜下液の貯留を来たすことは少ない．Type 2 で新生血管を伴う場合には，漿液性網膜剥離や網膜浮腫を来たしてくるので，加齢黄斑変性との鑑別は難しい．特に RAP の初期で，網膜色素上皮の不整が軽度である場合には，鑑別困難である．発症年齢が若いことと，RAP でよくみられる軟性ドルーゼンの多発がないことは重要な鑑別点である．

（丸子一朗，飯田知弘）

[*2] **中心窩無血管域**
解剖学的に中心窩で網膜毛細血管が存在していない領域．組織学的には，ほぼ中心小窩に一致するとされている．

網膜静脈分枝閉塞症

　網膜静脈分枝閉塞症（branch retinal vein occlusion；BRVO）のうち，黄斑部に出血，浮腫，硬性白斑，漿液性網膜剝離を来たす場合，加齢黄斑変性（age-related macular degeneration；AMD）との鑑別が困難な場合がある．AMDと間違われやすいBRVOには，①べったりとした出血を示す黄斑分枝BRVO，②出血の少ない遷延性BRVO，③輪状白斑を伴うBRVOなどがあり，AMDと誤って紹介されることが多い．しかしBRVOは網膜血管の異常で，網膜色素上皮（retinal pigment epithelium；RPE）にはほとんど変化がないのに対して，AMDはRPEレベルあるいは網膜下の病変が主体で，網膜血管には異常がないことに着目すれば，両者の鑑別は難しくはない．

鑑別のポイント（1）網膜血管とFA

　BRVO眼では静脈の閉塞部位よりも上流（末梢側）の静脈枝は拡張蛇行を示すのに対して，AMDでは網膜血管には異常がみられない．BRVOでの静脈閉塞部位は動静脈交差[*1]部であるので，BRVOを疑う場合には，網膜出血部位の最も視神経乳頭寄りの部位での動静脈交差部付近を丹念に観察することが重要である．

　フルオレセイン蛍光眼底造影写真（FA）は両者の鑑別に最も重要で，FAの早期像と後期像で良質の写真を観察して，視神経乳頭に連なる網膜動静脈の走行，口径変化に異常がないか，また網膜血管からの漏出像がないかなどに注目する．さらに静脈閉塞を起こした可能性のある動静脈交差部位を中心にていねいに観察することが正しい診断に導くポイントになる．

鑑別のポイント（2）OCTによるRPEレベルの観察

　AMDではRPEレベルでの新生血管を伴う線維増殖性変化で，肥厚や凹凸不整を示すなどの異常がみられることが多い．一方，BRVOにおけるOCT変化は，神経網膜内の変化が主体で，RPEレベルの変化はほとんど伴わないことが診断上重要である．漿液性網膜剝離

[*1] **BRVOにおける動静脈交差**
高血圧／動脈硬化に伴ってみられる中高年のBRVOでは，静脈閉塞部位はほぼ例外なく動静脈交差部位である[1]．これは網膜では動静脈の外膜が共有されるため，動脈硬化による動脈壁からの圧迫が静脈に及び，静脈内腔が狭細化して乱流を生じることで，血栓を形成しやすいためである[2]．ただしBehçet病やサルコイドーシスなど網膜血管炎による網膜静脈閉塞では，閉塞部は動静脈交差部位に限定されることはない．

文献はp.229参照．

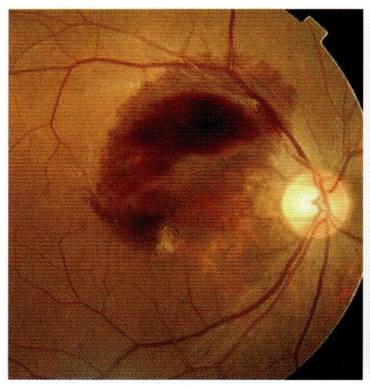

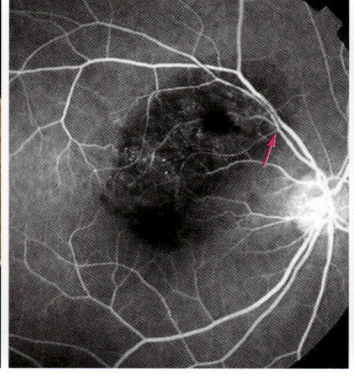

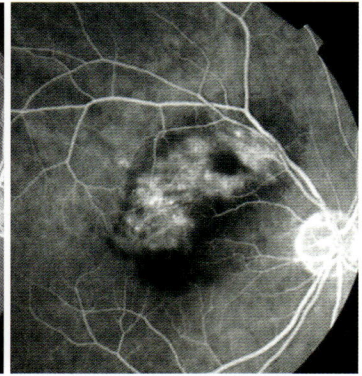

a. 眼底写真　　　　　　　　　b. FA 早期像　　　　　　　　　c. FA 後期像

図1　AMD と誤られた黄斑分枝 BRVO

56 歳，女性．4 か月前からの右眼の視力低下を自覚しており，近医にて黄斑部出血で"AMD の疑い"として紹介された．右眼矯正視力は（0.3）である．

　右眼眼底写真（a）では，血管アーケード内で黄斑部の上方に濃いべったりとした網膜表層出血がみられ，それよりも広い範囲で淡い網膜下出血がみられ，典型的な BRVO の網膜出血とは異なる．FA 早期（b）で，出血部位の中央を走る網膜静脈枝が，動脈との交差部位（矢印）で閉塞した可能性が高い．大量の出血を来たして静脈内圧が低下したためか，すでに静脈拡張は目立たない．FA 後期の写真（c）で，この静脈枝を中心にして蛍光漏出が旺盛な BRVO であることがわかる．

（serous retinal detachment；SRD）の OCT 像は両者ともにみられることがあるが，AMD では SRD 内に突出する網膜色素上皮剝離（retinal pigment epithelial detachment；PED）像や脈絡膜新生血管（choroidal neovascularization；CNV）像がみられることが多い．

AMD と間違われやすい場合（1）
べったりとした出血を示す黄斑分枝 BRVO

　典型的な BRVO では線状あるいは火焔状の網膜表層出血がみられるが，血管アーケード内部で黄斑部を含む狭い範囲に出血や浮腫を来たす黄斑分枝 BRVO では，濃い出血が網膜静脈病変部位を隠蔽して AMD と見誤られることがある．さらに通常，BRVO で網膜下に出血がまわることは少ないが，出血の際の網膜内圧が高い場合には網膜下へも出血して，AMD 類似の眼底像となることがある（図1）．出血がある程度吸収されてから，FA にて原因となる網膜動静脈交差部位付近の静脈造影像をていねいに観察することが重要となる．

AMD と間違われやすい場合（2）
出血の少ない遷延性 BRVO

　急性期の BRVO では閉塞静脈枝から末梢で線状出血や浮腫，軟性白斑がみられ，閉塞部位より上流の静脈は拡張蛇行を示す．しかし

3. 鑑別を要する疾患　117

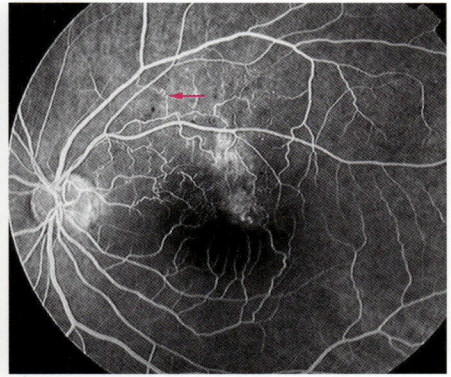

b. FA 早期像

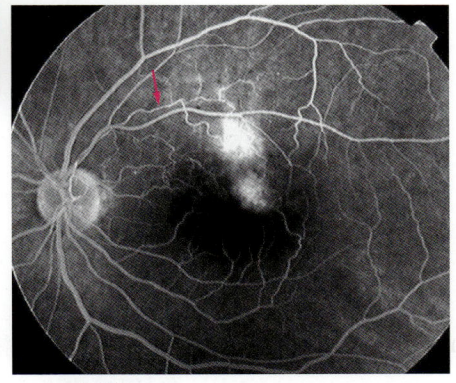

c. FA 後期像

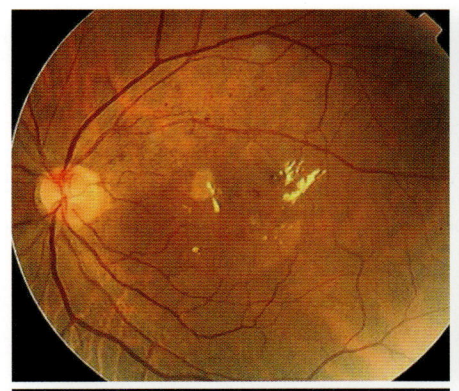

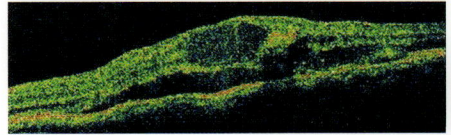

a. 眼底写真（上図）と OCT 所見（下図）

図2　AMD と誤られた遷延性 BRVO
57歳，女性．3か月前に右眼の結膜炎で近医を受診した際，左眼視力低下と眼底異常を指摘され内服治療を受けた．視力改善がないため他院を受診したところ，左眼の AMD と診断され大学病院を紹介された．大学病院初診時，左眼矯正視力は（0.2）である．
　眼底写真（a, 上図）にて黄斑部に漿液性網膜剥離がみられ，OCT（a, 下図）でも確認される．少量の硬性白斑と上耳側動脈に沿って小出血点が散在している．FA にて上耳側動脈にからみつくように走行する細い静脈（c, 矢印）が視神経乳頭まで続いている．FA 早期像（b）では上耳側静脈とのあいだに側副血行路（矢印）が形成されている．すでに遷延化しているため静脈拡張はみられないが，中心窩付近の静脈枝末梢で比較的旺盛な蛍光漏出がみられる．

　急性期を過ぎて浮腫が遷延性しているような BRVO では，静脈の拡張蛇行や派手な網膜出血がみられず，黄斑部の浮腫と硬性白斑のみがみられることがあり，AMD での浮腫との区別が困難なことがある（図2）．このような症例では，出血がわずかなためにカラー眼底写真にて網膜血管の観察が容易で，注意深く観察すると，不規則な走行を示す側副血行路が観察されることがある．OCT にて網膜浮腫以外に SRD がみられることもあるが，RPE レベルの変化はみられない．FA 後期像にて網膜血管由来の漏出が確認できれば診断は容易となる．

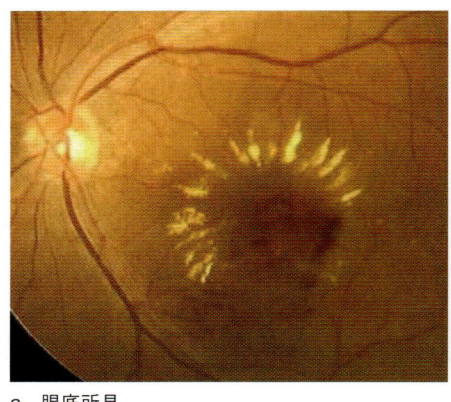

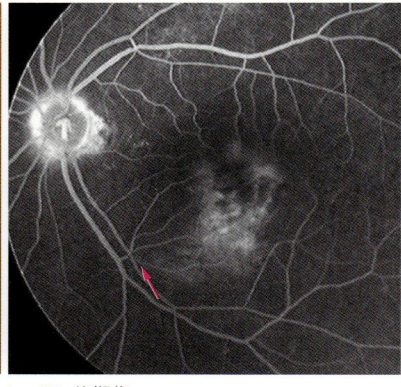

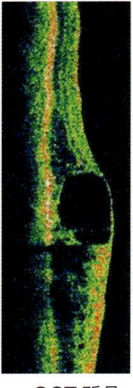

a. 眼底所見　　　　　　　　　　b. FA 後期像　　　　　　　　　　c. OCT 所見

図3　AMD と誤られた輪状白斑を伴う BRVO
69歳，女性．半年前からの左眼視力低下を訴えて，近医より AMD として紹介された．左眼矯正視力は（0.1）である．中心窩を囲む不完全な輪状白斑がみられ，淡い網膜出血もみられる（a）．中心窩を通過する垂直方向の OCT では中心窩は大きな囊胞を形成し，下方網膜は外層浮腫の像を示している（c）．明らかな RPE のラインの不整はみられない．
　FA 後期像（b）では，下方から中心窩に向かう小静脈枝が動脈の下をくぐる部位（矢印）より末梢で蛍光漏出を示すことがわかる．

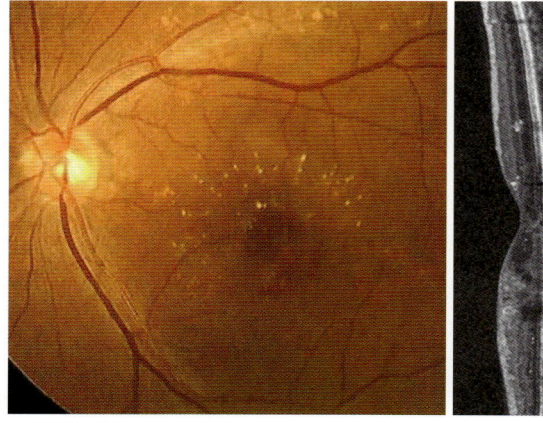

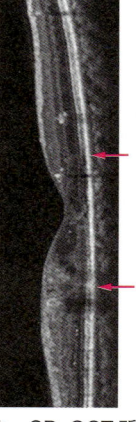

a. 眼底所見　　　　　　　　b. SD-OCT 所見

図4　図3症例の1年後の写真
黄斑浮腫に対してアバスチン®硝子体注射を5回施行した後の眼底写真(a)である．矯正視力は若干改善して（0.4）となったが依然として不良である．SD-OCT (spectral-domain OCT) では浮腫は吸収されているが，中心窩下方の IS/OS ラインが不明瞭になっており（b，矢印のあいだ），これが視力回復不十分な理由と考えられた．

AMD と間違われやすい場合（3）　輪状白斑を伴う BRVO

　輪状白斑は，網膜浮腫に伴ってみられる所見である．黄斑部にみられる輪状白斑と出血は AMD だけでなく，BRVO でもみられる．鑑別のポイントは BRVO を念頭において，原因となる閉塞静脈を探してみることである．FA の早期像で動静脈交差部位を丹念にみると診断は容易である（図3, 4）．

（飯島裕幸）

網膜細動脈瘤

　網膜細動脈瘤（retinal macroaneurysm）[*1]は，通常第3枝以内の網膜動脈が瘤状に拡張し発生する．60歳以上の中高年に好発し，60～80％が女性である．患者は高血圧症や動脈硬化性の疾患を有し，高脂血症，多血症，脳血管障害との合併の報告がある[1,2]．また眼合併症として，網膜毛細血管拡張症，網膜動脈塞栓，網膜静脈閉塞症などが報告されている[3,4]．動脈瘤が破裂すると眼底にさまざまな出血パターンをとる．一方，破裂しないで動脈瘤からの血管外漏出が持続することにより，黄斑浮腫，輪状網膜症を生じる病型も存在する．発症機序としては，加齢に高血圧性変化や動脈硬化性変化が加わり，組織学的に動脈血管内膜のコラーゲンの肥厚，網膜細動脈壁の平滑筋細胞の変性，線維化が認められるとされる[2]．

[*1] 網膜動脈は組織学的に細動脈であるから，この疾患は網膜細動脈瘤と呼ばれる．英語表記はretinal macroaneurysmとされ，日常臨床上，頭文字をとってMAと略称されることもある．その場合，糖尿病網膜症初期などにみられる微小血管瘤（microaneurysm）とは区別されなければならない．

文献はp.229参照．

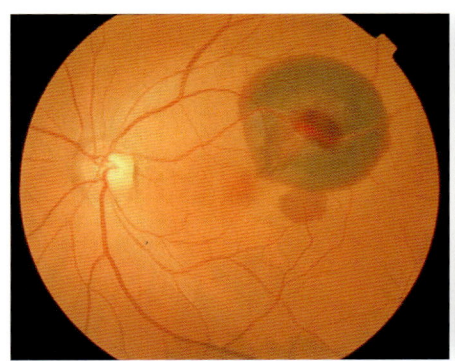

a. 眼底写真

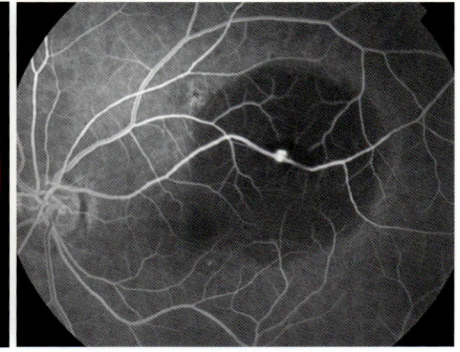

b. フルオレセイン蛍光眼底造影

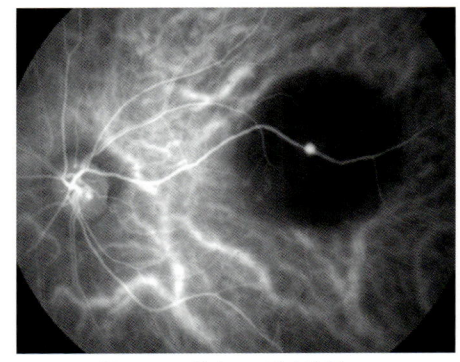

c. インドシアニングリーン眼底造影

図1　網膜細動脈瘤の症例1
70歳，女性．1週間前からの急激な左眼の視力低下および視野障害を自覚し受診した．眼底写真（a）では動脈瘤破裂による出血のため，はっきりとした血管瘤の場所は同定できないが，フルオレセイン蛍光眼底造影検査（b）およびインドシアニングリーン眼底造影検査（c）により瘤への色素貯留を認め，動脈瘤およびその責任動脈の存在が明瞭に描出されている．

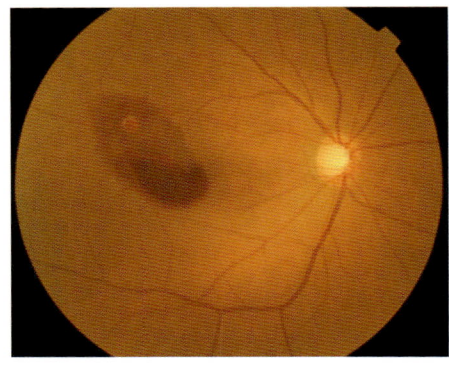

a. 初診時

b. 初診後の経過

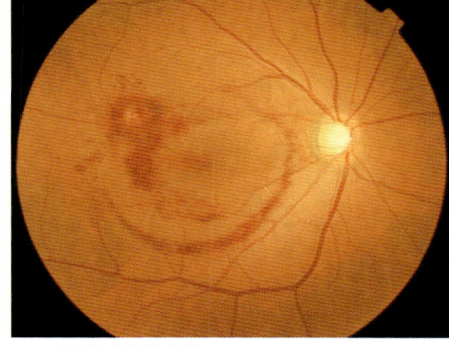

c. 硝子体手術施行後

図2 網膜細動脈瘤の症例2
71歳,女性.右眼の急激な視力低下を自覚し受診.
a. 初診時の眼底写真.動脈瘤破裂により,網膜出血を認める.
b. その後,出血はさらに拡大し,広範な網膜前出血を認めた.
c. 硝子体手術を施行し,内境界膜剝離およびガスタンポナーデを併用した.黄斑部の出血は除去されている.

症状

初期で動脈瘤のみの状態では自覚症状に乏しいが,破裂し出血が黄斑部に進展した場合や硝子体出血が発生した場合に,突然の高度の視力低下,視野障害,中心暗点,飛蚊視などを自覚する.破裂せず滲出をメインとする病態では,浮腫が黄斑部にかかると,徐々に進行する変視症,視力低下を自覚する.

所見

中高齢者の網膜動脈の第3枝以内に好発し,動脈に直接連結した黄赤色または灰白色の血管瘤が認められる(図1,2).片眼性孤立性に観察される.出血は網膜下,網膜内,網膜前出血および硝子体出血のパターンをとるが,発症初期に厚い出血塊を認めた場合は,動脈瘤の所在がはっきりと確認できない場合がある.出血はその後,器質化して黄白色となり徐々に吸収される.網膜静脈閉塞症に合併した場合は,閉塞領域内に動脈瘤が発生することがあるので,注意を要する[4].また,動脈瘤破裂後に黄斑円孔を併発するという報告

がある[5].

検査

蛍光眼底造影検査により初期から動脈瘤への蛍光色素の貯留および漏出による過蛍光が認められる一方，出血部位は蛍光ブロックとなる（図1）．それにより動脈瘤の部位が定かでない場合は，インドシアニングリーン（ICG）造影検査により描出されることが多い（図1）．

鑑別

黄斑部出血を伴った場合，新生血管黄斑症による出血との鑑別が必要となる．眼底所見および造影検査により，特徴的な動脈瘤の所見とその責任動脈の存在が明らかになれば診断は容易である．

治療

細動脈瘤そのものに対する治療の基本は，レーザー光凝固による治療である．長波長，低出力，長時間の凝固を心掛け，治療に際しては動脈閉塞に注意する[6]．また動脈瘤破裂に対しては，後続する出血のパターンによりアプローチが異なる．まず硝子体出血や網膜前出血のみであれば，単純な硝子体切除（内境界膜下出血であれば内境界膜剥離併用）で除去することが可能である．網膜下出血を伴っている場合は，出血の凝固塊は視細胞に対し強い障害を与えるため，特に黄斑下出血の場合は速やかに黄斑部より出血の移動・除去する必要がある．ガス[7]やパーフルオロカーボン[8]などの眼内タンポナーデ物質を用いた黄斑下血腫移動術が有用である*2．

（﨑元　晋，坂口裕和）

[*2] 血管瘤は自然治癒傾向があるため，自覚症状がなく出血していない症例では，経過観察のみでよい．また出血していても黄斑部が温存されているような症例では，細動脈瘤自体の再出血のリスクは少ないため，視力予後は良好である．

続発性脈絡膜新生血管

疾患の概念

　加齢以外の要因で発症した脈絡膜新生血管（choroidal neovascularization；CNV）を総称して続発性脈絡膜新生血管（secondary CNV）と呼ぶ．脈絡膜の炎症が，続発性脈絡膜新生血管を発生させる最大の要因であるが，鈍的外傷など網膜色素上皮・Bruch膜が外傷により障害された場合には，CNVが発生することがある．近年，増加傾向にある滲出性加齢黄斑変性の発症年齢とは異なり，50歳以下の若年者に生じることが多く，特発性脈絡膜新生血管と並んで若年者にCNVを生じる疾患として重要で，その名前のとおり何らかの原因疾患に付随して発症してくる．

原因疾患について

　続発性脈絡膜新生血管を引き起す原因疾患として，原田病・サルコイドーシス・Behçet病・多発性脈絡膜炎・眼トキソプラズマ症・眼ヒストプラズマ症・地図状脈絡膜炎などが挙げられ，これら脈絡膜を炎症の主座とする疾患に続発してCNVが発生する．そのほかに，点状脈絡膜内層症（punctate inner choroidopathy；PIC）においてもみられ，検眼鏡的には脈絡膜・網膜色素上皮に活動性の病変がないようにみえるときでも，インドシアニングリーン蛍光造影検査を施行すると脈絡膜に"punched out lesion"[*1]が散在していることが確認できることも多い．

ぶどう膜炎など脈絡膜の炎症に伴う続発性脈絡膜新生血管：表1に挙げられるぶどう膜炎に伴って，続発性脈絡膜新生血管が発生してくることがある．脈絡膜の炎症に対して十分な消炎がなされず，脈絡膜組織の脆弱性が誘因となって発生すると考えられている．

PICに伴って生じる続発性脈絡膜新生血管：PICは若年女性の中等度近視眼に，多発性の小型白斑が網膜深層から脈絡膜にかけて好発する疾患である．前眼部や硝子体中に炎症を伴わず20〜40％に脈絡膜新生血管を生じるとされている．急性期を過ぎて，黄白色の瘢

文献はp.229参照．

[*1] **punched out lesion**
一般的に，"punched out lesion"とは，多発性骨髄腫や好酸球性肉芽腫などで認められる"骨抜き打ち像"と称される病変で，X線単純撮影で扁平骨に穴があいたように見える所見のことである．ここでは造影剤が流入して，健常部分が蛍光色素による明るい染色を示すのに対して，病変部分が黒く抜ける所見のことを指している．

表1　若年者に脈絡膜新生血管を生じる疾患の一覧

原田病
サルコイドーシス
Behçet病
多発性脈絡膜炎
眼トキソプラズマ症
眼ヒストプラズマ症
地図状脈絡膜炎
梅毒性ぶどう膜炎
真菌性眼内炎
散弾状網脈絡膜症（bird-shot chorioretinopathy）
multifocal choroiditis associated with subretinal fibrosis syndrome
点状脈絡膜内層症（punctate inner choroidopathy；PIC）
multifocal choroiditis with panuveitis

3. 鑑別を要する疾患　123

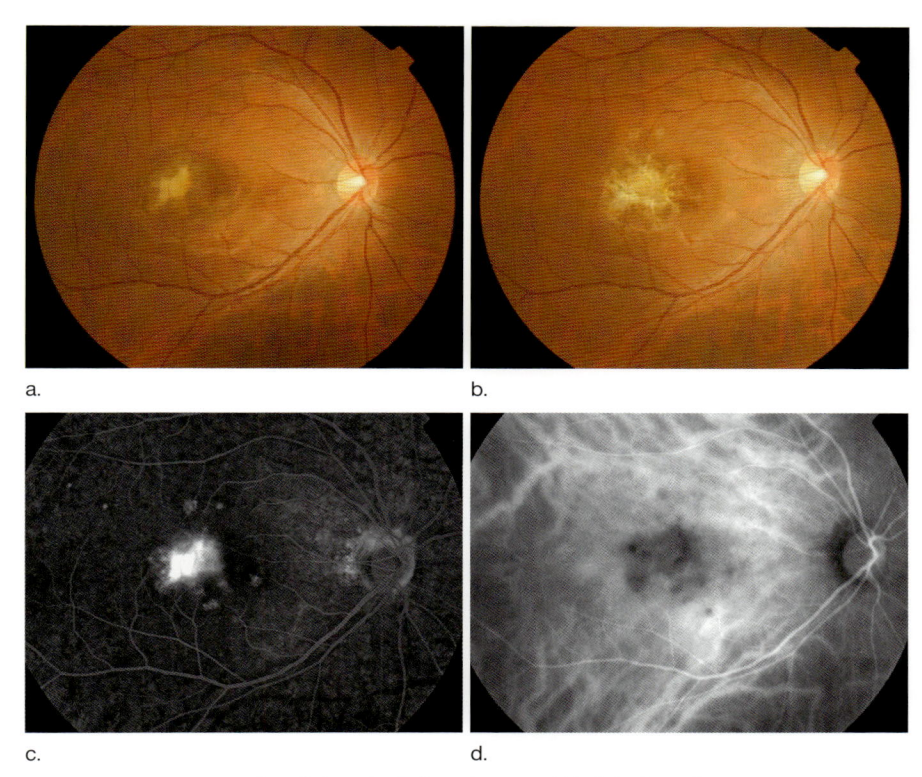

a.
b.
c.
d.

図1　原因不明のぶどう膜炎の経過中に生じた脈絡膜新生血管
29歳，男性．原因不明のぶどう膜炎の経過中にCNVを発症した．
a. 発症時の眼底写真．黄白色の隆起性病変が脈絡膜の萎縮性病変の周辺部にみられる．
b. 最終的に線維性萎縮を伴って鎮静化した．
c. 発症時のフルオレセイン蛍光眼底造影．
d. 発症時のインドシアニングリーン蛍光眼底造影．

痕病変から色素沈着を伴った網脈絡膜萎縮病変に変わる陳旧期（発症1年以内）にCNVが生じることが多い．

所見(1)　検眼鏡

　中心窩あるいは傍中心窩領域に網膜深層に黄白色病巣，進行する網膜下の灰白色病巣と漿液性網膜剝離や網膜下出血を生じる特発性脈絡膜新生血管と異なり，ぶどう膜炎に伴うCNVは後極部や網膜周辺部に斑状の網脈絡膜萎縮層が見つかることが多い（図1a, b）．もちろん，ぶどう膜炎の活動期であれば硝子体中に炎症細胞が認められるし，網膜血管炎の有無も鑑別診断に役に立つ．PICでも同様の所見を呈する（図2a）．

a.　　　　　　　　　　　　　　　　　　b.

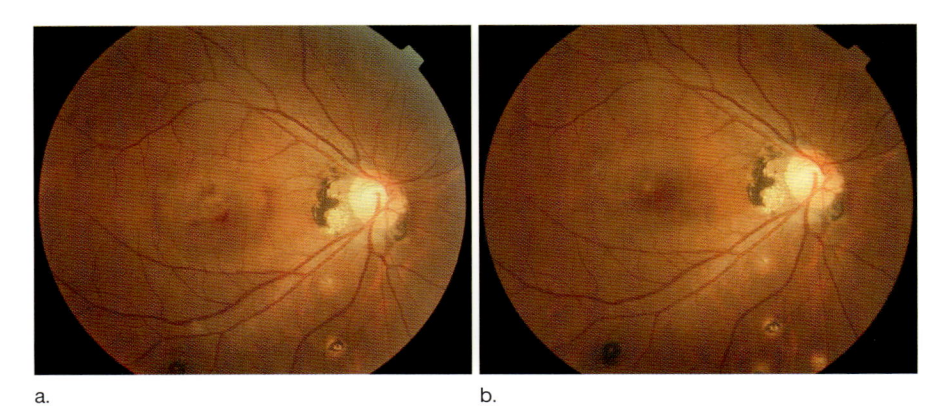

図2　PIC の経過中に生じた脈絡膜新生血管
45歳，女性．中等度近視あり．
a. 発症時の眼底写真，淡い黄白色の隆起性病変と CNV 周囲に漿液性網膜剥離と網膜下出血を伴っていた．
b. ベバシズマブ硝子体内投与により CNV は消退した．

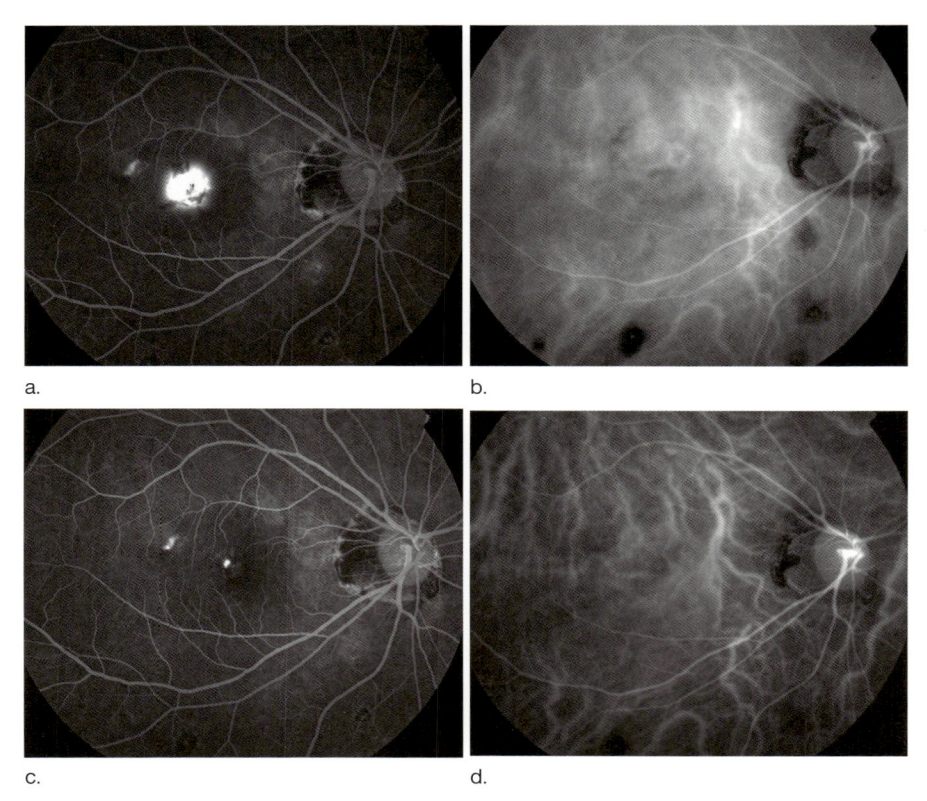

a.　　　　　　　　　　　　　　　　　　b.

c.　　　　　　　　　　　　　　　　　　d.

図3　PIC の FA/IA 所見（図2と同一症例）
a. 発症時のフルオレセイン蛍光眼底造影．
b. 発症時のインドシアニングリーン蛍光眼底造影．
c. ベバシズマブ投与4か月後のフルオレセイン蛍光眼底造影．
d. ベバシズマブ投与4か月後のインドシアニングリーン蛍光眼底造影．
FA でみられる著明な蛍光漏出はベバシズマブ投与後なくなり，IA において投与後は，脈絡膜新生血管周囲の低蛍光輪（dark rim）が認められる（d）．

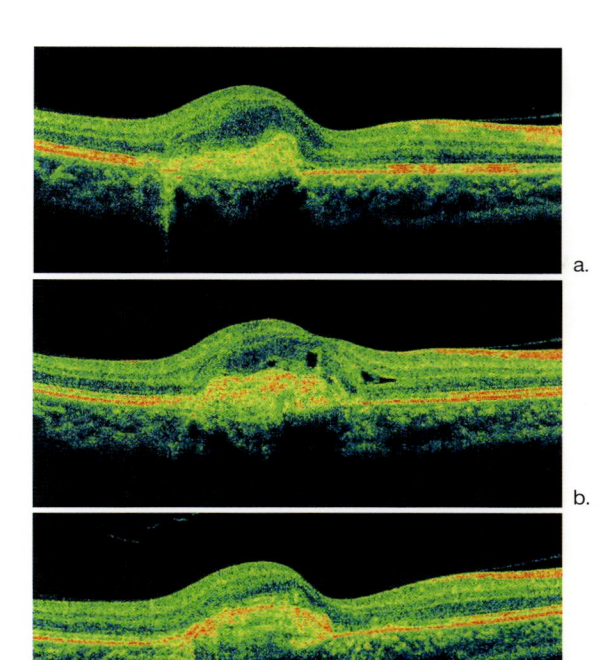

図 4　OCT 所見（図 1 と同一症例）
発症時，新生血管部に網膜色素上皮の上に中〜高反射の CNV 塊が検出され（a），ぶどう膜炎の治療も兼ねてステロイド内服やトリアムシノロンの Tenon 嚢下投与を行うも，網膜浮腫を伴い鎮静化しないため（b），ベバシズマブの硝子体内投与を施行後，CNV は鎮静化した（c）．

所見（2）フルオレセイン蛍光造影（FA），インドシアニングリーン蛍光造影（IA）

　脈絡膜炎に伴って生じる CNV は，その周辺に網膜色素上皮（RPE）の萎縮巣を認めることが多く，単発で生じる特発性脈絡膜新生血管とは容易に鑑別できる．FA では，造影早期に過蛍光がみられ始め，後期には新生血管からの色素漏出が認められる（図 1c，図 3a）．IA では網膜下の黄白色の病変に一致して早期に新生血管の過蛍光がみられ，後期には色素漏出を示す（図 3b）．瘢痕期には，新生血管の周囲に輪状の低蛍光輪（dark rim）を伴うことが多く，活動性低下のサインとして重要である（図 3d）．

所見（3）光干渉断層撮影（OCT）

　活動期には，RPE の上に中〜高反射の CNV 塊が検出され（図 4a），網膜浮腫や CNV 周囲に漿液性網膜剝離を伴うことがある（図 4b）．瘢痕期には，RPE と一塊となり，RPE の高反射帯に囲い込まれる所見を呈する（図 4c）．

治療法

　ぶどう膜炎に伴う CNV で炎症が活動期であれば消炎を行うが，非活動期の脈絡膜炎に対しての治療は不要である．トリアムシノロンの後部 Tenon 囊下注射や硝子体内投与が有効であるが再発することも多く，最近ではベバシズマブなどの抗 VEGF 抗体薬の硝子体内投与が行われ，その有効性が報告されている．

CNV の経過・予後について

　続発性脈絡膜新生血管は AMD に伴う CNV とは異なり小型であることが多く，拡大傾向が強くない点が AMD とは異なり，AMD より視力予後は良好である．

（橋田徳康）

成人発症卵黄状黄斑ジストロフィ

成人発症卵黄状黄斑ジストロフィとは

　成人発症卵黄状黄斑ジストロフィ（adult-onset foveomacular vitelliform dystrophy；AOFVD）[*1]とは，中年期以降にまれにみられる黄斑ジストロフィの一つである．典型的な症例では，40歳代以降に軽度の視力低下で受診し，眼底検査で黄斑の中央部に黄色の円形あるいは楕円形の隆起状病変がみられる．この疾患を遺伝性黄斑ジストロフィの一つであるパターンジストロフィの亜型の一つとする説もある．

　この疾患が遺伝性のdystrophyなのか，あるいは後天的なdegenerationなのかについては，しばしば議論の的とされてきた．明らかな常染色体優性遺伝を示す家系がある一方で，片眼性で孤発例のものもみられる．後者は加齢黄斑変性に類似した病態の可能性があると考えられている．

眼底所見と検査所見

　眼底所見は非常に特徴的である．黄斑の中央部に，1/3〜1/2乳頭径程度の円形あるいは楕円形の黄色隆起病変[*2]がみられる（図1）．これは両眼性のこともあれば片眼性のこともある．光干渉断層計（OCT）の所見[2]から，この黄色物質は視細胞と網膜色素上皮のあいだに沈着していることがわかっている．

　蛍光眼底造影では，この黄色隆起の部位はブロックにより低蛍光を示すことが多い（図2）．また眼底自発蛍光では，沈着内のリポフスチンにより黄斑部の沈着部位は過蛍光を示す．

加齢黄斑変性との鑑別のポイント

　AOFVDは，時に加齢黄斑変性（AMD）と間違われることがある．黄斑部の黄色沈着物が脈絡膜新生血管あるいは漏出に伴うフィブリン様物質のようにみえてしまうためであり，実際にAMDと間違えて光線力学療法が行われたという報告[3]もある．鑑別のポイントは

[*1] ほかにも以下のような，さまざまな名称がある．peculiar foveomacular dystrophy[1]，adult-onset foveomacular pigment epithelial dystrophy, adult vitelliform macular degeneration

文献はp.230参照．

[*2] 病理学的検査によって，この黄色物質の主体は，リポフスチンであることがわかっている．

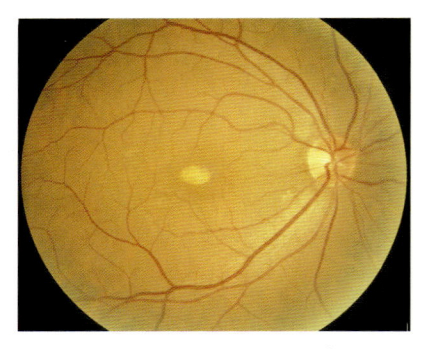

図1　成人発症卵黄状黄斑ジストロフィの眼底
56歳，男性．矯正視力は（0.2）．

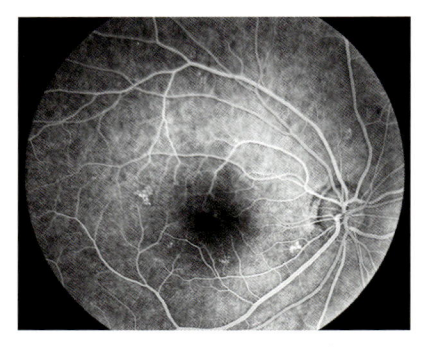

図2　成人発症卵黄状黄斑ジストロフィの蛍光眼底造影（図1と同一症例）

表1　成人発症卵黄状黄斑ジストロフィと卵黄状黄斑ジストロフィの鑑別点

	成人発症卵黄状黄斑ジストフィ	卵黄状黄斑ジストロフィ
発症	主に40歳以降	主に5〜20歳
両眼か片眼か	両眼も片眼もありうる	両眼がほとんど
病巣の大きさ	1/3〜1/2乳頭径	1/2〜3乳頭径
遺伝形式	孤発例あるいは常染色体優性	常染色体優性がほとんど
原因遺伝子	不明	*BEST1*
EOG	正常範囲	L/D比が低下

造影検査であり，AOFVDでは，AMDのように病変部位から時間とともに蛍光物質がじわじわと漏出してくることはない．また，OCT所見も重要で，AOFVDでは，AMDのように網膜内に浮腫を伴うこともない．

卵黄状黄斑ジストロフィ（Best病）との鑑別

　AOFVDの黄斑部の隆起病変は，卵黄状黄斑ジストロフィ（vitelliform macular dystrophy；VMDまたはBest病）[*3]と鑑別が困難なことがある．AOFVDとVMDの鑑別のポイントを表1にまとめた．一般的にAOFVDの黄色沈着病巣の径は，VMD（図3）よりも小さいことが多い．しかしAOFVDでも大きな黄色沈着病巣となることがあり，このような場合は鑑別が難しい．AOFVDの発症は中年期以降が多いが，VMDでも中年期以降に初めて病院を受診することは決して珍しくない．蛍光眼底造影所見もOCT所見も両者はよく似ている．両者の鑑別に最も役立つのは，眼球電図（electro-oculo-

[*3] 黄斑部の黄色隆起状病変が目玉焼きの卵黄のようにみえることから，この名称がつけられた．foveomacular vitelliform dystrophy（FVD）とも呼ばれる．

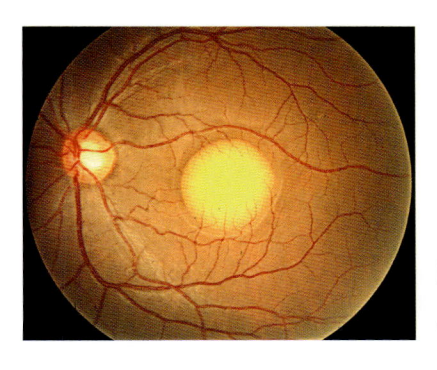

図3 卵黄状黄斑ジストロフィの眼底
18歳，男性．矯正視力は（0.6）．

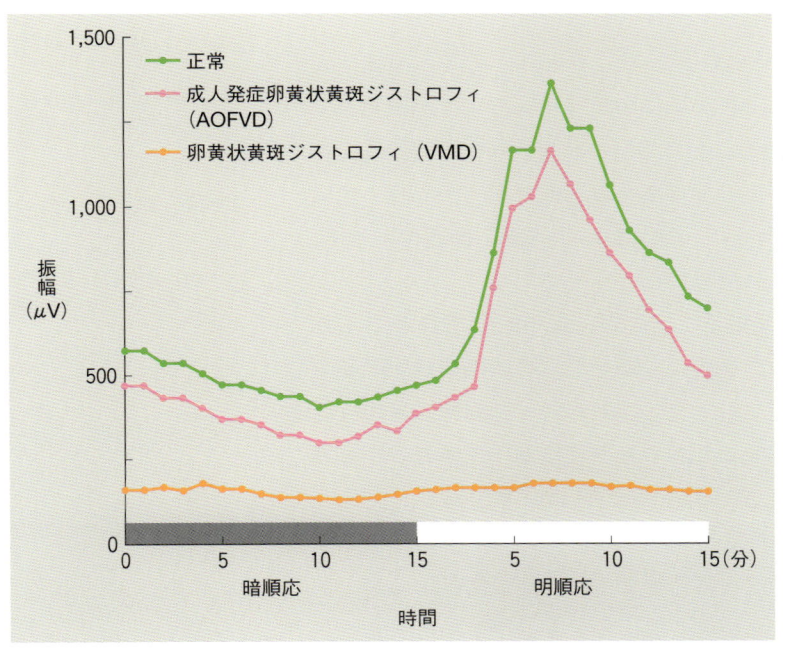

図4 正常者，成人発症卵黄状黄斑ジストロフィ，および卵黄状黄斑ジストロフィの眼球電図（EOG）

gram；EOG）と遺伝子検査である．EOGを行うと，VMDは強い異常を示すがAOFVDは正常である（**図4**）．またVMDの原因遺伝子[*4]の *BEST1* に異常が検出されれば，症例をVMDと確定診断することができる．

（近藤峰生）

[*4] 以前は常染色体優性遺伝と考えられていたが，最近になって常染色体劣性の家系もあることが報告されている．

カコモン読解　第19回　一般問題43

ERGが診断に有用なのはどれか．2つ選べ．
a Coats病　　b Stargardt病　　c 若年網膜分離症
d 無色素網膜色素変性　　e 卵黄状黄斑ジストロフィ

[解説] ERGのそれぞれの波の由来の細胞*5がどれかを考え，各疾患の障害部位はどこにあるかを考えれば，おのずと答えはでる．視細胞やMüller細胞などに病変の主座があり，障害される疾患を選ぶ．

a. **Coats病**：網膜毛細血管拡張により網膜に強い滲出性変化を特徴とする疾患である．多数の毛細血管瘤や動静脈吻合がみられ，異常網膜毛細血管からの漏出による黄白色の滲出斑，網膜出血，網膜血管閉塞などが生じる．ERG (electroretinogram；網膜電図) は正常である．

b. **Stargardt病**：常染色体劣性遺伝形式をとり，錐体に原発するが網膜色素上皮層が変性し，黄斑部に金属様反射を示す網膜色素上皮の変性萎縮と蛍光眼底造影におけるdark choroidが特徴的である．標的黄斑病巣は黄斑中央の健常部を取り囲むドーナツ型の色素上皮の萎縮病巣で，bull's eyeとも呼ばれる．ERGは通常正常で，EOG (electro-oculogram；眼球電図) は扁平である．

c. **若年網膜分離症**：X-linked juvenile retinoschisis. X染色体劣性遺伝で網膜が神経線維層内で2層に分離して，その内層側が網膜剝離のように隆起する疾患である．先天性のものは神経線維層で分離し，後天性のものは外網状層で分離する．黄斑部に車軸様の中心窩分離症が生じる．ERGのb波は低下，EOGは正常である．

d. **無色素網膜色素変性**：網膜色素変性は夜盲を来たす遺伝性網膜変性疾患であり，両眼性で徐々に進行する．発症に関与するさまざまな遺伝子異常が報告されていて，遺伝関係が濃厚である．常染色体劣性遺伝が多く，常染色体優性やX染色体遺伝のものもある．網膜色素変性には色素斑の出現しないものもあり，これを無色素網膜色素変性という．視細胞の杆体外節の崩壊消失と網膜色素上皮細胞の変性や増殖が起こる．末期には錐体も消失する．ERGは初期からa波，b波ともに著明に減弱ないし消失する．

e. **卵黄状黄斑ジストロフィ**：foveomacular vitelliform dystrophy, vitelliform macular dystrophy, Best病とも呼ばれる．常染色体優性遺伝形式をとる．黄斑部に目玉焼の卵黄様の変化像を認める．後には萎縮する．病巣は網膜色素上皮層にあると考えられている．通常は，ERGは正常でEOGは扁平である．

[模範解答]　c, d

（橋田徳康）

---

*5 ERGのそれぞれの波が由来する細胞

早期視細胞電位 (early receptor potential；ERP)

視細胞外節由来

a波

光刺激により視細胞が過分極することにより発生する陰性波．視細胞由来．

b波

a波に続く大きな陰性波で，双極細胞・Müller細胞由来．

律動様小波

a波からb波へ移行する上行脚に重なって現れる小さな波でアマクリン細胞由来．

c波

網膜色素上皮由来

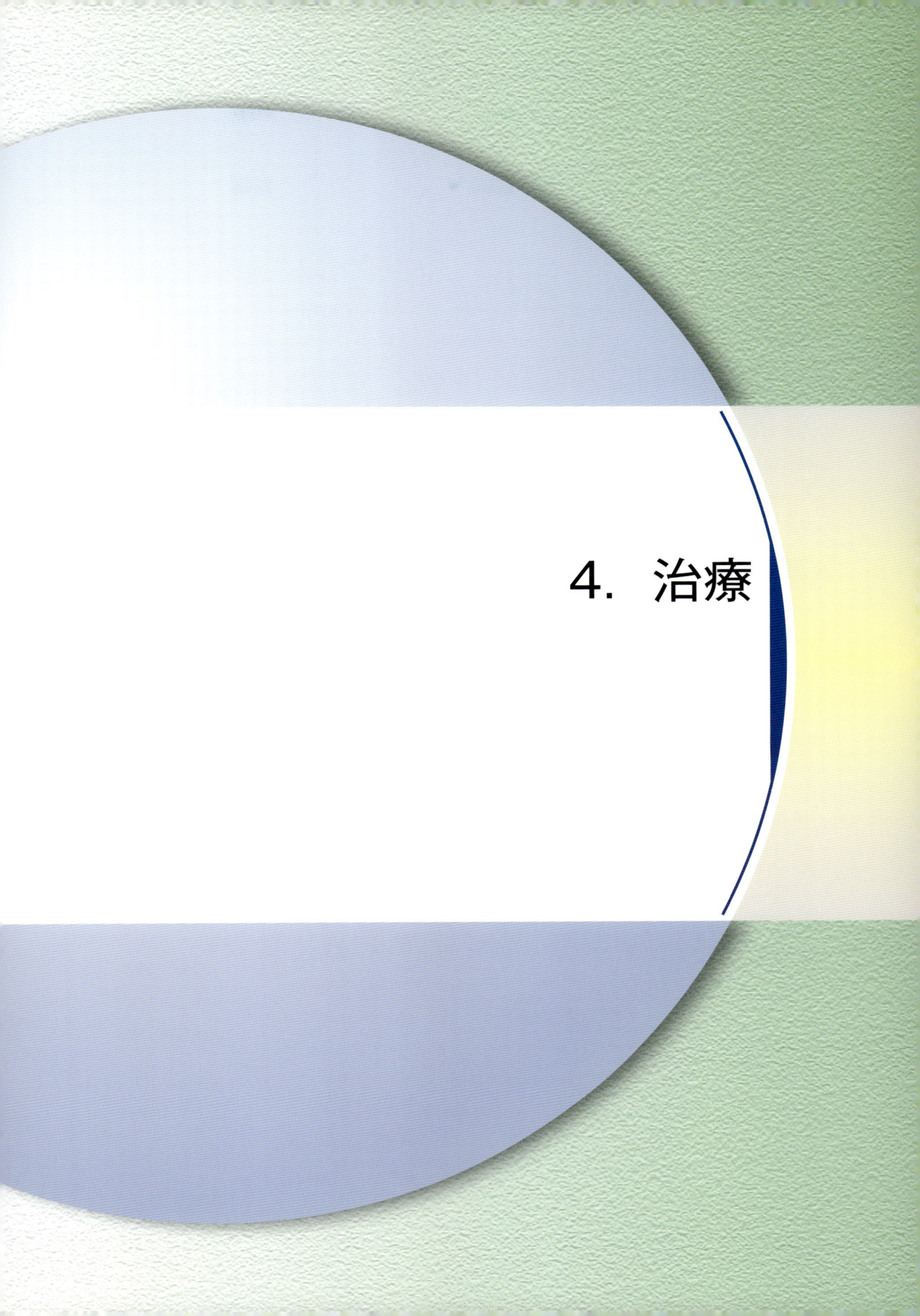

4. 治療

レーザー光凝固

　滲出型 AMD（age-related macular degeneration；加齢黄斑変性）の脈絡膜新生血管（choroidal neovascularization；CNV）に対するレーザー光凝固は，歴史的には，中心窩下 CNV，傍中心窩 CNV，中心窩外 CNV[*1] のいずれに対しても，多施設無作為抽出臨床試験で証明された治療法であった．しかし，中心窩下 CNV に対する光線力学的療法（photodynamic therapy；PDT）や抗血管内皮増殖因子（VEGF）療法の台頭によって，現在は，中心窩外に存在する境界鮮明な CNV にのみ適応のある治療法となった．傍中心窩 CNV は，レーザー光凝固の合併症（中心窩の誤凝固，凝固瘢痕の atrophic creep など）を考えると，現実的には，中心窩 CNV に準じて PDT や抗 VEGF 療法の適応である．なお，特殊型のポリープ状脈絡膜血管症（polypoidal choroidal vasculopathy；PCV）に関しても，その異常血管網とポリープ状病巣が中心窩外にあるときはレーザー光凝固の適応である．一方，もう一つの特殊型の網膜血管腫状増殖（retinal angiomatous proliferation；RAP）ではレーザー光凝固に抵抗性を示し，無効であることが多く，適応ではない．

AMD に対するレーザー光凝固を行ううえで，考慮すべきレーザー光の波長

　網膜に対するレーザー光凝固を行ううえで，網膜に存在する三つの色素，キサントフィル，ヘモグロビン，メラニンによるレーザー光の吸収を考慮しなければならない．黄斑部へのレーザー凝固においては，まず，キサントフィルに吸収されない波長である必要があり，青色は適さない．また，出血が存在する領域ではヘモグロビンに吸収されにくい赤色かダイオードが適している．また，視神経乳頭黄斑間においても，網膜神経線維に影響のない赤色かダイオードのレーザーを選ぶ必要がある．しかし，それ以外の領域における典型 AMD の CNV，PCV の血管病変に対しては，一般的に黄色の波長を選ぶ．なお，現在市販されている眼底レーザー装置[*2] のなかで，マルチカラークリプトンレーザー装置が推奨される．

文献は p.230 参照．

[*1] フルオレセイン蛍光造影所見から，脈絡膜新生血管（CNV）は下記のように分類される．

中心窩下 CNV

CNV が中心窩無血管域（FAZ）の中心に及んでいるもの

傍中心窩 CNV

FAZ の中心と CNV の辺縁の距離が 1～199 μm であるもの

中心窩外 CNV

FAZ の中心と CNV の辺縁の距離が 200 μm 以上あるもの

FAZ : foveal avascular zone

[*2] 眼底レーザー光凝固装置には，下記のようなレーザーが使用されるが，現在，黄斑疾患の光凝固には，マルチカラークリプトンが一般的である．

アルゴンレーザー（青緑色）

ハーフヤグレーザー（緑色）

色素レーザー（黄，橙，赤色）

マルチカラークリプトンレーザー（黄，赤色）

半導体レーザー（810 nm）

典型 AMD の中心窩外 CNV に対するレーザー光凝固（図1）

中心窩無血管域（FAZ）の中心*3 から最低でも 500μm 以上は離れた境界鮮明な classic CNV が適応となる．レーザー光は，黄色もしくは赤色を選択し，フルオレセイン蛍光造影（FA）所見をもとに CNV およびその周囲 200μm が凝固範囲となる．凝固条件は，凝固時間 0.2～0.5 秒，凝固サイズ 200～500μm で，chalk white の凝固斑が得られる出力で行う．フォーカスを網膜下に合わせ，通常 200 mW ぐらいから始めて，はっきりとした白色の凝固が得られるまで出力を上げていく．メラニン色素の薄い CNV 上では凝固斑が出にくく，CNV 周囲では低出力で凝固斑が得られるので，部位によって小刻みに出力を選択する．治療後 1 か月の時点で光干渉断層検査（OCT）を行い，滲出がまだ残存しているようなら，FA を再び行い，CNV が残存しているならば再凝固する．

PCV の視神経乳頭周囲の血管病変に対するレーザー光凝固（図2）

視神経乳頭周囲の PCV 病変に対しては，レーザー光凝固が有効である．凝固範囲は視神経乳頭黄斑間を含むので，赤色を選択する．網膜内層に影響のないように網膜下にフォーカスをあわせて凝固する．条件は，凝固時間が 0.2～0.5 秒，凝固サイズが 200～500μm で，典型 AMD の CNV とは異なり，中等度の凝固斑が得られる程度の出力で行う．インドシアニングリーン蛍光造影（IA）を行い，その造影結果に基づいて異常血管網とポリープ状病巣を余裕をもって凝固する．この場合も，治療後 1 か月の時点で光干渉断層検査（OCT）を行って滲出がまだ残存しているようなら，FA，IA を再び行い，PCV 血管病変が残存していれば再凝固する．

合併症

誤凝固：誤凝固に関しては，術者が細心の注意を払えば防ぐことができる．患者に決してエイミングビームを見ないように話す．また，高齢者では呼吸によって体動が生じて顔が上下するので，要注意である．

凝固瘢痕の atrophic creep（図3）：凝固瘢痕は時間とともに拡大する．CNV では強凝固するので，この合併症を避けることは難しい．したがって，FAZ の中心からかなり離れているものを適応とするのが安全である．筆者は凝固斑の中心窩側が少なくとも 500μm

[*3] 中心窩の位置の同定にフルオレセイン蛍光造影（FA）早期の写真が使用される．FA 早期に中心窩無血管域（FAZ）が認められ，その中心を中心窩と考える．

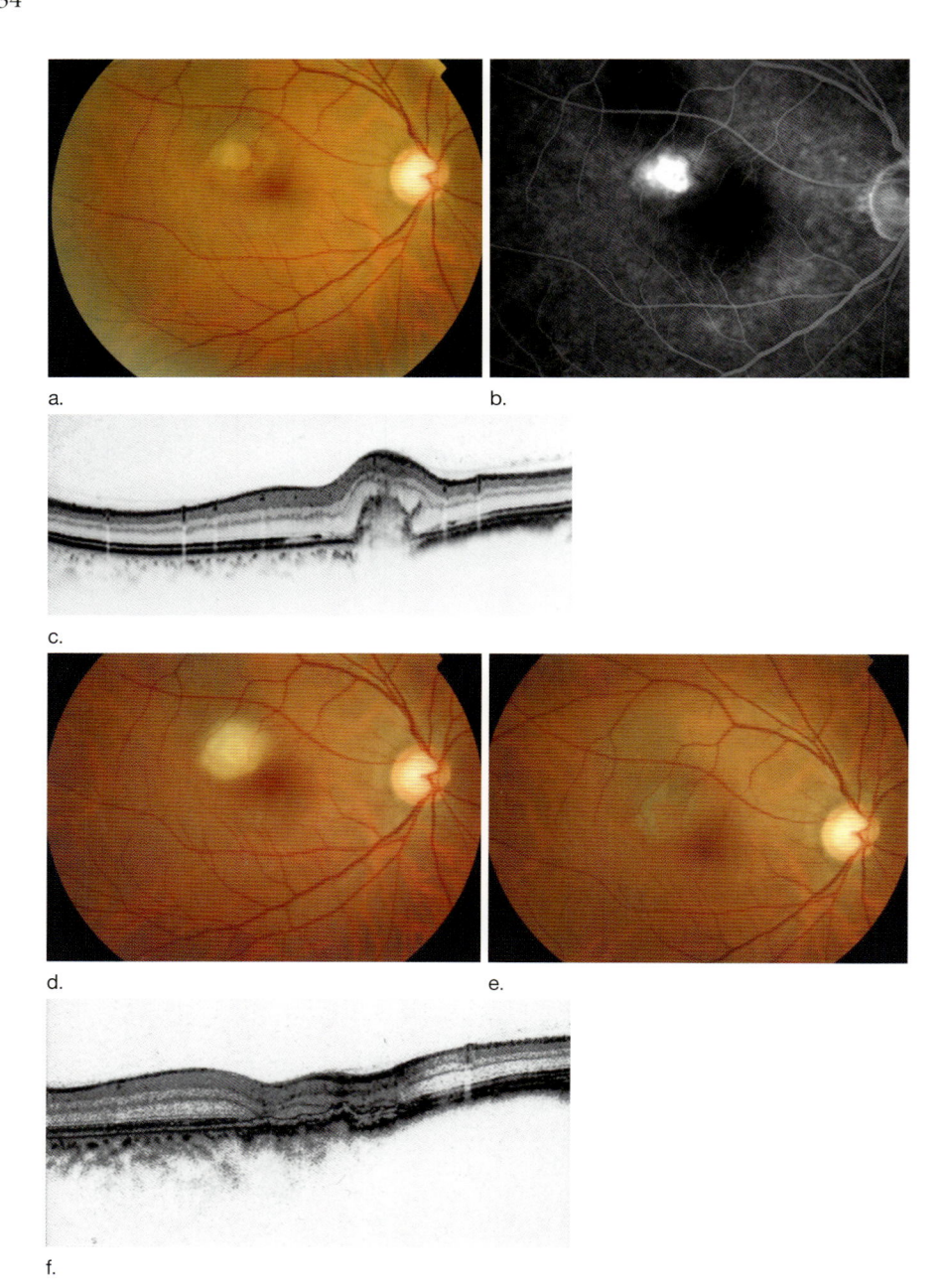

図1 典型 AMD の中心窩外 CNV に対するレーザー光凝固
中心窩外脈絡膜新生血管（CNV）を伴う典型加齢黄斑変性，右視力（1.2）．
a. 術前カラー眼底写真．中心窩の耳上側にわずかな網膜下出血を伴う境界鮮明な CNV を認める．
b. フルオレセイン蛍光造影で境界鮮明な classic CNV を認める．
c. CNV 中央を通る垂直の光干渉断層写真．網膜色素上皮下 CNV を認める．
d. レーザー光凝固直後のカラー眼底写真．マルチカラークリプトンの黄色のレーザーで強凝固した．
e. 術後 1 か月のカラー眼底写真．凝固領域は瘢痕化し，滲出・出血性変化は消失している．
f. CNV 中央を通る垂直の光干渉断層写真．CNV は認められず，凝固範囲では，外網状層と網膜色素上皮が直接癒着し，外顆粒層，視細胞内節外節は消失している．

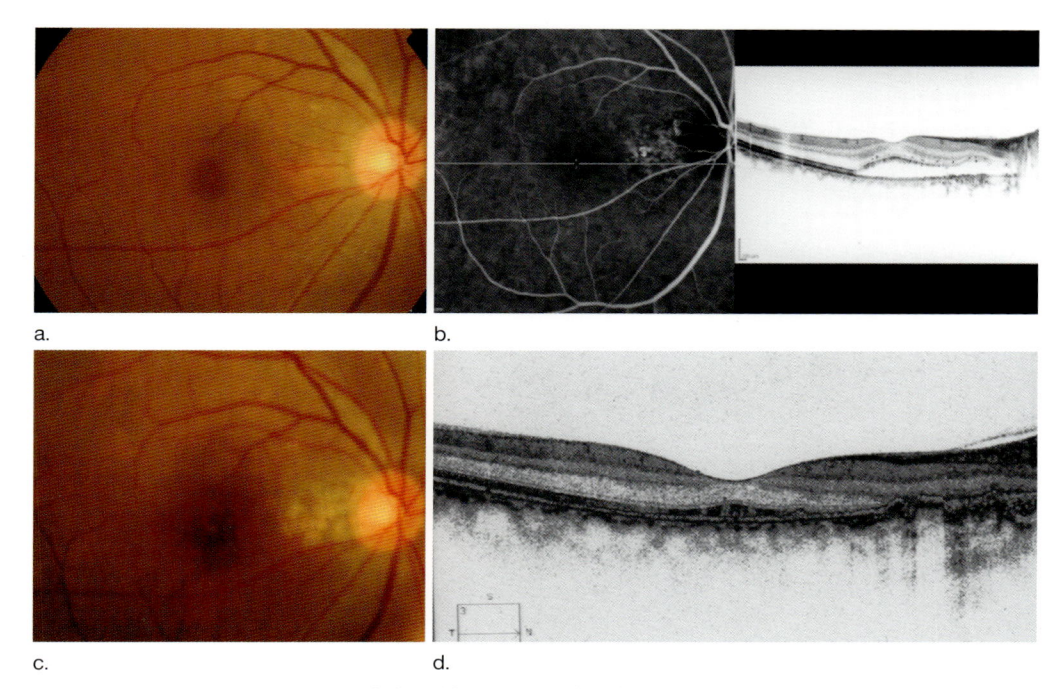

図2　視神経乳頭周囲のPCV病変に対するレーザー光凝固

視神経乳頭周囲のポリープ状脈絡膜血管症（PCV），右視力（0.8）．
a. 術前カラー眼底写真．視神経乳頭に接して黄斑側に橙赤色病変を認める．
b. 術前．左のインドシアニングリーン蛍光造影で異常血管網と過蛍光を示すポリープ病巣を認める．右の光干渉断層写真では，視神経乳頭から黄斑にかけて漿液性網膜剝離がみられる．
c. 術後1か月のカラー眼底写真．術前の橙赤色の病変に一致して白色の凝固瘢痕がみられる．
d. 漿液性網膜剝離は消失し，凝固領域では，外網状層と網膜色素上皮が直接癒着し，外顆粒層，視細胞内節外節は消失している．しかし，網膜内層に異常はなく，レーザー凝固の影響はない．視力は（1.2）に改善した．

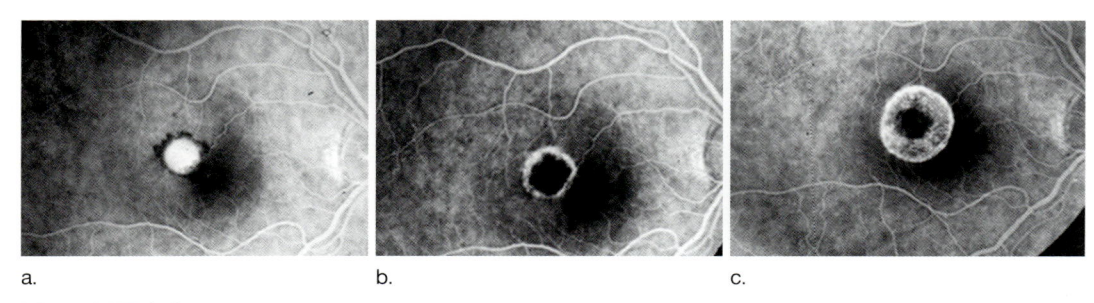

図3　凝固瘢痕のatrophic creep

a. 術前フルオレセイン蛍光造影（FA）写真．境界鮮明なclassic CNV（脈絡膜新生血管）を認める．
b. 術後3か月のFA．CNVは完全に閉塞している．視力は（1.2）に改善した．
c. 術後2年のFA．凝固瘢痕が拡大し，中心窩に及んでいる．視力は（0.7）に低下した．

以上は離れるものに限定して行っている．

CNVの再発：CNVの再発は，凝固瘢痕に接して生じるものと，凝固瘢痕とは離れて生じるものがある．筆者の過去の成績では24%の確率で再発が生じていた．いずれにしても，凝固前のFAにおける

| a. | b. |
| c. | d. |

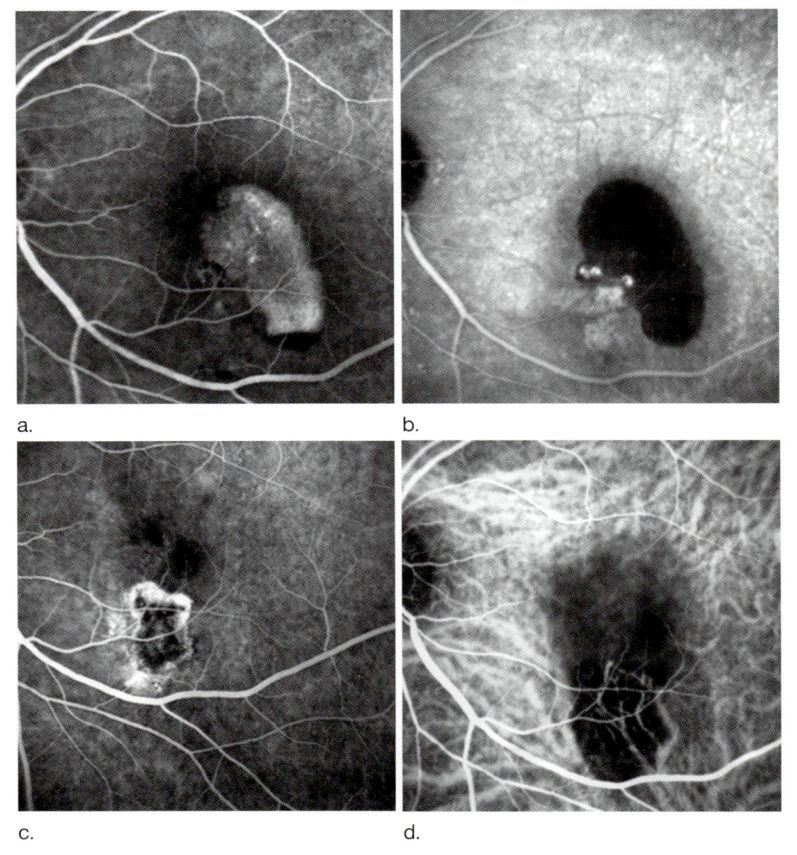

図 4 網膜色素上皮剝離（PED）を伴うポリープ状脈絡膜血管症（PCV）のレーザー光凝固

a. 術前のフルオレセイン蛍光造影（FA）写真．PED に一致して過蛍光がみられ，それに接した鼻下側に淡い蛍光がみられる．
b. 術前のインドシアニングリーン蛍光造影（IA）写真．低蛍光の PED に接した鼻下側にポリープ状血管病巣と異常血管網による淡い蛍光がみられる．この IA 所見に基づいてポリープ病巣と異常血管網にのみ中等度の光凝固を行った．
c, d. 術後 3 か月の FA（a）と IA（b）．凝固 PCV 血管病巣は完全に閉塞し，PED も消失している．

CNV の範囲の同定を確実に行うことである．CNV 周囲の網膜下出血や blocked hyperfluorescence は CNV の一部と考えて，凝固範囲を設定する．また，網膜色素上皮剝離（retinal pigment epithelial detachment；PED）を伴うものでは，レーザー治療の有効性が低いので，PDT（光線力学的療法）や抗 VEGF 療法といった他の治療を考慮する．ただ，PCV では，PED があっても，IA の所見に基づいて PCV の血管病変のみをレーザー凝固することは可能である（図 4）．

> **カコモン読解** 第18回 一般問題98
>
> 網膜光凝固術で誤っているのはどれか．
> a レーザー光は主に眼底のメラニン色素に吸収される．
> b キサントフィルは黄色レーザーを最もよく吸収する．
> c アルゴンレーザーは水晶体混濁により散乱されやすい．
> d ヘモグロビンに最も吸収されやすいのは黄色レーザーである．
> e 網膜面でのエネルギー密度は使用するレンズによって異なる．

解説 網膜には三つ色素がある．キサントフィル，ヘモグロビン，メラニンである．そのうち，レーザー光は，波長を問わず，メラニンに最もよく吸収される（表1）．キサントフィルは青色レーザーにわずかに吸収されるのみで，黄色レーザーには吸収されない（表1）．アルゴンレーザーは眼底レーザーのなかでは最も波長が短く，水晶体混濁に散乱されやすく，その場合には長波長のレーザーを使用する．それでも眼底にレーザー光が届きにくければ，白内障手術を考慮する．ヘモグロビンに最も吸収されやすいのは黄色である（表1）．また，使用するレンズによって網膜面でのエネルギー密度は異なり，通常のGoldmann型レンズに比べると，trans equatorレンズでは2倍の面積の凝固斑となるので，同じ出力ではエネルギー密度は半分になる．

表1 レーザー波長の違いによる色素への吸収

波長	メラニン	酸化ヘモグロビン*	還元ヘモグロビン	キサントフィル
青色（488 nm）	776	62.10	36.20	13.10
緑色（514 nm）	638	51.70	55.20	2.55
黄色（577 nm）	390	159.00	94.80	―
橙色（590 nm）	345	41.40	58.60	―
赤色（647 nm）	248	1.00	8.62	―
ダイオード（810 nm）	217	2.28	2.28	―

*酸化ヘモグロビンによる赤（647 nm）を1.0とする．

模範解答 b

（白神史雄）

光線力学的療法／作用機序

光線力学的療法とは？

　光線力学的療法（photodynamic therapy；PDT）は，ポルフィリン関連化合物が有する腫瘍組織・新生血管への特異的な集積性と，光の励起により発生する一重項酸素の強い組織破壊効果を利用した治療法である．従来，PDTは悪性腫瘍に対する治療法の一つとして開発され，現在でも肺，食道，膀胱，子宮，皮膚などの悪性腫瘍や乾癬に対する治療に適用されている[*1]．PDTは旧来のレーザーによる光凝固の物理的な破壊作用とは異なり，正常組織に大きな障害を与えることがなく，低いエネルギーで化学的な反応で病変部を選択的に治療することが可能である．これは新生血管にポルフィリンが結合しやすい蛋白構造が豊富に存在するためと考えられている．

　加齢黄斑変性（age-related macular degeneration；AMD）に対するPDT治療は，わが国では2004年5月より開始されている．眼科領域では，ベルテポルフィン（ビスダイン®，ノバルティスファーマ）という光感受性物質を用いてPDTを行っており，感覚網膜下，あるいは網膜色素上皮下の脈絡膜新生血管（choroidal neovascularization；CNV）を，正常組織にほとんど障害を加えることなく凝固閉塞させる（図1）[*2]．

作用機序

ベルテポルフィンと光の作用：PDTは2段階のプロセスからなっており，ベルテポルフィン（図2）の静脈内注入と眼科用光線力学的療法用レーザー（非発熱性ダイオードレーザー）による光照射の両治療が必要である（図3）．ベルテポルフィンは，ベンゾポルフィリン誘導体一酸環A（benzoporphrin derivative monoacid ring A）というピロール環をもったクロリンの位置異性体で，それぞれの異性体がさらに二つの鏡像光学異性体と混合した，計四つの構造類似体からなる合成ポルフィリンの混合物であり，690 nm付近の光を吸収し活性化される光感受性物質である（図2）．ベルテポルフィンは水

[*1] 光線力学的療法は，もともと悪性腫瘍に対する治療法として確立された治療法であり，眼科領域でも病的新生血管を閉塞させるという考えによって応用されたものである．

[*2] 理論上は，正常組織にはほとんど障害を加えないとされているが，規定による照射エネルギー量でPDTを行うと，実際は正常脈絡膜血管までも閉塞させてしまい，続発的に網膜機能が低下する可能性が指摘されている．

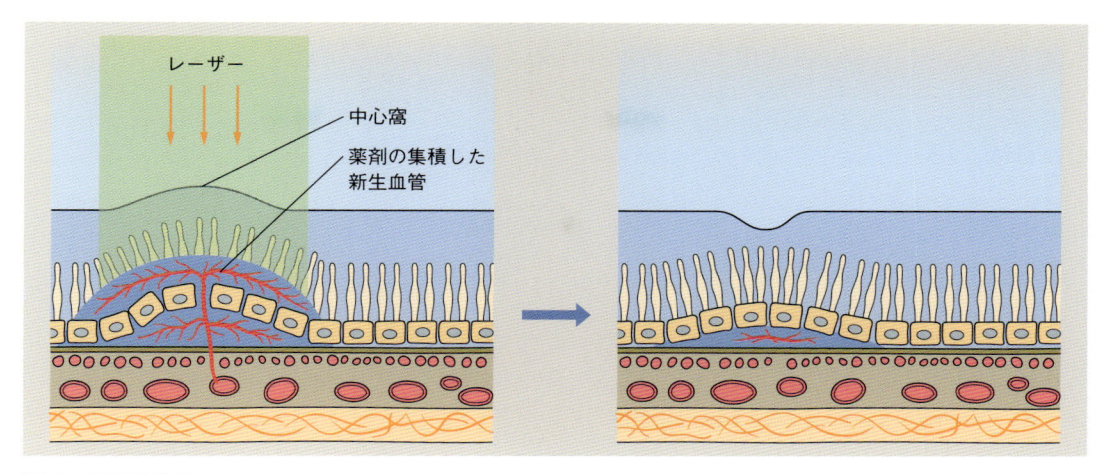

図1　PDTのシェーマ
ベルテポルフィンという光感受性物質が，感覚網膜下，あるいは網膜色素上皮下の脈絡膜新生血管に選択的に蓄積し，ベルテポルフィンのみに反応する弱いレーザー光を照射するため，網膜などの正常組織にほとんど障害を加えることなく新生血管を凝固閉塞させる．
（ノバルティスファーマ株式会社資料より改変.）

図2　ベルテポルフィンの構造式
ベルテポルフィンは2種の位置異性体（I, II），および，それぞれの鏡像異性体が1：1の4種類の異性体の混合物である．

に溶けないためリポソームと抱合し静脈内投与され，血漿中では主として低比重リポ蛋白（low-density lipoprotein；LDL）によって輸送されて内皮細胞のLDL受容体と結合する．眼内，腫瘍内の新生血管内皮細胞にはLDL受容体が豊富に発現しているため，ベルテポルフィンは新生血管（CNVを含む）にある程度選択的に蓄積する．ベルテポルフィンがCNVにおいて酸素の存在下で光によって活性化されると反応性が高く，短寿命の一重項酸素と反応性酸素ラジカルが発生する[1-3]．CNVでは，ベルテポルフィンが光により活性化されることで新生血管内皮が局所的に損傷を受け，その結果，血管閉塞が起こる[4-6]．損傷した内皮はリポキシゲナーゼ経路およびシク

文献はp.230参照．

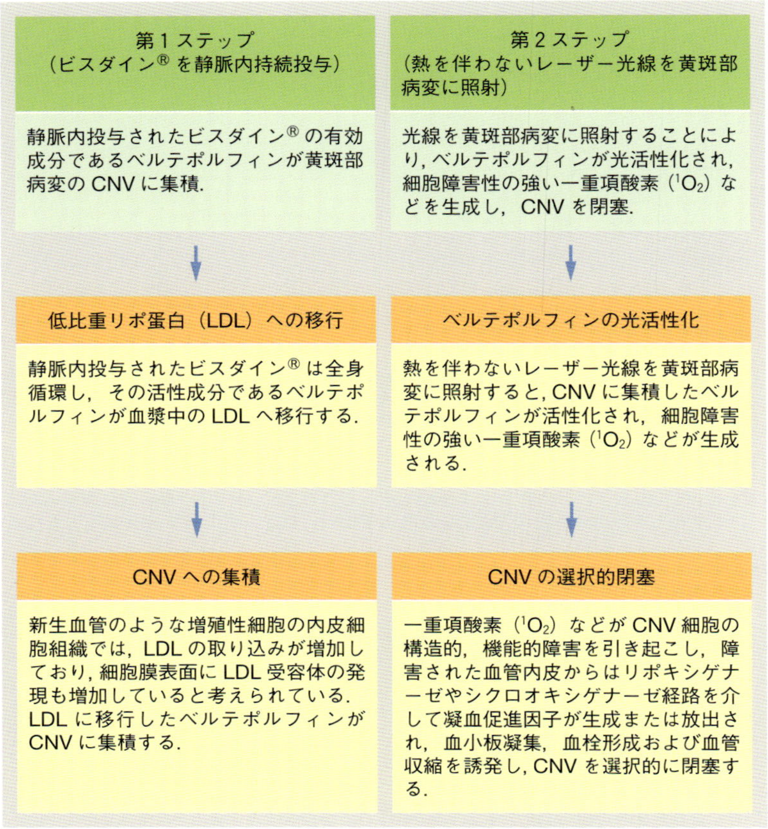

第1ステップ （ビスダイン®を静脈内持続投与）	第2ステップ （熱を伴わないレーザー光線を黄斑部病変に照射）
静脈内投与されたビスダイン®の有効成分であるベルテポルフィンが黄斑部病変のCNVに集積.	光線を黄斑部病変に照射することにより，ベルテポルフィンが光活性化され，細胞障害性の強い一重項酸素（$^1O_2$）などを生成し，CNVを閉塞.
↓	↓
低比重リポ蛋白（LDL）への移行	ベルテポルフィンの光活性化
静脈内投与されたビスダイン®は全身循環し，その活性成分であるベルテポルフィンが血漿中のLDLへ移行する.	熱を伴わないレーザー光線を黄斑部病変に照射すると，CNVに集積したベルテポルフィンが活性化され，細胞障害性の強い一重項酸素（$^1O_2$）などが生成される.
↓	↓
CNVへの集積	CNVの選択的閉塞
新生血管のような増殖性細胞の内皮細胞組織では，LDLの取り込みが増加しており，細胞膜表面にLDL受容体の発現も増加していると考えられている．LDLに移行したベルテポルフィンがCNVに集積する.	一重項酸素（$^1O_2$）などがCNV細胞の構造的，機能的障害を引き起こし，障害された血管内皮からはリポキシゲナーゼやシクロオキシゲナーゼ経路を介して凝血促進因子が生成または放出され，血小板凝集，血栓形成および血管収縮を誘発し，CNVを選択的に閉塞する.

図3 ベルテポルフィン（ビスダイン®）によるPDTの作用機序

ロオキシゲナーゼ経路を介して，凝固促進因子や血管活性因子を遊離して，血小板凝集，フィブリンクロット（線維素塊）形成ならびに血管収縮を招くことが確認されている．ベルテポルフィンの最大吸収波長は689 nmであり，これがPDTに用いられている[7]．

PDTの予後：CNVなどの組織ではLDL受容体が増加しているため，ベルテポルフィンはCNVに比較的選択的に蓄積する[6]が，動物モデルではベルテポルフィンが網膜にも存在することが示されている．したがって，光活性化後に網膜色素上皮や網膜外顆粒層を含む網膜構造にも付帯的に損傷が起こる可能性がある．PDT後にCNVの閉塞が起こることが，ヒトでの蛍光眼底造影により確認されているが，PDT後1週目前後にインドシアニングリーン蛍光造影を行うと，約半数ほどの症例にレーザー照射領域に一致して，CNV周囲の正常な脈絡膜毛細血管，中大血管の無灌流や，血管壁の障害，血管炎様の蛍光漏出所見などがみられることがわかっており，続発的に黄斑を含む網膜機能の低下を導き，血管内皮増殖因子（vascular endothelial growth factor；VEGF），VEGF 受容体の産生を促し，CNV の再発を誘発する可能性もあると最近は考えられている[8]．

投与から照射までの時間：培養細胞や動物実験においては，ベルテポルフィン静脈内投与開始後のレーザー照射時間は 10〜20 分が適正であるという結果より[9]，ヒト眼においても薬剤投与開始から 15〜20 分の間にレーザー照射を行うと最も治療効果が高くなると考えられている．

ベルテポルフィンの代謝排泄：体内に入ったベルテポルフィンは，主に胆汁を経て肝臓で代謝され，糞便中に排泄される．薬剤投与後 48 時間はほとんどの薬剤が体内に残るため，光線過敏症となっており，太陽光線やネオン，ハロゲンランプのような強い光に曝露されないように気をつけなければならない．体内からベルテポルフィンがほぼ消失するのは投与後 5 日目であるが，肝機能の状態によって個体差は生じる[*3]．

（白神千恵子）

[*3] 原則としては 48 時間の遮光が必要であるが，個体差も考慮して念のため患者には 5 日間遮光するよう説明している．

光線力学的療法／手順と手技

PDT を行う用意

PDT 治療を行うためには，眼科専門医，および規定の PDT 講習会を受けて PDT 施行者の資格（認定医）を取得する．また，PDT 用レーザー光凝固装置（ビズラス PDT システム 690 S™，カールツァイスメディテック，図1），光線力学的療法用製剤であるベルテポルフィン（ビスダイン®，ノバルティスファーマ）と，そのほか Y 字チューブ，シリンジポンプなどの備品（図2）をそろえる．

文献は p.230 参照.

術前検査

1. **病変部位の最大直径計測**：病変部位の最大直径（greatest linear dimension；GLD）を決めるために，PDT 前 1 週間以内にフルオレセイン蛍光眼底造影（fluorescein angiography；FA）を行う．GLD を計測するには，FA，カラー眼底のスライドから GLD ルーラーで計測する方法と，Topcon IMAGE net の PDT 用画像解析ソフト（IMAGE net™ 2000 PDT/MPS 計測ソフトウェア）を用いて，パソコン

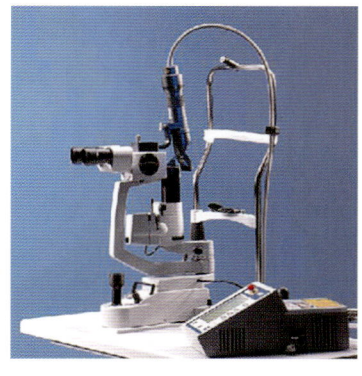

図1 PDT 用レーザー光凝固装置（ビズラス PDT システム 690 S™）
（写真提供：カールツァイスメディテック株式会社．）

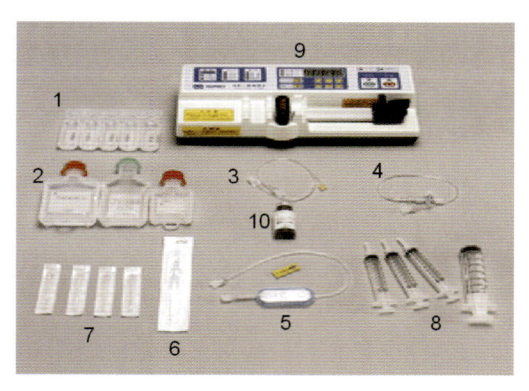

図2 PDT に必要な備品類
1. 日局「注射用水」
2. 日局「ブドウ糖注射液（5％）」
3. Y 字チューブ
4. 三方活栓付き延長チューブ
5. ラインフィルター
6. 静脈内留置針
7. 注射針（4 本）
8. シリンジ（4 本）
9. シリンジポンプ
10. ビスダイン®

（写真提供：ノバルティスファーマ株式会社．）

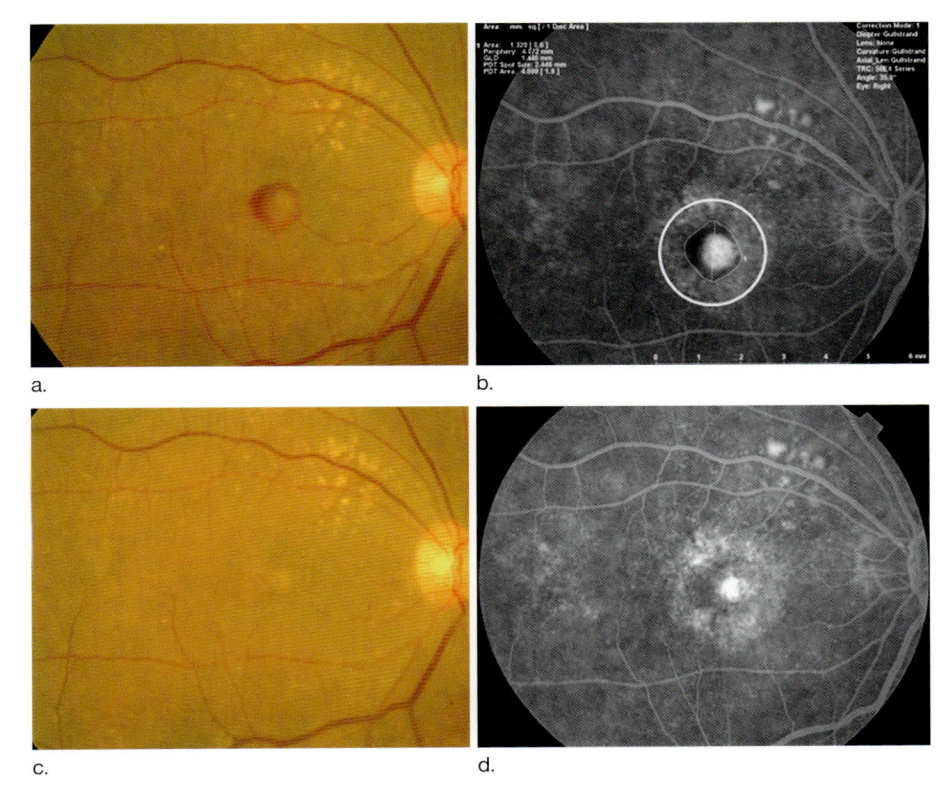

図 3 PDT の術前検査と術後 6 か月目
a. AMD 治療前カラー眼底．中心窩下に小型の脈絡膜新生血管（CNV）と周囲に網膜下出血を認める．
b. 治療前フルオレセイン蛍光造影（FA）．IMAGE net™ 2000 PDT/MPS 計測ソフトウェアにて PDT の照射径（○で囲んだ部分）を計測した．
c. 治療後 6 か月目のカラー眼底．CNV は萎縮し，瘢痕化している．
d. 術後 6 か月目の FA．CNV からの蛍光漏出は消失している．

上で GLD を計測する方法（**図 3**）がある．実際の照射径は，GLD に 1,000 μm を加え，視神経乳頭縁から 200 μm は距離をとり，視神経乳頭にレーザー照射を行わないようにする．

2. 投与量決定のための体表面積計算：ベルテポルフィンの投与量を決めるのに必要な体表面積を計算するため，体重，身長の計測をする．

インフォームド・コンセント

　PDT を行うためには，患者の同意書が必要である．ムンテラには治療目的は視力を現状維持させることを強調し，視力改善には大きな期待をもたせないほうがよい．また，PDT を施行後，出血などの有害現象が起こり，かえって視力低下を起こすことがあることも十分に説明しておく．

PDT 治療の手順

1. **レーザーのテスト照射**：薬剤を調製する前に必ずレーザー光凝固装置が正常に作動するかテスト照射し、確認した後は電源を切らずに保持しておく．

2. **ベルテポルフィンの調製**：まず、7 mL の注射用蒸留水でベルテポルフィンを溶解後、必要量（6 mg/m² 体表面積）をシリンジに抜き取り，また、別の 30 mL のシリンジで 5％ ブドウ糖注射液を必要量抜き取り，両者を混合して総量 30 mL とする．調製が完了後，光に曝露されないよう速やかにアルミホイルなどで遮光しておく．ベルテポルフィン調製後は 4 時間以内に使用しなければならない．

3. **静脈注射ラインのセッティング**：ラインフィルター，Y 字チューブ，三方活栓付き延長チューブを結合させ，5％ ブドウ糖注射液を満たしておく．確保する血管は，光に曝露されやすい手背静脈など細い血管は避け，肘窩静脈などの太い血管を選ぶ．必ず注入部位の血液の逆流を確認し，5％ ブドウ糖でフラッシュを行って血管の漏れがないか注意する．

4. **レーザー光凝固装置の設定**：照射条件として，レーザー光の波長は 689±3 nm，光照射エネルギー量 50 J/cm²（照射出力 600 mW/cm² で 83 秒間）と決められており，光凝固装置に固定値として設定されている．入力が必要なものは，照射径と使用するコンタクトレンズの種類である．システムに入力されているコンタクトレンズは 14 種類あり，それぞれ眼底像の倍率が異なるため使用するコンタクトレンズの種類を選択する．入力されていないものを使用する場合は，"OTHER" の表示を選択しマニュアルで倍率を入力する．スリット光は 3 V 以下の弱い光か，強い光の場合は灰色，緑色のフィルターをかけて使用する．

5. **ベルテポルフィンの注入**：ベルテポルフィンをシリンジポンプにセットし，10 分で 30 mL のベルテポルフィン混合液を注入する．シリンジポンプの注入開始ボタンと同時にレーザー本体の "INFUSION" タイマーを押す．レーザーのタイマーは 15 分に設定されており，スタート後カウントダウンしていく．10 分経過しシリンジポンプによる注入が終了した時点で，Y 字チューブのフリーになっているほうの活栓から 5 mL の 5％ ブドウ糖注射液でライン内に残存した薬液を 1 分かけて注入する．ベルテポルフィンが皮下に血管外漏出をしたときはすぐに注入を中止し，すでに半分以上（15 mL）が

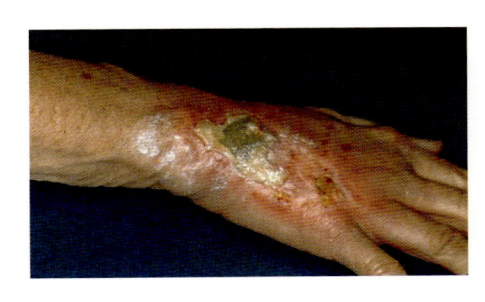

図4 ベルテポルフィンの血管外漏出による炎症

ベルテポルフィンが血管外漏出した部位が強い光に曝露されると炎症を起こして腫脹し，ケロイド状，壊死状態になる．
(写真提供：ノバルティスファーマ株式会社．)

投与済みの場合はレーザー照射を予定通り15分後に開始する．半分以上の薬剤が未投与の場合はほかの静脈を選んで血管確保し，再度投与を行って投与再開から15分後にレーザー照射を開始する．血管外漏出をした部位の皮膚は，すぐに冷湿布か氷を当てて冷却する．その部位が強い光に曝露されると炎症を起こして腫脹し，ケロイド状，壊死状態（図4）になるので，完全に皮膚の腫脹や変色が消えるまでは遮光しておく．

6．**レーザー照射**：薬剤投与開始から15分後にフットスイッチを踏む．スリットの接眼レンズからはエイミング光しか見えないため，実際レーザーが照射しているかどうかは，ブザー音が鳴り続けることで確認する．照射中に患者が動くなど何か問題が生じた場合は，いったんフットスイッチを離して調整した後に再照射を始めても照射時間のカウントはそのまま続行できる．両眼同時にPDTを施行する場合は，片眼のレーザー照射が終了後速やかにもう片眼の照射を行い，20分以内に両眼のレーザー照射を終了させる．

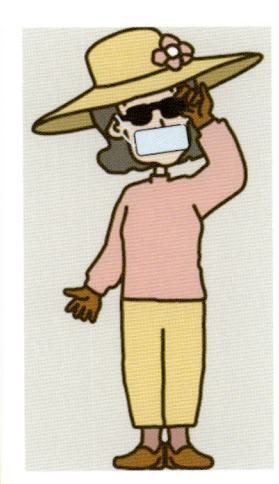

図5 遮光のための日除けセット

治療後はツバの大きい帽子，色の濃いサングラス，手袋，長袖シャツ，長ズボン，靴下が必要である．
(PDT手帳〈ノバルティスファーマ株式会社〉より引用，一部改変．)

PDT終了直後の注意点

患者は光過敏症の状態になっているので，遮光のためにつばの長い帽子，色の濃いサングラス，長袖シャツ，長ズボン，手袋，靴下などを着用する（図5）．薬剤投与後48時間は特に薬剤の血中濃度が高いため注意を要し，5日目までは遮光を心掛けるよう説明する．

カコモン読解 第18回 一般問題99

光線力学的療法（PDT）直後の患者に曝露してもよい光はどれか．
a 日光　　b 蛍光灯　　c 白熱灯　　d ネオン灯　　e ハロゲン灯

解説　a．日光：ベルテポルフィン投与後48時間以内は高濃度に体内に残存し，光線過敏となっているため，皮膚または眼を直射日光や強い室内光に曝露させないよう，日中外出時は図5に示すように全身皮膚を覆う帽子，衣類，手袋，マスクなどの装着と，眼を保

護するサングラス装用が必要である．室内でも直射日光に当たらないようカーテンを閉め切っておく．

b．**蛍光灯**：蛍光灯やテレビ，パソコンの画面から発せられる弱い光を浴びることは問題なく，弱い室内光を浴びることにより"photo bleaching"といわれるプロセスを介して皮膚に残存しているベルテポルフィンの不活化が促進されるので，PDT施行後は暗所にとどまらず積極的に室内光を浴びることが望ましい．

c．**白熱灯**，d．**ネオン灯**：蛍光灯よりも明るい光，特に裸電球の光に直に曝露される，あるいは裸電球下にて読書をするなどは危険な行為である．

e．**ハロゲン灯**：ハロゲンを光源とした家電製品（電気ストーブ，こたつ，電熱コンロなど）や，手術室，歯科治療室に用いられる医療用照明にさらされないよう注意する．眼科のスリットランプもハロゲン光なので，PDT後5日間はスリット光を用いた眼科検査もひかえる．

【模範解答】　b

【カコモン読解】　第20回　一般問題39

光線力学的療法で正しいのはどれか．2つ選べ．
a　高度の肝機能障害は禁忌である．
b　眼科専門医であれば実施できる．
c　萎縮型加齢黄斑変性は適応になる．
d　治療前の蛍光眼底造影は必須である．
e　治療後48時間は暗室にとどまる必要がある．

【解説】　a．ベルテポルフィン投与の禁忌は，ポルフィリン症の患者，本剤の成分に対し過敏症の既往のある患者，強い白内障，角膜混濁などで眼底の観察が困難な患者となっている．肝障害または胆管閉塞のある患者は慎重投与となっているが，ベルテポルフィンは肝臓から代謝されるため，高度な肝機能障害があると薬剤の代謝，排泄が遅延するため禁忌と考えてもよい．
b．PDTは，眼科専門医でかつ，規定のPDT講習会を受講してPDT認定医を取得したもののみが実施できる．
c．PDTは，新生血管からの滲出性病変を抑えるために新生血管を凝固萎縮させる治療であるため，新生血管の関与しない萎縮型加齢黄斑変性は適応とはならない．
d．病変部の蛍光眼底造影，カラー眼底写真をもとにレーザー照射

径を測定するが，蛍光眼底造影のほうがより正確に病変範囲を把握できるため必須となる．

e．治療後 48 時間は，ベルテポルフィンが高濃度に体内に残存するため光過敏症となるので，強い光の曝露は避けなければならないが，蛍光灯などの室内光を浴びていたほうが薬剤の不活化が促進されるので，暗所にとどまらないほうがよい．

模範解答 a, d

カコモン読解 第 21 回 一般問題 100

ベルテポルフィンによる光線力学的療法で正しいのはどれか．
a 腎から排泄される．
b レーザー照射は 10 秒間行う．
c 治療後 48 時間は白熱灯を避ける．
d 点滴ルート確保は手背から肘関節の間で行う．
e ベルテポルフィン投与 30 分後にレーザー照射を行う．

解説 a．ベルテポルフィンは，肝臓・血漿中エステラーゼで代謝され，主に糞中に排泄される．

b．レーザー照射は 83 秒間行う．

c．治療後 48 時間はベルテポルフィンが高濃度に体内に残存するため光過敏症となるので，白熱灯などの強い光への曝露は避けなければならない．

d．ベルテポルフィンが血管外に漏出してしまい光曝露を受けると，図 4 のように皮膚が火傷状態となり，ケロイド状の瘢痕が残ってしまうため，血管が細くて破けやすい手背静脈は避け，できるだけ大きい腕の静脈か，前肘静脈を用いることが望ましい．

e．ベルテポルフィン投与開始後 15〜20 分以内に新生血管の薬剤集積濃度がピークに達するので，その間でレーザー照射を行う．

模範解答 c

（白神千恵子）

光線力学的療法／わが国でのPDTガイドライン

　PDT（photodynamic therapy）の適応疾患は，"中心窩下脈絡膜新生血管を伴う加齢黄斑変性症"である．わが国では，ベルテポルフィン（ビスダイン®）は2003年10月に，半導体レーザーが同年12月に承認された．日本人の加齢黄斑変性（age-related macular degeneration；AMD）に対する臨床試験 JAT Study（Japanese Age-Related Macular Degeneration Trial Study）[1]*1 により，わが国でのPDTの治療推奨基準は，年齢50歳以上，視力は0.1〜0.5，病変サイズはフルオレセイン蛍光眼底造影（FA）で計測した病変（classic CNV〈choroidal neovascularization〉, occult CNVのほか，出血，漿液性網膜色素上皮剥離，瘢痕，色素沈着のすべてを含む）の最大直径（greatest linear dimension；GLD）の上限5,400μm，病変タイプはFAで判定した predominantly classic CNV, minimally classic CNV, occult with no classic CNV の3タイプのすべてであった．

文献はp.231参照．

[*1] JAT Study
日本人の加齢黄斑変性患者64例に対し，PDTの承認を得る目的で行われた多施設前向き研究である．治療前の平均視力は50.8文字，12か月後は53.8文字に改善した．

PTDガイドラインと新ガイドライン調査

　2004年に眼科PDT研究会が，加齢黄斑変性症に対する光線力学的療法のガイドラインを発表した[2]．その後PDTのさらなる有効性と安全性を調べるために，わが国での13施設，469例471眼に行ったPDTの12か月後の成績を検討した新ガイドライン調査が行われ，その結果が2008年に発表された[3]．そこでの主な結果を以下に示す．

1. PDT施行前の平均小数視力は0.15で，12か月後の視力も0.15であり，視力の維持はできていた．
2. predominantly classic, minimally classic, occult with no classic のどのタイプにおいても，PDTは視力の維持に有効であった（図1）．
3. 病変サイズ1,800μm以下の症例では視力の改善，5,400μmより大きな病変でも平均視力の維持はできていた（図2）．
4. 施行前視力が0.5以下の症例では，12か月後の視力は維持されていたが，施行前視力が0.5を超える症例では，12か月後の視力は低下していた（図3）．

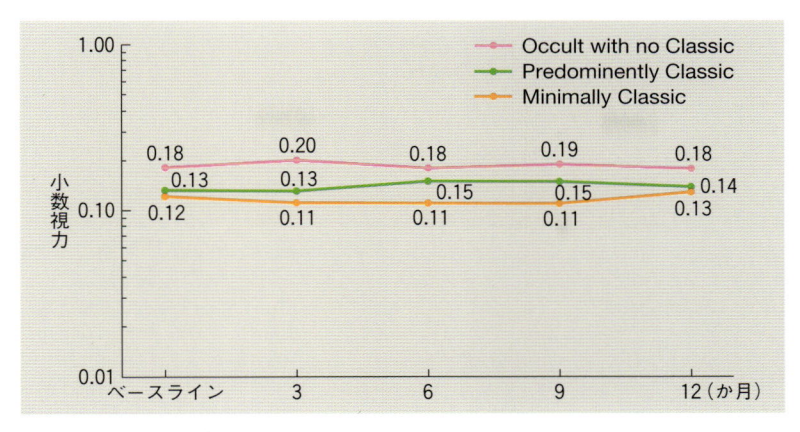

図1 病変タイプと平均視力の経過
(Tano Y on behalf of the Ophthalmic PDT Study Group：Guidelines for PDT in Japan. Ophthalmology 2008；115：585-585. e6.)

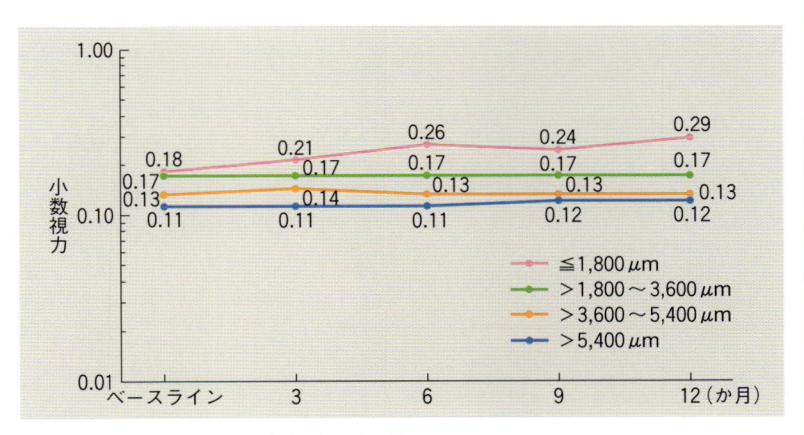

図2 病変サイズと平均視力の経過
(Tano Y on behalf of the Ophthalmic PDT Study Group：Guidelines for PDT in Japan. Ophthalmology 2008；115：585-585. e6.)

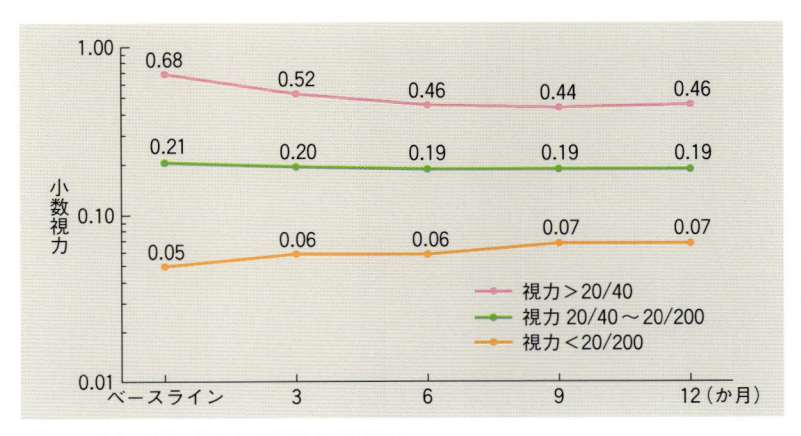

図3 施行前視力と平均視力の経過
(Tano Y on behalf of the Ophthalmic PDT Study Group：Guidelines for PDT in Japan. Ophthalmology 2008；115：585-585. e6.)

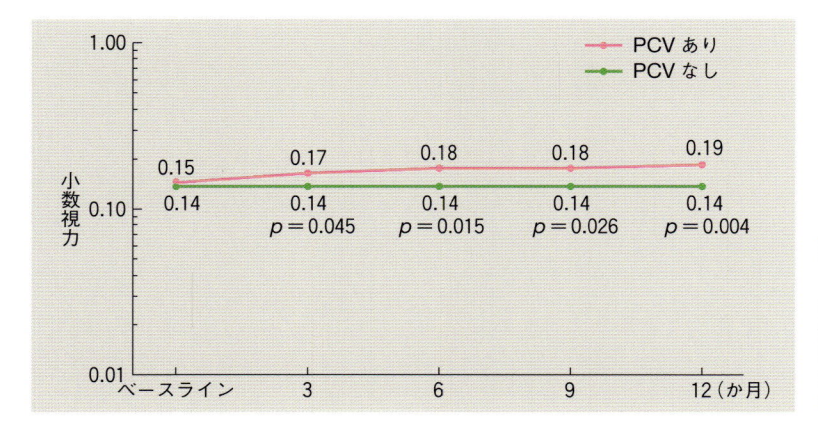

図4 PCVの有無と平均視力の経過

(Tano Y on behalf of the Ophthalmic PDT Study Group：Guidelines for PDT in Japan. Ophthalmology 2008；115：585-585. e6.)

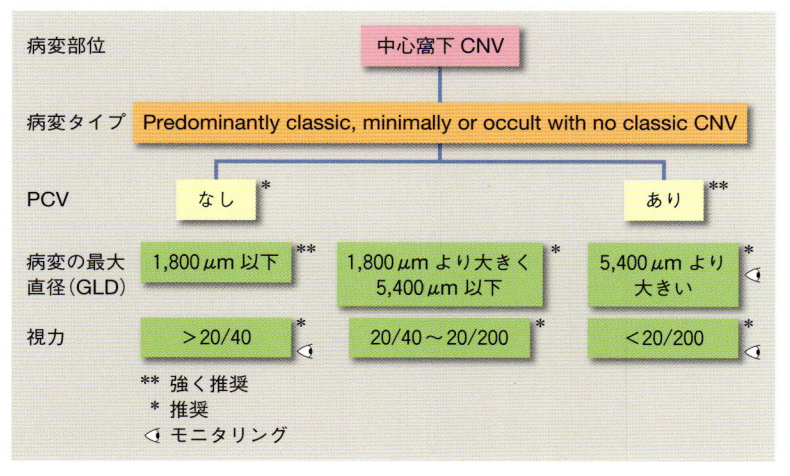

図5 日本人のAMD患者におけるPDTのアルゴリズム

PDTが推奨されるAMDを示している．CNVは中心窩下で，病変タイプはすべてのタイプに推奨される．強く施行を推奨されるのは，PCVがある症例，GLDが1,800μm以下の症例である．

5. ポリープ状脈絡膜血管症（polypoidal choroidal vasculopathy；PCV）のある症例では，12か月後の視力が有意に改善していた（図4）．
6. 平均施行回数は12か月で2.0回であった．

PDTの今後の役割

以上の結果より，日本人のAMDに対するPDTのアルゴリズムが発表された（図5）[3]．ただし，最近ではAMDに対しては抗VEGF（vascular endothelial growth factor）療法が広く行われるようになり，今後PDTは，他の治療法と組み合わせた併用療法としての役割が大きくなっていくように思われた．

（澤田智子，大路正人）

抗VEGF療法／ペガプタニブ

　病態の分子メカニズムの解明に長年努めてきたことが，今，疾患治療薬の開発に大きく貢献しはじめている．眼科領域におけるその代表の一つに，抗血管内皮増殖因子（vascular endothelial growth factor；VEGF）製剤がある．滲出型加齢黄斑変性（exudative age-related macular degeneration；exudative AMD）の本態が新生血管であることが知られ，新生血管の増殖と血管透過性の亢進を強力に促進する分子がVEGFであることが明らかにされたこと，およびVEGFを抑制する創薬技術が伴ったことが，その開発の基盤にある．この章では，抗VEGF製剤のなかで世界でも，わが国でも初めて紹介されたペガプタニブ（pegaptanib，マクジェン®）について述べる．

標的分子と剤型

　血管やリンパ管の形成に関与するVEGFファミリーにはVEGF-A，VEGF-B，VEGF-C，VEGF-D，VEGF-E，胎盤増殖因子-1（placental growth factor-1；PlGF-1），PlGF-2の7つがあり，それぞれ異なる遺伝子から成る．このなかで，AMDのための抗VEGF製剤は，VEGF-Aを標的とした製剤であり，一般にVEGFというとVEGF-Aを指すことが多い．

　このVEGF（VEGF-A）の遺伝子は一つであり，8個のエクソンから成る（**図1a**）．この遺伝子からmRNAが形成されるあいだにスプライシングという工程があり，選ばれたエクソンの組み合わせにより何種類かの蛋白が合成される．これがアイソフォームで，構成するアミノ酸数（$_{xxx}$）によりVEGF$_{xxx}$と示される（**図1b**）．正常な成体マウスの眼内では，VEGF$_{164}$（ヒトのVEGF$_{165}$に相当）が最も多く，次いでVEGF$_{120}$（ヒトのVEGF$_{121}$に相当）が多く存在すると報告された[1]．また，VEGF$_{165}$にはヘパリン結合部位があり，細胞外マトリックスや細胞表面にあるヘパリンに結合しうるが，VEGF$_{121}$にはこの部位がなく組織内を拡散する[2]．

　これに対し，ペガプタニブが標的とするのは，ヘパリン結合部位

文献はp.231参照．

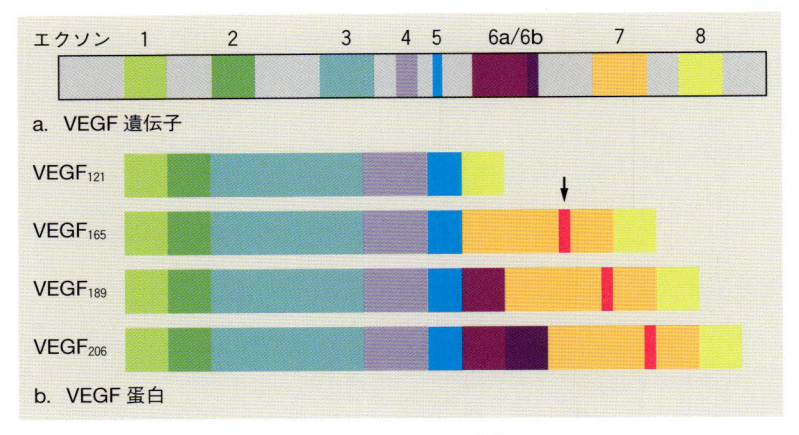

図1 VEGF 遺伝子（a）と VEGF 蛋白（b）

ペガプタニブは VEGF アイソフォームのうち，$VEGF_{165}$，$VEGF_{189}$，$VEGF_{206}$ にあるヘパリン結合部位に作用する（矢印）．$VEGF_{121}$ には，この部位がないので，結合しない．眼内では $VEGF_{165}$ の発現が高いことから，一般には，ペガプタニブ作用は $VEGF_{165}$ アイソフォーム選択的抑制，といわれることが多い．

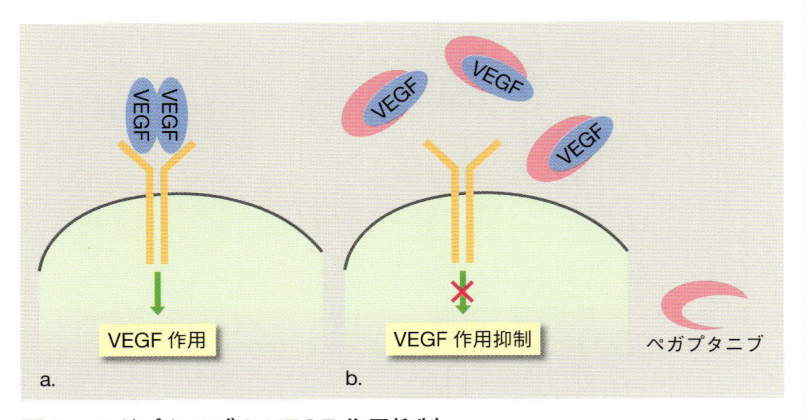

図2 ペガプタニブの VEGF 作用抑制

VEGF は二量体を形成して受容体に結合する（a）が，ペガプタニブ（ピンク）は組織中の VEGF に結合して，VEGF が受容体に結合することを抑制し，VEGF 作用を抑制する（b）．

をもつアイソフォームで，眼内では主に $VEGF_{165}$ とされる[3]．ペガプタニブの剤型は，アプタマーと呼ばれるもので，合成した mRNA 一本鎖にポリエチレングリコールを共有結合させて安定化したものである．その三次元構造が，VEGF のヘパリン結合部位に特異的に結合し，VEGF が VEGF 受容体に結合するのを抑制するのである（図2）．

AMD 治療におけるねらい

病理的血管新生の形成を抑制するためには VEGF を抑制したいが，すべての VEGF を抑制すると，正常血管の維持も抑制してしま

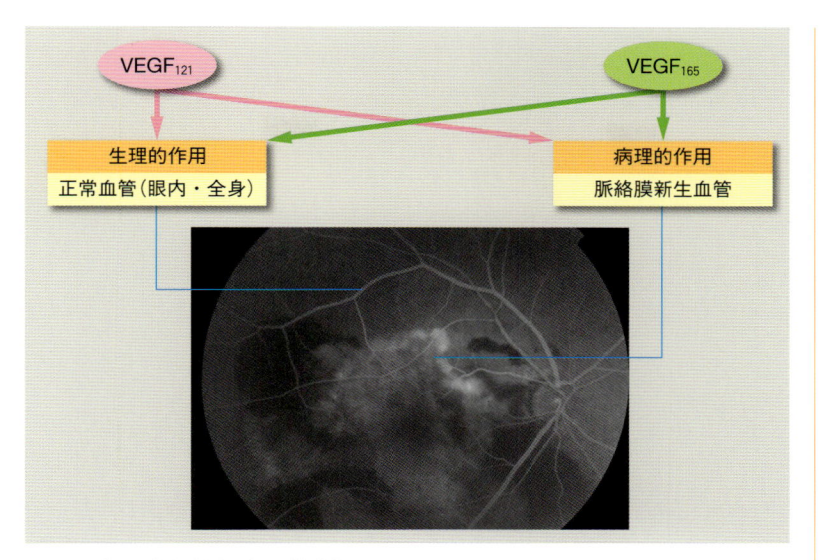

図3　病理的血管新生の抑制
$VEGF_{121}$, $VEGF_{165}$ それぞれのアイソフォームは，いずれも病理的作用と生理的作用をもつ．$VEGF_{165}$ は病理的作用への貢献が大きいと考えられる．ペガプタニブは $VEGF_{165}$ アイソフォームを選択的に抑制するため，$VEGF_{121}$ の作用は残る．そこで，理論的にはペガプタニブは VEGF の病理的作用の多くを抑制しつつ，$VEGF_{121}$ の生理的作用を残し，新生血管を抑制して正常血管を保つことが期待される．

う可能性がある（図3）．VEGF のヘテロノックアウトマウスは，VEGF の発現が半分になることで，血管形成不良となり，胎生致死となり出生できない[4]．これに対し，ペガプタニブは，生理的血管新生を確保しつつ，病理的血管新生を抑えうることが，マウスの実験により示された[3]．この理論から，$VEGF_{165}$ アイソフォームを選択的に抑制するペガプタニブには網膜・脈絡膜などの正常血管を維持しつつ，病理的である脈絡膜新生血管を抑制する作用が期待され（図3），AMD 治療に用いられている．また，このことが，ペガプタニブでは脳梗塞を含む全身の血管閉塞性疾患の副作用報告が少ないことに関与する可能性が考えられている．

　VEGF は VEGF receptor 1（VEGFR-1, Flt-1）と VEGFR-2（Flk-1/KDR）に結合する（図4）．VEGF は VEGFR-1 に，より大きな親和性（アフィニティー）をもって結合するが，VEGFR-2 にはニューロピリン1（NRP-1）という co-receptor があり，細胞内シグナルを効率よく活性化できることが知られている（図4）[5]．NRP-1 に作用するのは $VEGF_{165}$ であり，$VEGF_{121}$ ではない．$VEGF_{165}$ アイソフォームを選択的に抑制することが，副作用を最小限にし，効果を最大限に引き出すことにつながる，という考え方は，理にかなっているといえる．

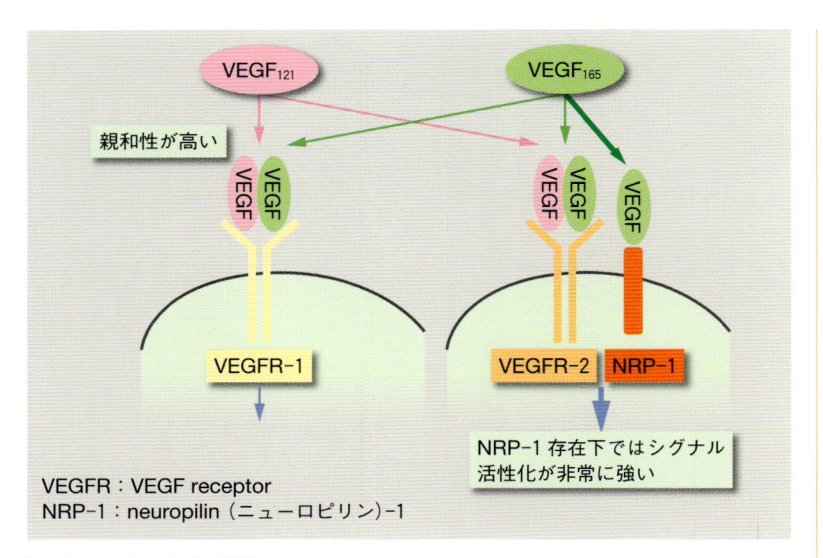

図4 NRP-1 の役割
VEGF$_{121}$, VEGF$_{165}$ いずれのアイソフォームも VEGFR-1, VEGFR-2 に結合するが, ニューロピリン-1 (NRP-1) に結合するのは VEGF$_{165}$ である. NRP-1 は, VEGF$_{165}$ を結合すると VEGFR-2 と会合し, VEGF$_{165}$ 分子は VEGFR-2 にも作用する. つまり NRP-1 は VEGFR-2 への VEGF 親和性を高め, 細胞内シグナル活性化を増強する.

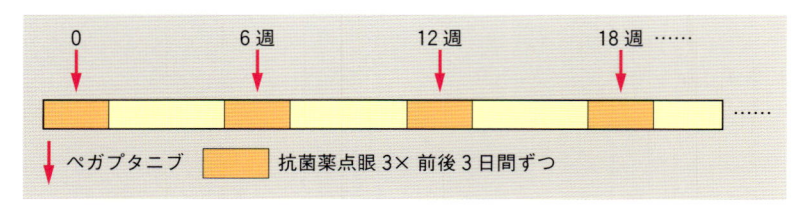

図5 ペガプタニブの投与スケジュール
ペガプタニブは, AMD に対し, 6 週間ごとに 1 回, 硝子体内注射により投与される. 投与の前後には, 感染予防のために抗菌薬点眼を行う施設が多い.

なお, 他の抗 VEGF 製剤同様, ペガプタニブも抗 VEGF 作用として血管透過性亢進の抑制作用をもつ.

AMD 治療の実際

ペガプタニブ (マクジェン®) は, AMD に対し, 6 週間ごとに 1 回, 0.3 mg を硝子体内注射により投与される (**図5**). すでに注射筒に充填されて販売されており, 針を装填するだけで投与することができる. 硝子体内投与後少なくとも 3 週間は, 血漿中で検出されると報告された. 臨床効果については "ペガプタニブ臨床試験: V. I. S. I. O. N" の項に譲るが, 単独治療法 (**図6**) だけでなく, 他の治療法である程度改善した病変の維持療法としての用法も検討されている.

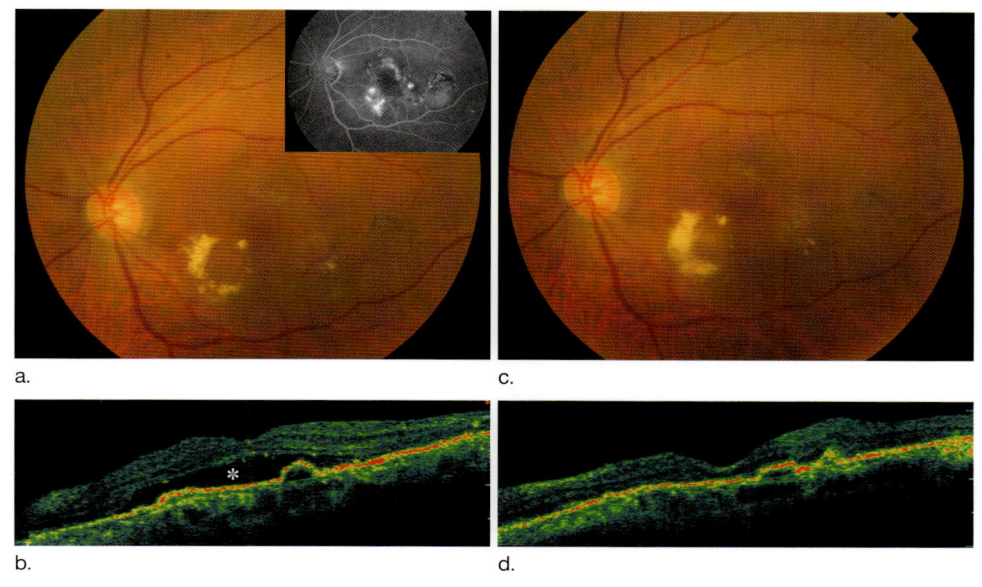

図6 ペガプタニブ単独投与症例
76歳,男性.投与前(a, b)にあった網膜下液(*)が6回投与後(c, d)消失し,視力は(0.6)から(1.2)へと改善した.
a, c:眼底像および投与前眼底造影像. b, d:OCT.

　ペガプタニブによるAMD治療が国内で始まったのは2008年10月以降であり,まだ日本人での長期経過は不明の点が多い.筆者らの施設での短期経過では,症例によって反応例と非反応例があり,反応例には新生血管が網膜色素上皮下にとどまる(Type 1)病変が多いといえた.

まとめ

　ペガプタニブにはVEGF$_{165}$アイソフォームを選択的に抑制する,また,蛋白製剤ではなくアプタマーという剤型をとっている,という特徴がある.前者に関連しては局所・全身への副作用が少ない可能性がある,後者に関連しては薬剤に対する自己抗体がつくられにくい可能性がある,というメリットがある.今後は,AMDもしくは他のVEGF関連疾患において,どのような病態・病期にある症例に治療効果をもつのか,さらに解析されるべきである.

〈小沢洋子〉

抗 VEGF 療法／ベバシズマブ

VEGF の生物活性と疾患病態

眼内血管新生は，著しい視機能障害を来たす網膜疾患である加齢黄斑変性や糖尿病網膜症における共通の進行期病態である．この二つの疾患を合わせると，先進国における成人の失明原因として大きな比重を占めており，その治療法の確立はいまだに大きな課題となっている．近年の細胞生物学の進歩は，血管新生のさまざまな分子メカニズムを明らかにしてきたため，分子レベルを標的とした血管新生治療薬の開発・臨床応用ができる時代になった*1．血管内皮増殖因子（vascular endothelial growth factor；VEGF）は，文字通り血管内皮細胞の分裂・増殖を促進するだけでなく，そもそも血管透過性因子（vascular permeability factor；VPF）として報告されたように血管の透過性も亢進する．さらに VEGF は炎症細胞の走化因子として炎症細胞を動員し，かつ血管内皮細胞の接着分子を誘導して炎症細胞の接着を促進する炎症性サイトカインとしての機能も持ち合わせている（**図 1**）．したがって，VEGF を阻害することによって

＊1 VEGF 研究年表（表 1） 生物学的製剤のなかでも早くから基礎研究が進んだターゲット分子は VEGF である．糖尿病網膜症や加齢黄斑変性をはじめ，網膜静脈閉塞症や未熟児網膜症など，眼内血管新生を来たす多くの疾患に VEGF が関与していることが，臨床サンプルの解析や動物モデルを用いた基礎研究から指摘された．

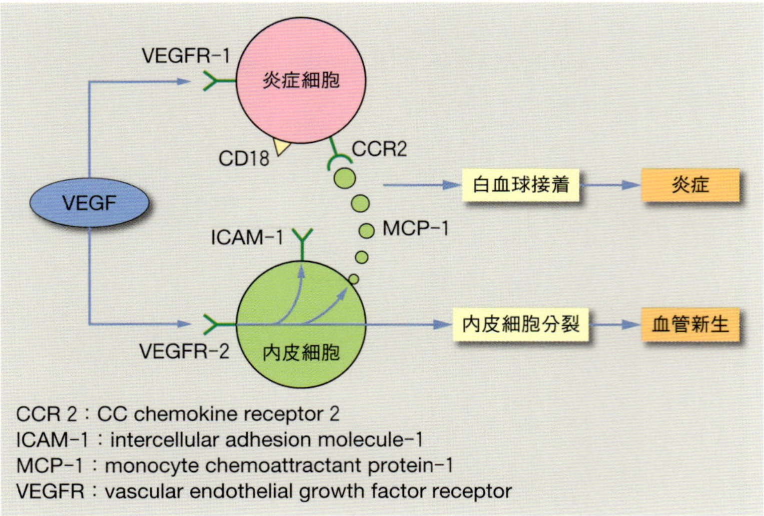
VEGFR-1
炎症細胞
CD18
CCR2
VEGF
白血球接着
炎症
ICAM-1
MCP-1
VEGFR-2
内皮細胞
内皮細胞分裂
血管新生
CCR 2：CC chemokine receptor 2
ICAM-1：intercellular adhesion molecule-1
MCP-1：monocyte chemoattractant protein-1
VEGFR：vascular endothelial growth factor receptor

図 1 VEGF の生物活性：炎症と血管新生を促進する分子メカニズム

表1 VEGF 研究年表

年	内容	文献	#	文献
1971	Folkman が「腫瘍血管新生因子」の存在を提唱	1	1	Folkman J : N Engl J Med 1971 ; 285 : 1182-1186.
1983	血管透過性因子（VPF）の発見	2	2	Senger DR, et al : Science 1983 ; 219 : 983-985.
1989	VEGF の発見	3	3	Leung DW, et al : Science 1989 ; 246 : 1306-1309.
1989	VPF が血管内皮細胞を分裂させることを発見．遺伝子クローニングの結果，VEGF は VPF と同一であることが判明	4	4	Keck PJ, et al : Science 1989 ; 246 : 1309-1312.
1993	動物モデルにおいて抗 VEGF 抗体が腫瘍の成長を阻止	5	5	Kim KJ, et al : Nature 1993 ; 362 : 841-844.
1994	ヒトで VEGF と眼の血管新生との関連性を証明	6	6	Aiello LP, et al : N Engl J Med 1994 ; 311 : 1480-1487.
1995	VEGFR-1, -2 欠損マウスではいずれも胎生致死となる	7, 8	7	Fong GH, et al : Nature 1995 ; 376 : 66-70.
1996	正常発生に VEGF は必要不可欠なことが判明	9	8	Shalaby F, et al : Nature 1995 ; 376 : 62-66.
1996	動物モデルで抗 VEGF 抗体が網膜血管新生を阻害	10	9	Carmeliet P, et al : Nature 1996 ; 380 : 435-439.
1997	ヒト化抗 VEGF 抗体（ベバシズマブ）進行癌臨床試験開始	11	10	Adamis AP, et al : Arch Ophthalmol 1996 ; 114 : 66-71.
2002	VEGF$_{165}$ 欠損マウスでも脳の生理的血管新生には影響しない	12	11	Gordon MS, et al : J Clin Oncol 2001 ; 19 : 843-850.
2003	VEGF$_{165}$ 欠損マウスでも網膜の生理的血管新生には影響しない	13	12	Ruhrberg C, et al : Genes & Development 2002 ; 16 : 2684-2698.
2004（2月）	ベバシズマブ大腸癌治療薬として米国 FDA で承認	14	13	Ishida S, et al : J Exp Med 2003 ; 198 : 483-489.
2004（12月）	ペガプタニブ滲出型加齢黄斑変性治療薬として FDA 承認	15	14	Hurwitz H, et al : N Engl J Med 2004 ; 350 : 2335-2342.
			15	Gragoudas ES, et al : N Engl J Med 2004 ; 351 : 2805-2816.

■：VEGF 発見まで，■：病態の研究，■：発生の研究，■：アイソフォームの役割，■：臨床試験．

抗血管新生作用だけではなく抗炎症・抗血管透過性作用が得られ，黄斑浮腫や漿液性網膜剝離など滲出性病変への改善効果が期待される．

ベバシズマブの薬剤特性（表2）

　VEGFを分子標的とした治療戦略の確立に向けて複数の新薬が開発された．VEGF分子に結合しその生物活性を阻害する方法は複数あるため，これが現存のVEGF阻害薬の多様性につながっている[*2]．基本構造だけをみてもベバシズマブは中和抗体（免疫グロブリン），ペガプタニブはアプタマーという修飾RNA分子，ラニビズマブは中和抗体断片，VEGF Trap-Eye®は二つのVEGF受容体（VEGFR-1とVEGFR-2）とFc（免疫グロブリンの不変領域）の融合蛋白であり，そもそも創薬デザインから大きく異なる．これらのVEGF阻害薬について，その薬剤特性の相違点をしっかり理解しておくことは必要である．以下，ベバシズマブの薬剤特性について，特にラニビズマブとの異同に焦点を当てながら概説する．

創薬デザインと分子特性：ベバシズマブは，VEGFに対するマウスモノクローナル抗体を遺伝子組み換えによりヒト化した中和抗体で，アイソフォーム非選択的にすべてのVEGFアイソフォームを阻害する．分子量はIgG分子相当のほぼ150 kDaである．一方，ラニビズマブは，ベバシズマブと同様にすべてのアイソフォームを阻害する抗VEGF中和抗体から，Fabフラグメントを基本構造として作製された蛋白製剤である．全長のIgGでは硝子体注入した場合の網膜内への移行性が悪いため，より小さな分子量の誘導体として開発された．分子量はほぼ50 kDaである．ラニビズマブは，アイソフォーム非選択的な中和抗体製剤という点でベバシズマブと共通しているが，その分子量の違いは組織深達性に有利である一方，半減期が短くなるという不利な点もある．また，ベバシズマブは培養細胞から，ラニビズマブは大腸菌から精製されるリコンビナント蛋白のため，ベバシズマブはラニビズマブと異なり，糖鎖で修飾されており組織クリアランスが長い．

VEGFとの親和性：ラニビズマブはベバシズマブの数倍のVEGF親和性をもつが，ベバシズマブは1分子で2分子のVEGFに結合しうる．さらに，ラニビズマブを0.3 mg（または0.5 mg）硝子体注入したモル濃度は約1.4 μM（または2.3 μM）になるが，ベバシズマブのよく使用される投与量1.25 mgは約1.9 μMに換算され，したがって，両者の有効性を単純に計算で比較することは難しい．

臨床報告の問題点：以下に記したようにベバシズマブは，ラニビズマブやペガプタニブと異なり，適切な無作為割り付けのうえプラセ

[*2] **VEGF阻害薬の種類（表2）**
眼科領域で臨床応用されているVEGF阻害薬には，ペガプタニブ（pegaptanib, マクジェン®），ラニビズマブ（ranibizumab, ルセンティス®），ベバシズマブ（bevacizumab, アバスチン®）の三つあり，さらにアフリベルセプト（aflibercept, VEGF Trap-Eye®）が臨床試験中である．ペガプタニブとラニビズマブはすでに市販されており，滲出型加齢黄斑変性に対する適応が認可されている．一方，ベバシズマブは大腸癌に対する静脈内投与が本来の適応であるが，眼内血管新生疾患への硝子体投与は世界中で未認可（オフラベル）のまま広まった．

表2 各種VEGF阻害薬の薬剤特性

薬剤名（商品名）	分子量（kDa）	創薬デザイン	阻害分子	販売認可（海外/日本）
ペガプタニブ（マクジェン®）	50	アプタマー	$VEGF_{165}$	2004年/2008年
ベバシズマブ（アバスチン®）	150	中和抗体	VEGF	未認可/未認可
ラニビズマブ（ルセンティス®）	50	中和抗体断片	VEGF	2006年/2009年
アフリベルセプト（VEGF Trap-Eye®）	110	融合蛋白	VEGF PlGF	第Ⅲ相試験/第Ⅲ相試験

PlGF：placental growth factor（胎盤成長因子）

ボ対照群と比較した無作為化対照試験がなく，かつ小規模な短期データの報告がほとんどである．しかしながら，近年のオフラベル使用の広まりによりベバシズマブの有効性を示す報告は急増し，ベバシズマブはラニビズマブとほぼ同等の有効性をもつであろうと考えられている．

ベバシズマブの疾患別にみた有効性

各疾患につきベバシズマブの有効性を示した初期の報告に着目して紹介する．これら先駆的・探索的な臨床研究により，多くの眼内血管新生疾患にほぼ例外なくVEGFが関与していることが明らかとなり，世界中でオフラベル使用に拍車がかかった．この背景には，静脈注射製剤であるベバシズマブを硝子体注射用に分注することで価格の面で有利となった点も大きい．

加齢黄斑変性：ベバシズマブは本来，大腸癌に対する静脈内投与用として開発されており，滲出型加齢黄斑変性に対してもまず全身投与によるオープンラベル非対照試験が少数例で報告された．5mg/kgの静脈内投与を2週おきに2～3回施行して24週後に評価すると，18眼の平均視力は14文字改善し，中心網膜厚は112μm軽減するという良好な結果が得られた[1]．しかし，VEGFを全身的に阻害したことに起因すると考えられる血圧上昇が認められた．この有害事象は，大腸癌治療でもみられた重篤な合併症を誘発しうるため，ほかの主な報告では基本的に硝子体投与が選択されている．

比較的多数例を解析したレトロスペクティブ研究では，266眼[2]，81眼[3]にベバシズマブ1.25mgを1回以上硝子体投与し，12週後に評価したところ，どちらの報告でも平均視力と中心網膜厚につき，

文献はp.231参照．

5mg/kg 全身投与の結果とほぼ同等の改善が認められた．硝子体投与によるこれらの報告では，明らかな有害事象を認めなかったとしている．以降，同様の短期成績は数多く報告されている．

糖尿病網膜症：110眼の糖尿病黄斑浮腫に対するベバシズマブ硝子体注入（1.25mgまたは2.5mgを1回以上）の効果を6か月後に評価したレトロスペクティブ研究では，視力13.5文字の改善，中心網膜厚111μmの減少がみられた[4]．また，何らかの治療歴のある糖尿病黄斑浮腫51眼に対するプロスペクティブ研究では，1.25mgが硝子体投与され，6週後の視力は5.5文字改善し，中心網膜厚は85μm軽減した[5]．15眼の増殖糖尿病網膜症に対するプロスペクティブ研究では，1.5mgが硝子体投与され，12週後の視力は6.5文字改善し，新生血管からの蛍光漏出面積は80％減少した[6]．これらの報告から，少なくとも短期間ではベバシズマブの糖尿病黄斑浮腫，血管新生に対する有効性が示された．このため，活動性の高い線維血管増殖を伴う網膜症の術前にベバシズマブを硝子体投与しておくことで術中出血の軽減などの効果が期待でき，手術補助剤としても利用されるようになった．

加齢黄斑変性以外の脈絡膜新生血管：加齢黄斑変性以外の脈絡膜血管新生の原因として近視性，特発性，網膜色素線条などが挙げられるが，これらの疾患にVEGFが関与しているかはまったく不明であった．近視性脈絡膜血管新生については，8眼に1mg硝子体投与して3か月以上経過観察した報告[7]や11眼に1.25mg投与して平均22（5～32）週経過観察した報告[8]において，視力と中心網膜厚の改善が有意に得られた．特発性脈絡膜血管新生については，トリアムシノロン無効例10眼に対し1mgを硝子体投与して3か月後に評価したところ，視力と中心網膜厚が有意に改善した[9]．

網膜静脈閉塞症：網膜静脈閉塞症の基本病態が血流不全であることから，合併する黄斑浮腫にVEGF（虚血は強力な誘導因子の一つ）が関与することは以前から推定されていたが，ベバシズマブを用いた複数の報告によってこれが確認されたと考えてよいだろう．すなわち，27眼の分枝閉塞症に1.25mg硝子体投与して平均5.3（3～8）か月で評価した報告[10]や，16眼の中心静脈閉塞症に1.25mg硝子体投与して3か月で評価した報告[11]，21眼の閉塞症（中心静脈9眼，分枝12眼）に1.25mg硝子体投与して3か月で評価した報告[12]において，視力と中心網膜厚の改善が有意に得られた．網膜静脈閉塞症のリスクファクターとして高血圧・動脈硬化などの全身背景があ

るが，どの報告でも明らかな有害事象を認めなかった．

虹彩血管新生（血管新生緑内障）：虹彩血管新生に対するベバシズマブの有用性についても複数の報告がある．汎網膜光凝固されている増殖糖尿病網膜症に合併した虹彩血管新生7眼（うち緑内障3眼）に対して1mg硝子体投与すると，虹彩新生血管は1週後に7眼とも完全に消退し，2か月で眼圧コントロール不良は1眼のみであった[13]．また，網膜静脈閉塞症（中心静脈5眼，分枝1眼）に合併した血管新生緑内障6眼に対して1.25mg硝子体投与すると，虹彩新生血管は48時間後に著明に消退し，3眼で十分な眼圧下降が得られた[14]．緊急の対応を要する血管新生緑内障の診療において，虹彩新生血管の退縮に即効性が示されたことは重要な知見と考えられる．

未熟児網膜症：未熟児網膜症は，動物モデル研究や臨床サンプルの解析からVEGFが病態の鍵因子と早くから認識されていたが，血管の発生が未熟な対象のため，抗VEGF療法による副作用も同時に危惧されていた．従来のレーザー治療に抵抗して牽引性網膜剥離の進行を認める活動性の高い未熟児網膜症15眼にベバシズマブを0.5mg硝子体投与した結果[15]，14眼で血管新生の活動性低下を蛍光眼底造影にて認めた．3眼で牽引性網膜剥離の進行を認めた以外には，眼および全身への副作用はみられなかった．

ベバシズマブのオフラベル使用が眼科領域にもたらした意義

　ベバシズマブの世界的汎用によって，多くの眼内血管新生疾患[*3]（特に近視性や特発性の脈絡膜血管新生など，動物モデルが存在しない疾患）にVEGFが関与している可能性が新たに濃厚となった．これらの知見を得たことは，眼科領域において多くの疾患の病態理解と疾患治療のために重要な進歩だったといえる．しかしながら，大規模で長期の無作為化対照試験をクリアしたラニビズマブやペガプタニブと異なり，ベバシズマブの報告の多くは症例報告またはレトロスペクティブであり，プロスペクティブであっても無作為化されず対照のない小規模な短期データであることを忘れてはならない．至適な投与量，投与間隔，回数を決定するエビデンスに乏しく，長期の有効性・安全性も不明のままである．このような現状を踏まえつつ，ベバシズマブが難治病態に鋭敏な効果を示す薬剤であることは確かであり，慎重かつ有効に利用する姿勢が要求されよう．

（石田　晋）

[*3] ここで紹介した疾患以外にも，眼内腫瘍・Coats病・ぶどう膜炎に合併した黄斑浮腫・漿液性剥離や，中心性漿液性脈絡網膜症に対するベバシズマブの有効性を示した報告など，現在さらに対象となる疾患は拡大されている．

抗VEGF療法／ラニビズマブ

　加齢黄斑変性（age-related macular degeneration；AMD）治療においてわが国より先進国である欧米では，光線力学的療法（photodynamic therapy；PDT）から，抗VEGF（vascular endothelial growth factor）療法の単独治療が中心となってきている．2008年10月よりわが国でも抗血管新生療法がペガプタニブ（pegaptanib，マクジェン®），ラニビズマブ（ranibizumab，ルセンティス®）と続いて保険治療薬となり，適応外使用によるベバシズマブ（bevacizumab，アバスチン®）を使う頻度が減少してきた．本項ではラニビズマブの特徴をまとめる．

ラニビズマブ[*1] について

　ラニビズマブはベバシズマブのFabフラグメント（可変領域：抗原と結合する部位）であり，ベバシズマブ同様すべてのアイソフォームを阻害する．分子量は約50 kDaであり，そのため組織移行性はベバシズマブより良好であるが，眼内半減期が短くなるといわれている（図1）．ウサギを用いた実験モデルでは，ベバシズマブ1.25 mg硝子体内投与での硝子体の半減期が4.32日であるのに対して，ラニビズマブ0.5 mg投与では2.63日と短いことが示され，血漿中

[*1] ラニビズマブ（ルセンティス®）は，すべてのアイソフォームをターゲットとする点がベバシズマブに類似しているが，分子量が1/3であり，VEGFへの親和性，網膜への浸透性が高い．

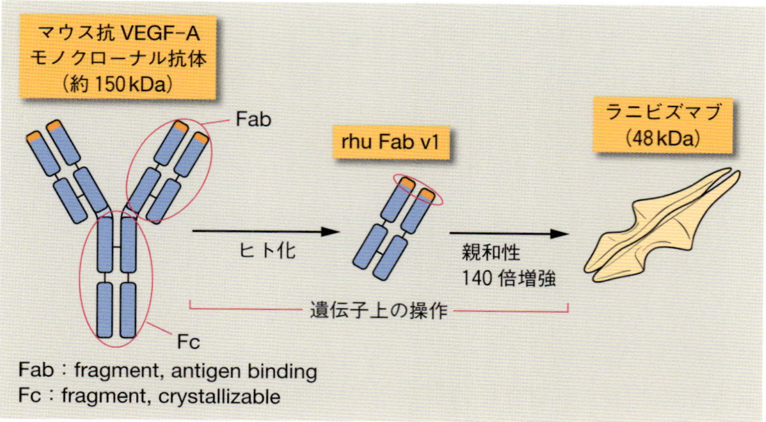

図1　ラニビズマブの構造
ベバシズマブの1/3のサイズであり，VEGFへの親和性，網膜への浸透性が高い．

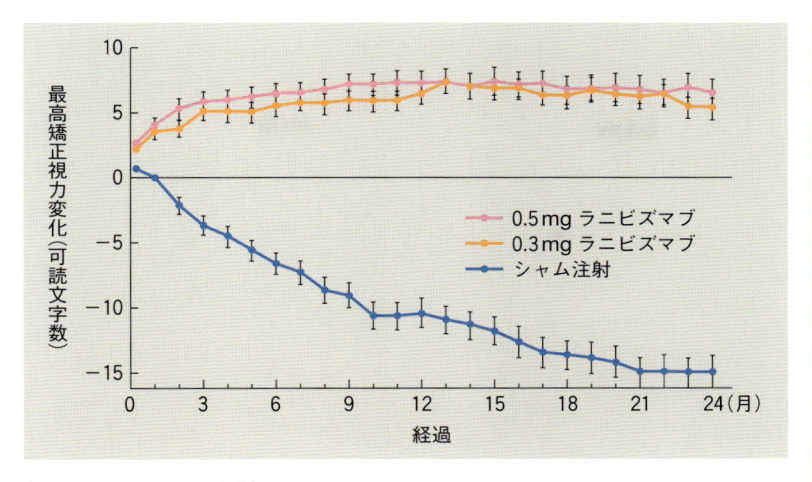

	7日目	3か月	6か月	9か月	12か月	15か月	18か月	21か月	24か月
0.5mg ラニビズマブ	+2.6	+5.9	+6.5	+7.2	+7.2	+7.4	+6.8	+6.7	+6.6
0.3mg ラニビズマブ	+2.3	+5.1	+5.6	+5.9	+6.5	+6.9	+6.1	+6.2	+5.4
シャム注射	+0.6	−3.7	−6.6	−9.1	−10.4	−11.8	−13.6	−15.0	−14.9

図2 MARINA スタディ（24か月視力変化）

(Rosenfeld PJ, et al：Ranibizumab for neovascular age-related macular degeneration. N Engl J Med 2006；355：1419-1431.)

への移行もラニビズマブでは検出不能であったのに対して，ベバシズマブでは微量ながら検出されている[1]．またペガプタニブはVEGFのアイソフォーム選択性があり，$VEGF_{165}$に特異的に結合して阻害するのに対して，ラニビズマブはVEGFのすべてのアイソフォームに結合する点で大きく異なる．

ラニビズマブ単独療法[*2] の臨床試験結果のレビュー

維持期の定期投与：海外で実施されたラニビズマブの第Ⅲ相比較試験であるMARINAスタディ[2][*3]（occult CNVに対するラニビズマブ単独投与）やANCHORスタディ[3][*4]（classic CNVに対するラニビズマブ単独投与とPDTとの比較試験）では，毎月1回硝子体内投与を2年間（計24回投与）実施したところ，投与後の視力スコアの平均変化量はベースラインと比べてMARINAスタディ24か月で6.6文字，ANCHORスタディ12か月で11.3文字の有意な増加が認められた（図2, 3）．これが現在のラニビズマブ投与におけるゴールデンスタンダードである．しかし，毎月の硝子体投与が最善の視力転帰が得られるとはわかっているものの，患者側や医療機関側の負

文献はp.232参照．

[*2] ラニビズマブ単独療法は毎月投与，毎月経過観察がゴールデンスタンダードである．困難な場合は導入期に毎月1回計3回投与して，毎月経過観察しながらのPRN（pro re nata）投与が基本となる．

[*3] MARINA
Minimally classic/occult trial of the Anti-VEGF antibody Ranibizumab In the treatment of Neovascular Age-related macular degeneration

[*4] ANCHOR
Anti-VEGF antibody for the treatment of predominantly classic Choroidal neovascularization in age-related macular degeneration

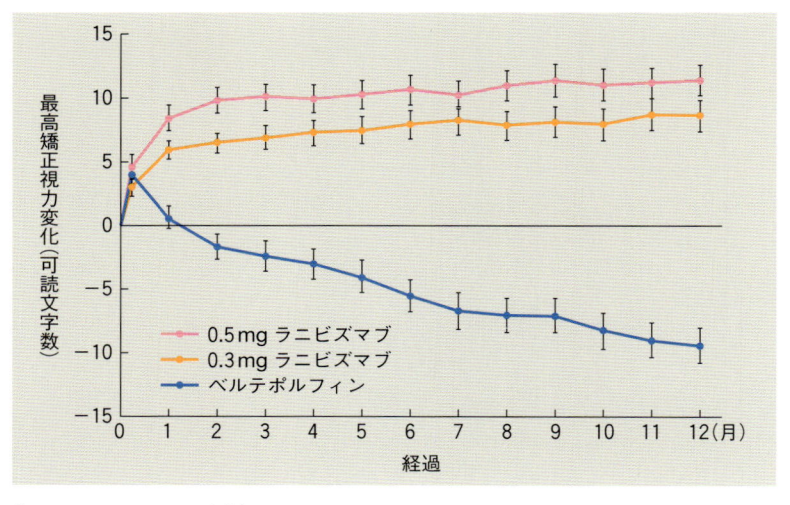

（ベースラインからの変化）

	7日目	1か月	2か月	3か月	4か月	5か月	6か月	7か月	8か月	9か月	10か月	11か月	12か月
0.5 mg ラニビズマブ	+4.6	+8.4	+9.8	+10.0	+9.9	+10.2	+10.6	+10.2	+10.9	+11.4	+10.9	+11.1	+11.3
0.3 mg ラニビズマブ	+2.9	+5.9	+6.4	+6.8	+7.2	+7.4	+7.9	+8.2	+7.7	+8.1	+7.8	+8.6	+8.5
ベルテポルフィン	+3.9	-0.5	-1.8	-2.5	-3.1	-4.1	-5.6	-6.8	-7.1	-7.1	-8.3	-9.1	-9.5

図3 ANCHOR スタディ（視力変化12か月）
(Brown DM, et al：Ranibizumab versus verteporfin for neovascular age-related macular degeneration. N Engl J Med 2006；355：1432-1444.)

担を考えて，実現することが困難である場合が多い．その後のPIERスタディ[4]*5（毎月1回計3回の導入期投与の後，維持期においては3か月に1回投与するプロトコール）では，導入期終了時点での改善した視力が，維持期である12か月後の平均視力ではベースラインと同様のレベルまで低下した（図4）．詳細な検討により患者個人でのラニビズマブの反応性の違いが判明したため，維持期における患者個人の臨床所見に応じた治療方法が望まれた．

維持期のPRN投与：そこでPrONTOスタディ[5]*6が行われた．滲出型AMD患者に対して，ラニビズマブ0.5 mgを導入期に月1回，3か月連続投与した後，維持期においては毎月来院して，視力とともに光干渉断層計（OCT）所見を基本にした臨床所見に応じて必要により（PRN）投与するプロトコールである．このスタディの結果は，視力の変化がベースラインと比較して3か月後+10.8文字，12か月後+9.3文字，24か月後では+11.1文字であり，有意な視力改善効果が認められた（図5）．2年間のルセンティス®投与回数は平

*5 **PIER**
Phase IIIb, multicenter, randomized, double-masked, sham Injection-controlled study of the Efficacy and safety of Ranibizumab in subjects with subfoveal CNV with or without classic CNV secondary to age-related macular degeneration

*6 **PrONTO**
Prospective Optical coherence tomography imaging of patients with Neovascular age-related macular degeneration Treated with intraOcular ranibizumab

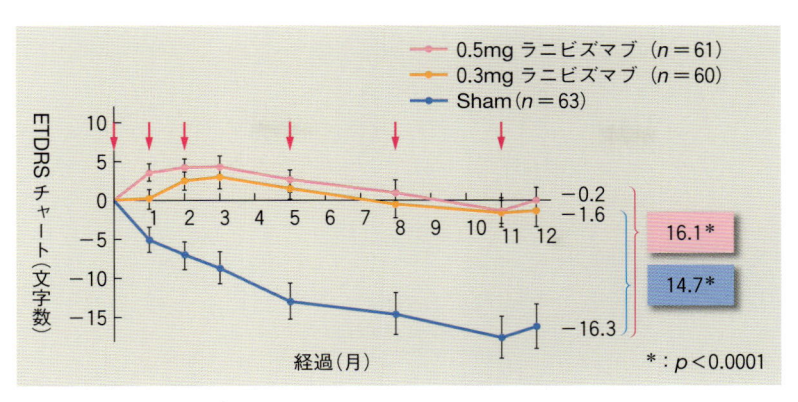

図4 PIERスタディ（視力変化12か月）
(Regillo CD, et al：Randomized, double-masked, sham-controlled trial of ranibizumab for neovascular age-related macular degeneration：PIER Study year 1. Am J Ophthalmol 2008；145：239-248.)

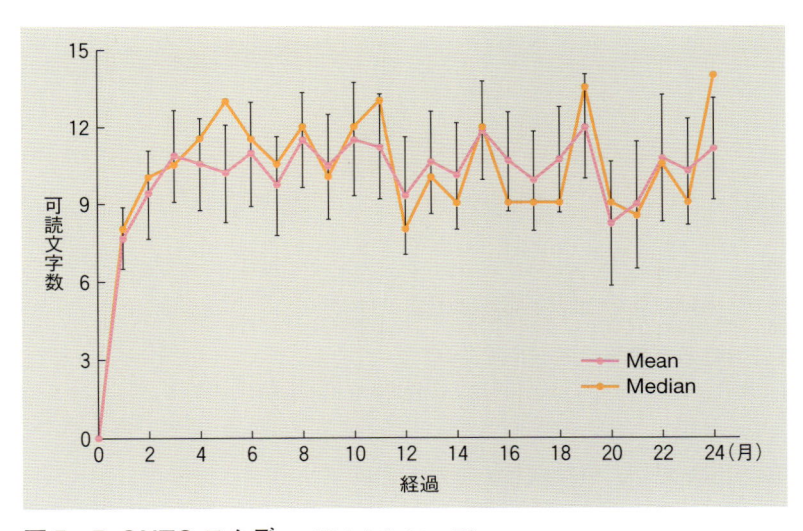

図5 PrONTOスタディ（視力変化24か月）
(Lalwani GA, et al：A variable-dosing regimen with intravitreal ranibizumab for neovascular age-related macular degeneration：year 2 of the PrONTO Study. Am J Ophthalmol 2009；148：43-58.)

均で9.9回（5.0回/年）であり，毎月投与が行われた第III相比較試験よりも少ない投与回数で同様の効果が得られた．

ガイドライン作成状況と今後の展開

わが国における維持期の再投与ガイドライン[6]も作成されており，再投与における小数視力の測定や変換方法，OCTを利用したアルゴリズムが記載されている（**図6**）．

また，海外におけるエビデンスに基づくラニビズマブ治療ガイドライン[7]も作成されている．維持期（3～12か月）の投与回数と最

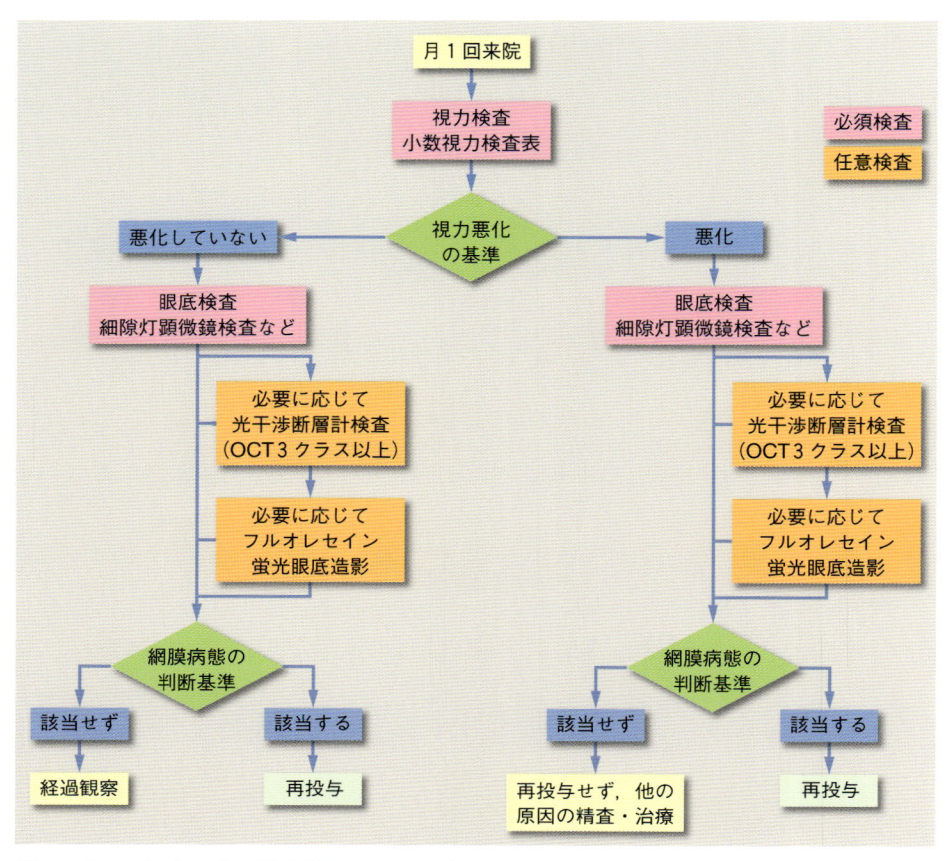

図6 ラニビズマブの維持期における再投与ガイドライン
(田野保雄ら:ラニビズマブ(遺伝子組換え)の維持期における再投与ガイドライン.日本眼科学雑誌 2009;113:1098-1103.)

高矯正視力の変化量がまとめられており,毎月投与・毎月経過観察した群は投与回数が多くなるものの(9回),維持期にも視力が改善している.3か月に1回投与の試験では,いずれも改善した視力効果が減弱ないし消失しており,毎月経過観察して必要に応じて(PRN)投与では視力の減弱が少ない(図7).このことからもラニビズマブ単独投与では毎月経過観察とPRN投与が基本となることが示されている.

日本人の滲出型AMDの40～50%を占めるといわれるポリープ状脈絡膜血管症(polypodial choroidal vasculopathy;PCV)に対する抗VEGF療法では滲出性変化の軽減効果があるものの,インドシアニングリーン造影で検出されるポリープ病巣を消退させる効果は少ないという報告[8]がされており,今後の問題点となる.

わが国では,やっと保険適応で抗VEGF薬を使用できるようになったスタート地点である.これから各施設で薬剤単独療法と薬剤併

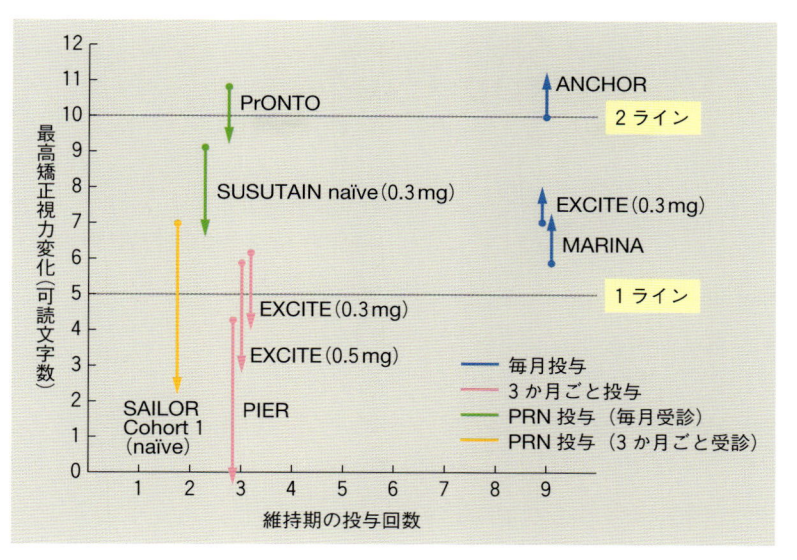

図7　海外におけるエビデンスに基づくラニビズマブ治療ガイドライン
(Mitchell P, et al：Ranibizumab (Lucentis) in neovascular age-related macular degeneration: evidence from clinical trials. Br J Ophthalmol 2010；94：2-13.)

用 PDT との結果が報告されはじめるので，視力を含めた臨床結果だけでなく，患者の反応とともにどちらが中心になるのか結果が待たれる．

（佐藤　拓）

抗VEGF療法／VEGF Trap-Eye®

　血管内皮増殖因子（vascular endothelial growth factor；VEGF）を標的としたいわゆる抗VEGF薬として，ペガプタニブ（マクジェン®），ラニビズマブ（ルセンティス®），ベバシズマブ（アバスチン®）に続き，発売が期待される新規薬剤として，VEGF Trap-Eye®（aflibercept；アフリベルセプト）がある．可溶化したVEGF受容体の人工合成物であり，アプタマー製剤や抗体製剤よりもVEGFへの親和性が高いのが特徴である．

VEGF Trap-Eye® の構造と作用

　VEGFの受容体のうち，VEGFに親和性の高いVEGFR-1（Flt-1）の第2ドメインとVEGFR-2（Flk-1）の第3ドメインとを，分子量を高めるためにヒトIgG1のFcフラグメントに結合させた可溶性融合蛋白である（図1）．VEGF-Aのすべてのアイソフォームと胎盤増

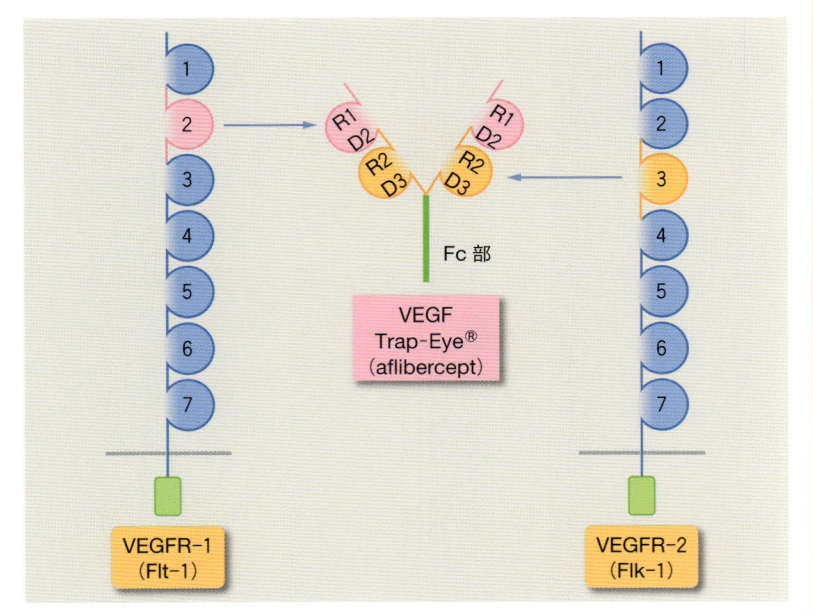

図1　VEGF Trap-Eye®（aflibercept）の構造
VEGF受容体であるVEGFR-1の第2ドメインとVEGFR-2の第3ドメインを抗体のFc断片に結合させたもので，VEGFに非常に高い親和性を示す．VEGF-Aの全アイソフォームと胎盤増殖因子に結合する．

表1 抗VEGF薬の比較

	ペガプタニブ（マクジェン®）	ラニビズマブ（ルセンティス®）	VEGF Trap-Eye®	ベバシズマブ（アバスチン®）
製剤のタイプ	アプタマー	抗体断片	可溶化受容体	抗体
分子量	50,000	48,000	110,000	149,000
最小投与間隔	6週間	4週間	4〜8週間？	4〜6週間
特徴	$VEGF_{165}$のみに結合	血中半減期短い	VEGFへの親和性高い	安価（適応外）

殖因子（placental growth factor；PlGF）に結合する[1,2]．VEGFとの親和性は非常に高く，抗体製剤であるラニビズマブより80〜140倍の親和性を有する．分子量は約11万であり，分子量約5万のペガプタニブやラニビズマブより眼内滞留期間が長く，分子量約15万のベバシズマブよりは網膜を通過しやすいようにサイズ設計されている（表1）．

文献はp.232参照．

第III相臨床試験

滲出型加齢黄斑変性を対象に，VEGF Trap-Eye®の有効性をみる二つの無作為化二重盲検の第III相臨床試験，すなわち，北米で行われているVIEW 1試験[*1]とヨーロッパ，アジア太平洋，日本，ラテンアメリカで行われているVIEW 2試験が世界中で同じプロトコールで進行中であり，2010年11月26日付で中間解析結果が報告され，ラニビズマブと同等以上の効果が示されている．

被験者数はVIEW 1試験1,217人とVIEW 2試験1,240人で，1年目は，①VEGF Trap-Eye®（0.5 mg）を4週ごと，②VEGF Trap-Eye®（2.0 mg）を4週ごと，③VEGF Trap-Eye®（2.0 mg）を最初の3回毎月投与の後，8週ごと，または，④ラニビズマブ（0.5 mg）を4週ごとに硝子体内投与する4群に無作為に割付し，視力の維持・改善におけるVEGF Trap-Eye®の有効性を評価した．2年目は，全治療群とも，少なくとも3か月ごとの投与と，病状に応じて（pro re nata〈PRN〉方式）月に1度を超えない頻度での投与を行い，評価を行っている（図2）．

治療開始1年後における中間解析結果（表2）では，視力の維持（ETDRS視力表による測定文字数の減少が15文字未満：logMAR視力で0.3未満，3段階未満の視力低下に相当）が達成された被験者の割合は，ラニビズマブ（0.5 mg）を4週ごとに投与された被験者で94.4%であったのに対し，VEGF Trap-Eye®を投与したいず

[*1] VIEW試験
VEGF Trap-Eye® Investigation of Efficacy and Safety in Wet AMD

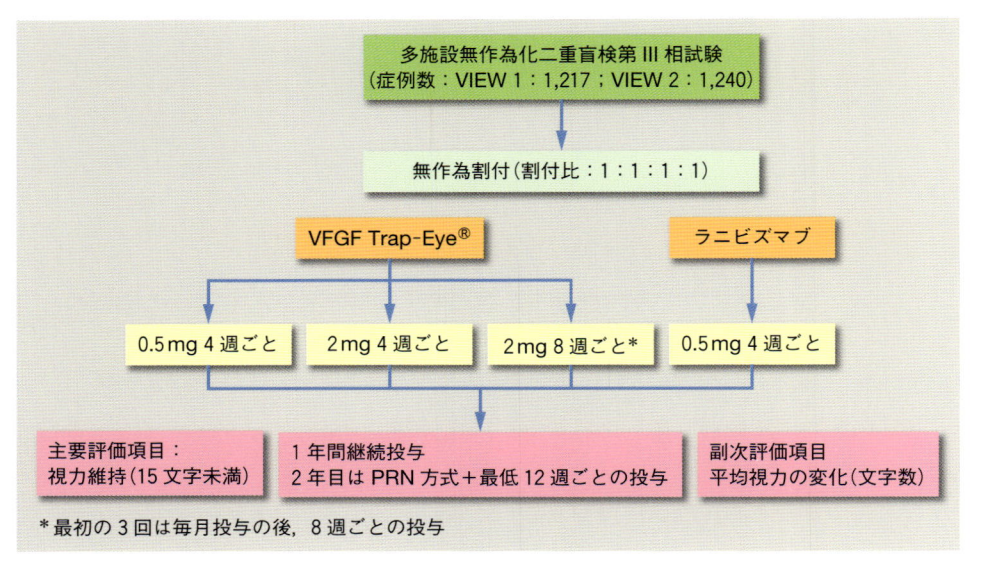

図2 VIEW 1 および VIEW 2 試験のデザイン

表2 VIEW 1 および VIEW 2 試験の治療開始1年後の中間解析結果

		ラニビズマブ 0.5mg 4週ごと	VEGF Trap-Eye® 0.5mg 4週ごと	VEGF Trap-Eye® 2.0mg 4週ごと	VEGF Trap-Eye® 2.0mg 8週ごと**
視力維持率*	VIEW 1	94.4%	95.9%	95.1%	95.1%
	VIEW 2	94.4%	96.3%	95.6%	95.6%
平均視力の改善 (文字数)	VIEW 1	8.1	6.9	10.9	7.9
	VIEW 2	9.4	9.7	7.6	8.9

*ベースラインと比較して，ETDRS 視力表で判別可能な文字数の減少が 15 文字未満の患者の割合．
**初回3回は毎月投与，その後に8週ごとに投与．

れの群でも 95.1〜96.3％ と，ラニビズマブに比較して非劣勢つまり同等以上の有効性が示された[3]．VEGF Trap-Eye®（2.0mg）を最初の3回毎月投与の後，8週ごとに投与群にても同等の治療効果が得られたことは意義がある．すなわち，視力維持に毎月の投与を必要としない可能性が示された．

その他の黄斑疾患に対する臨床試験

VEGF Trap-Eye® を利用して，加齢黄斑変性以外の疾患を対象に国内も含めた臨床試験が進行中である．

網膜中心静脈閉塞症（central retinal vein occlusion；CRVO）に伴う黄斑浮腫に対し，二つの第 III 相臨床試験，COPERNICUS 試験[*2]と，GALILEO 試験[*3]が実施されている[*4]．

[*2] COPERNICUS
Controlled Phase III Evaluation of Repeated Intravitreal Administration of VEGF Trap-Eye® in Central Retinal Vein Occlusion：Utility and Safety

[*3] GALILEO
General Assessment Limiting Infiltration of Exudates in Central Retinal Vein Occlusion with VEGF Trap-Eye®

糖尿病黄斑浮腫（diabetic macular edema；DME）に対し第 II 相臨床試験，DA VINCI 試験が進行中である[*5]．

近視性脈絡膜新生血管に対して，ベバシズマブの有効性が示されていたが，これまで認可された薬剤がなかった．VEGF Trap-Eye® およびラニビズマブによる臨床試験がそれぞれ開始していて期待される．

今後の注意点

VEGF Trap-Eye® はその分子量から，眼内から体循環に移行した後の薬物動態としては，ペガプタニブやラニビズマブと比較して血中半減期が長く，脾臓，肝臓，リンパ節などの細網内皮系や肺に捕縛されやすい．したがって，長期的な反復投与による Fc 部関連の炎症反応や VEGF への親和性の高さから，これらの臓器や組織障害につながる可能性は否定できない．本薬剤を全身投与すると用量依存性に血圧上昇を認め，これはすべての抗 VEGF 薬に当てはまることであるが，生理的にも重要なサイトカインである VEGF の作用を阻害する薬剤を使用する際は全身状態に注意を払い，硝子体内投与に関しても，臨床試験のプロトコール通りの定期的な投与が視力維持に最善であるのも確かであるが，不必要な投与は控えるべきかもしれない．

（安川　力，小椋祐一郎）

[*4] 海外で実施中の COPERNICUS 試験の中間解析結果として，VEGF Trap-Eye®（2.0 mg）毎月投与群で 56.1％ の視力改善（シャム投与群 12.3％），平均視力 17.3 文字改善（シャム投与群 4.0 文字改善）という良好な成績が報告されていて，国内でも実施中の GALILEO 試験の結果も期待される[4]．

[*5] DA VINCI 試験
DA VINCI は DME and VEGF Trap-Eye：Investigation of Clinical Impact の略．この試験では，ベースラインに対する治療 6 か月後の平均視力変化で，局所レーザー治療群が 2.5 文字の改善であったのと比べ，VEGF Trap-Eye® 群では VIEW 試験と同様の投与方法で 8.5〜11.4 文字改善と統計学的に有意な改善を示し，12 か月後でも治療効果は維持されていたという中間解析結果が報告されている[4]．

併用療法（PDT＋anti VEGF/TA）

ポリープ状脈絡膜血管症に対しては特に有効

　わが国での加齢黄斑変性（age-related macular degeneration；AMD）治療は，ペガプタニブ（マクジェン®），ラニビズマブ（ルセンティス®）承認以降，抗VEGF（血管内皮増殖因子）療法が治療の主体となった．特にラニビズマブの有効性は高く，単独の光線力学的療法（photodynamic therapy；PDT）と比較し，良好な治療効果が得られたことも報告された[1,2]．ただ，ここで示された成績は24か月毎月ラニビズマブの投与を継続した結果であり，実際の臨床現場で行った場合，患者，医療スタッフへの負担は多大なものとなる．また，わが国におけるAMDのおよそ5割を占めるといわれるポリープ状脈絡膜血管症（polypoidal choroidal vasculopathy；PCV）

文献はp.233参照.

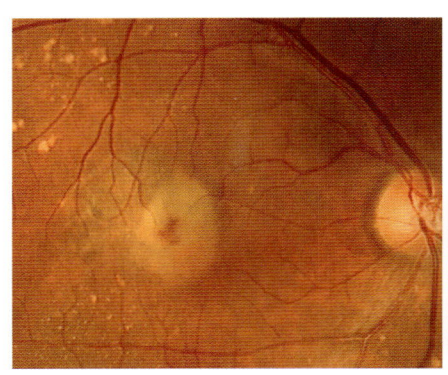

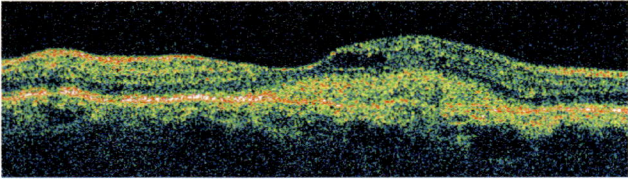

a. 眼底所見　　　　　　　　　　　　b. OCT所見

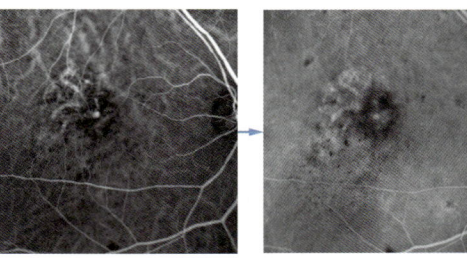

c. FA所見（左図：1分，右図：10分）　　　d. IA所見（左図：1分，右図：10分）

図1　フィブリンを伴ったポリープ状脈絡膜血管症例の治療前所見
84歳，女性．治療前視力矯正（0.4）．この後，単独のラニビズマブ硝子体注射を行った．

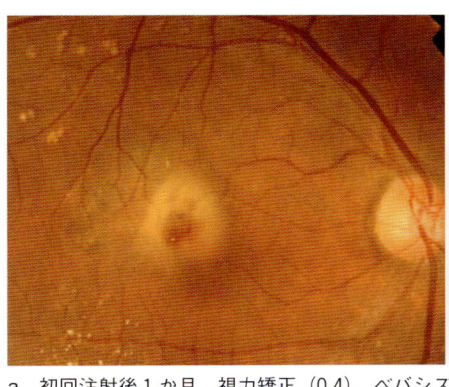

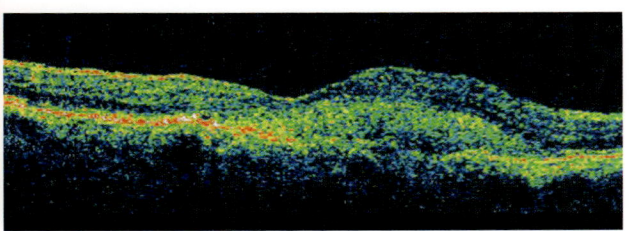

a. 初回注射後1か月. 視力矯正（0.4）. ベバシズマブ再投与.

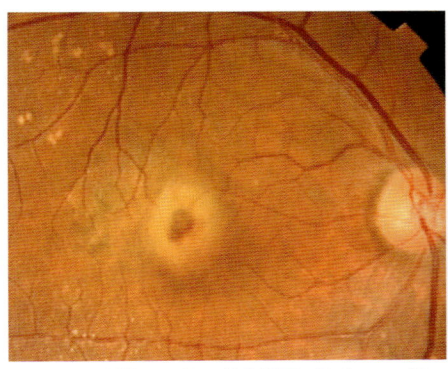

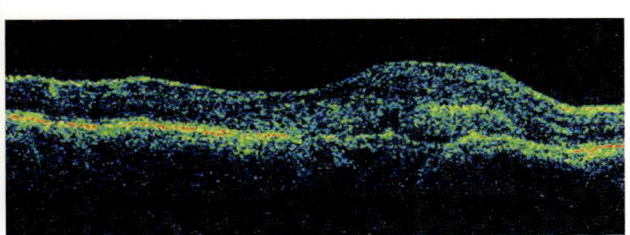

b. 初回注射後2か月. 視力矯正（0.4）. ベバシズマブ再投与.

図2　ポリープ状脈絡膜血管症のラニビズマブ単独治療例（図1と同一症例）
合計3回のラニビズマブ硝子体注射を行ったが，フィブリンをはじめとする滲出の改善は得られなかった．

に対するラニビズマブ単独治療は，視力改善・維持に有用であるものの，ポリープ病巣の閉塞率はPDTに比べて劣るとの指摘がある（図1, 2）．これらの問題を解決する治療法として期待されるのが，抗VEGF療法とPDTの併用療法である．アジア5か国で行われたEVEREST Study[*1]では，PCVを対象に，PDT単独群とラニビズマブ単独群，両療法併用群の比較が行われ，ベースラインからの最高矯正視力の変化量については，併用群，PDT単独群，ラニビズマブ単独群の各群間に有意な差はなかったが，治療開始6か月後のポリープが完全退縮した患者の割合は，併用群（77.8％）ならびにPDT単独群（71.4％）で，ラニビズマブ単独群（28.6％）と比較して有意に高いという結果が示された．

PDT後の黄斑機能

筆者らは黄斑部局所網膜電図を用いて，PDTの黄斑部網膜機能に及ぼす影響を検討してきたが，PDTの1週間後に一過性の黄斑機能

[*1] **EVEREST Study**
本試験は，現在進行中の抗VEGF療法とPDTの併用療法の有効性を検討する大規模臨床プログラムであるSUMMIT clinical programのうちのひとつで，アジアでPCVを対象に行われている．そのほかにAMDを対象にした米国，カナダでのDENALI Study，欧州でのMONT BLANC Studyがある．

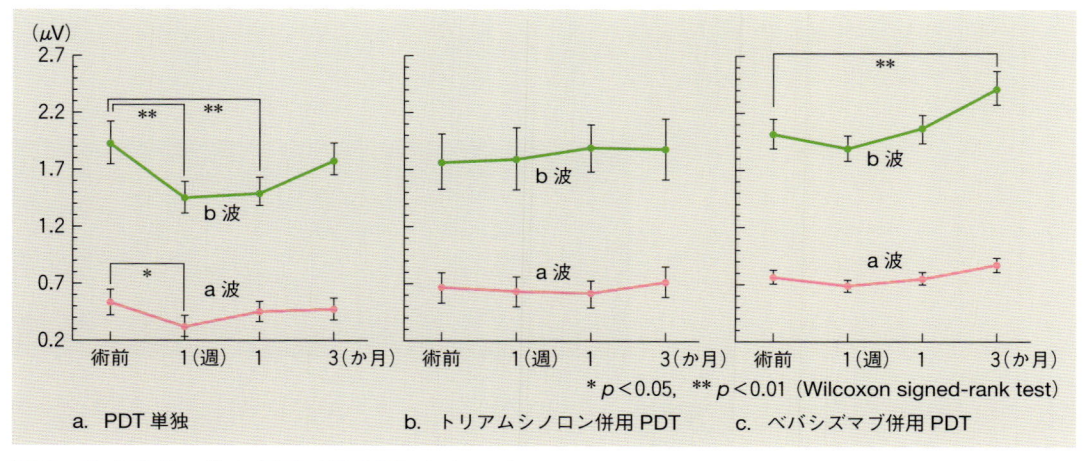

図3 治療前後の黄斑部局所網膜電図振幅の変化

a. PDT 単独
b. トリアムシノロン併用 PDT
c. ベバシズマブ併用 PDT

$*p<0.05$, $**p<0.01$ (Wilcoxon signed-rank test)

a. 併用療法の例1（全身疾患の既往がない症例に対する併用療法）

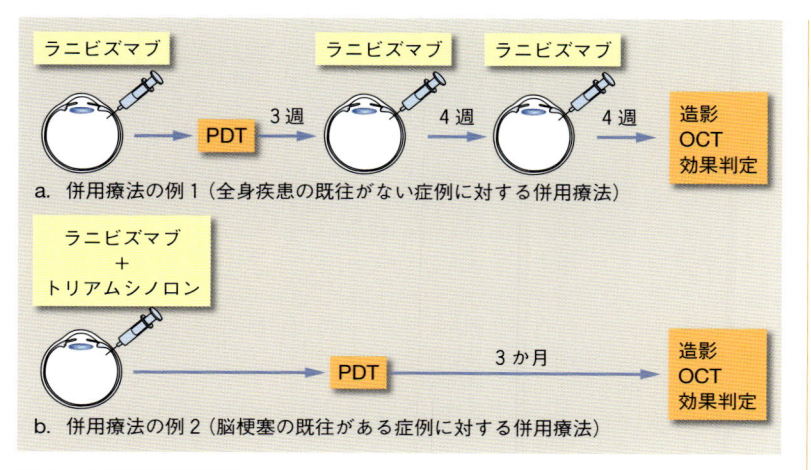

b. 併用療法の例2（脳梗塞の既往がある症例に対する併用療法）

図4 実際の併用療法

の悪化がみられ，3か月後までに徐々に改善していくという結果を得た．また，PDTによる脈絡膜循環障害が強いほど，この黄斑機能の悪化も強いこともわかった[3]．次に筆者らはトリアムシノロンのTenon囊下注射，もしくはベバシズマブ（アバスチン®）の硝子体注射をPDTの1週間前に行い同様の研究を行ったところ，PDT1週間後の黄斑機能の悪化はなくなった（図3）[4,5]．これは，薬剤が血管新生，滲出を抑制するだけではなく，PDT照射直後の炎症の増加を抑制することも期待される結果であり，PDTを施行する際には薬剤を併用したほうがよいと考えられる．

実際の併用療法

現在筆者らの施設では，図4に示したように，全身疾患の既往が

ない症例はラニビズマブの硝子体注射を行った1週間後にPDTを行い，さらにもう2回のラニビズマブ硝子体注射を行う方法で治療の導入をしている．また，脳梗塞の既往のある症例に関しては頻回のラニビズマブ硝子体注射は，脳梗塞の悪化が懸念されるため，最初のラニビズマブ硝子体注射時にトリアムシノロンアセトニド(TA)のTenon嚢下注射も併用し，その1週間後にPDTを行う，いわゆるトリプル療法を行い，その後のラニビズマブ投与は極力避けるようにしている．ただ，最良の薬剤の投与時期，回数については，各施設間で検討が進められているところで，定まった見解がないことをつけ加えておく．

（石川浩平）

ロービジョンケア

加齢黄斑変性のロービジョンケアの特徴

　加齢黄斑変性の有病率はわが国でも増加しており，日本眼科医会の2009年の報告によると視覚障害者の原因疾患の4番目，約11％を占めている．加齢による視機能の低下に疾患による障害が加わり，QOL（quality of life）が著しく低下する[1]．中心部の機能低下により見たいものが見えないため，ストレスが大きく，読み書きや，顔の認知についての困難を訴えるケースが多い．加齢黄斑変性のロービジョンケアの目標は，自立した生活を維持してQOLを落とさないようにすることである．ニーズがあればケアを開始してよい．萎縮型の視機能の変化は緩慢なため，不自由を受け入れてしまいがちであるが，滲出型では急激な視力低下が起こるため支障が大きい．場合によっては，治療と並行してケアを行う．

文献はp.233参照．

視機能評価

　遠見・近見視力，読書評価，固視，視野などの検査を行う．加齢黄斑変性では，混乱視のために両眼視力が低下することがあり，両眼での視力も確認するとよい．視力から補助具の必要倍率を推定するが（図1），読書に必要な倍率は，視力値だけで評価するのは難しく，読み視標を用いて読書の評価を行うことが望ましい（図2）[2,3]．加齢黄斑変性症例では，中心視が困難であるため，中心窩以外の固

---

1. 屈折異常を矯正した状態で見る場合

$$倍率 = \frac{それを見るのに必要な視力}{その人の矯正視力}$$

2. 屈折異常を未矯正の状態で見る場合

$$倍率 = \frac{それを見るのに必要な視力}{その人の視力} + \frac{屈折異常（D）}{4}$$

図1　視力値を利用した拡大率の考え方
新聞を読んだり，近見の作業能率の確保には，(0.5)の視力が必要とされている．

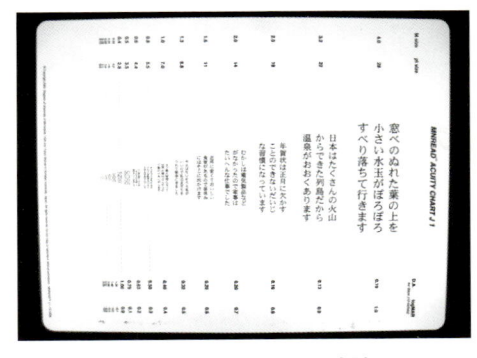

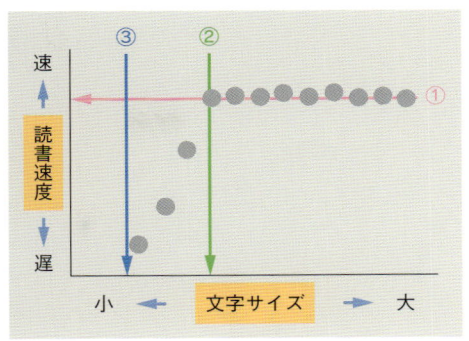

図2 MNREAD-Jと三つの視標
① 最大読書速度（maximum reading speed；MRS）：患者が本来もっている読書能力
② 臨界文字サイズ（critical print size；CPS）：最大読書速度を維持できる最小の文字サイズ
③ 読書視力（reading acuity；RA）：読み得る最小の文字サイズ
（右図／小田浩一：readingの評価．樋口哲夫編．眼科プラクティス14 ロービジョンケアガイド．東京：文光堂；2007．p.98-101．より改変．）

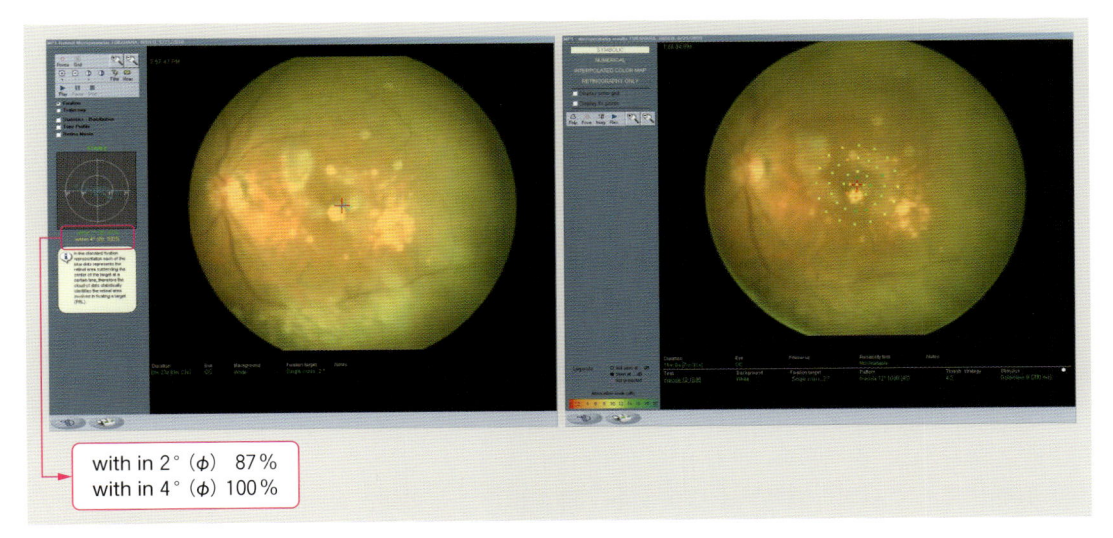

図3 MP-1®による固視とマイクロペリメトリー
85歳，男性．赤い十字は固視目標，青いドットは固視したポイントである．固視ポイントのばらつきは，2°以内が87％であった（左図赤枠内）．マイクロペリメトリー（右図）によると，感度の低い部位（赤のドット）は固視部の下方，高い部位（緑のドット）は固視部の上〜右方である．見るときに視線を2°程度右上方にずらすと感度の高い部位を使える．

視部位（PRL〈preferred retinal locus；偏心視域〉という）で偏心視をすることになるが，PRLで安定した固視ができているかどうかの確認も必要である（図3）．PRLが確立していなければ，マイクロペリメトリーや動的・静的視野，アムスラーチャート（Amsler chart）の結果などを参照して，網膜感度の最も高い部位で固視するよう指導を行う．このとき，57.3 cm（約60 cm）離れた距離で，1 cmが1°に相当する視覚であることを利用して誘導する[4]．

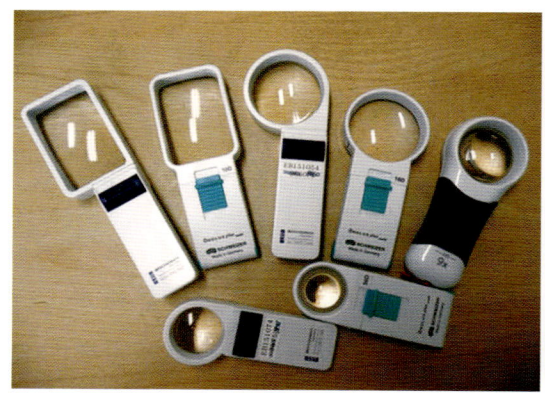

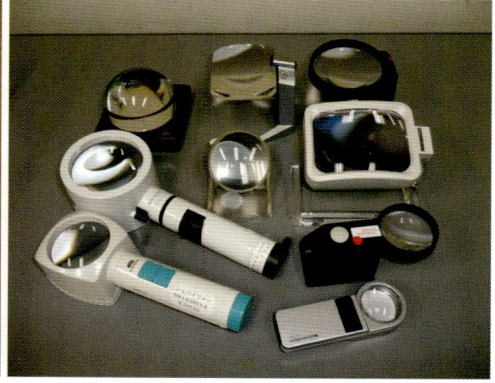

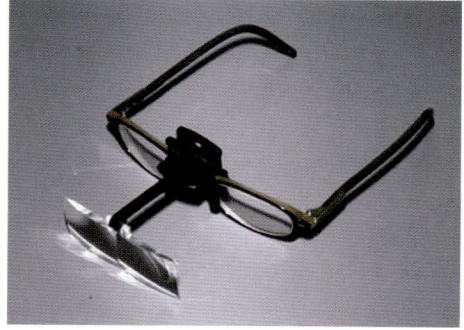

図4 拡大鏡
a. 手持ち型
b. 置き型
c. 眼鏡型

a. LEDのライトがついており，明るくて見やすい．
b. レンズの焦点距離が台の高さよりも長いものがほとんどであり，調節力がない場合は近見矯正が必要である．
c. レンズについたクリップを自分の眼鏡に取りつけて使う．

補助具の選定

　光学的補助具には，ハイパワープラス眼鏡[*1]，拡大鏡（手持ち型・置き型・眼鏡型），弱視眼鏡，単眼鏡などがある．患者のニーズや，身体機能に応じて適切な補助具を選定する（図4, 5）．たとえば，両手が自由になることを希望する場合は，ハイパワープラス眼鏡，置き型・眼鏡型拡大鏡，弱視眼鏡が選択肢となり，手に機能障害がある場合は，手持ち型拡大鏡の使用は難しい．ハイパワープラス眼鏡は，軽度の視力低下にはよい適応となる．視力が（0.1）以下の場合は，拡大読書器の利用を積極的に考える．加齢黄斑変性症例では反転表示が有用な症例が多いが，拡大読書器では高拡大だけでなく反転表示も可能である．持ち歩きに便利な小型の器種も増えている．

　羞明の軽減やコントラストを上げるには遮光眼鏡が有効である．適切な色は，用途と個人により異なるため，実際に使う環境下でトライアルを行うのが理想的である．適切な遮光眼鏡の使用により，見え方が改善するケースは多い．

　上記の補助具について，身体障害者手帳を有している患者に対し

[*1] ハイパワープラス眼鏡
強度凸レンズの眼鏡．遠用完全矯正度数に強い負荷度数を加えて，意図的に焦点距離を短くし，網膜像を拡大させる．

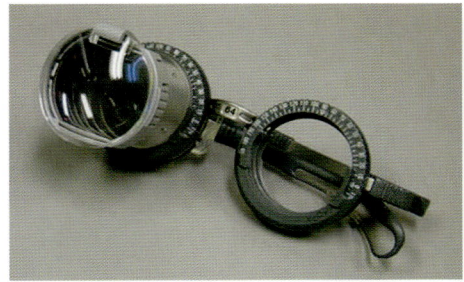

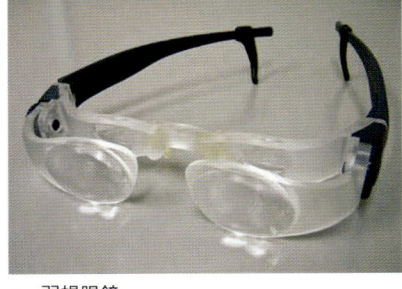

a. 弱視眼鏡

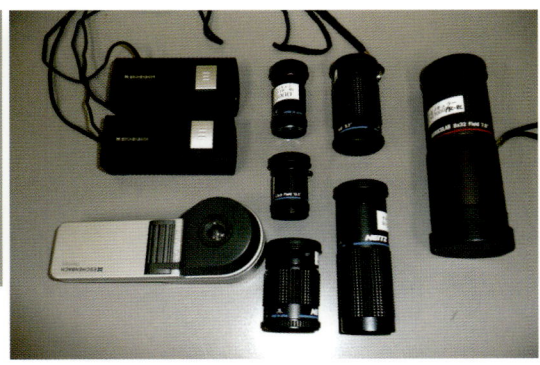

b. 単眼鏡

図5　弱視眼鏡
a. ひとつで遠・近両方で使えるタイプ（上図）と，距離が固定式のもの（下図）がある．
b. 遠〜近まで，任意の距離が見えるものや，使用距離が固定式のものがある．

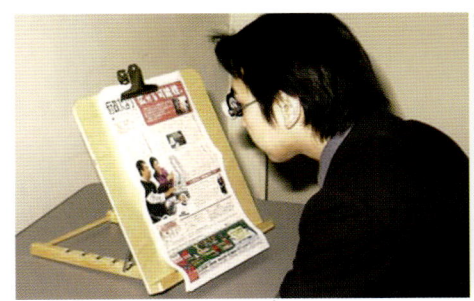

a. 書見台

b. タイポスコープ

図6　書見台とタイポスコープ
書見台（a）を利用すると，紙面の照度を確保しつつ，楽な姿勢で読める．
タイポスコープ（b）により，紙面からの反射が抑えられ読みたい部分がクローズアップできる．また，行の読み飛ばしにも役立つ．

て給付の制度がある．自治体により等級制限や条件が異なるため，詳しくは患者の居住する自治体への問い合わせが必要である．

日常生活へのケア

　読み書きを助ける補助具として，手元用の照明と書見台，タイポスコープなどが有用である（**図6**）．照明の調整は重要であり，加齢黄斑変性症例では，一般的な部屋の照度より明るいほうが読書の能率が上がるといわれている[5]．

　読み書き以外にも，段差や距離感がわかりにくい，知り合いにあいさつができない心苦しさがあるなど，歩行時の支障についての訴

えも多い．このような時には，白杖を必要な時だけ，あるいは，周りに見えにくいことをアピールしたい時だけ用いてもよい．歩行の補助として使う場合は，使い方の訓練を受けることが可能な施設を紹介し，講習を受けることを勧める．

そのほか，拡大文字やハイコントラストにより，見やすい工夫が施されている生活用品や，触覚や聴覚を利用できる便利グッズや家電などの利用が助けになる．これらのものを購入できる各種施設，訓練施設の情報をはじめ，生活に役立つ情報の提供[*2]も大切なケアの一つである．

[*2] **各種情報の提供**

視覚障害リソースネットワーク
（総合的な情報サイト）

http://www.cis.twcu.ac.jp/~k-oda/VIRN/

日本眼科医会
（ロービジョンクリニックのある病院）

http://www.gankaikai.or.jp/

ロービジョン学会
（ロービジョンクリニックのある病院）

http://www.jslrr.org/

カコモン読解　第21回 一般問題20

身体障害者福祉法の補装具として遮光眼鏡が支給されないのはどれか．
a 白子症　　b 先天無虹彩　　c 加齢黄斑変性　　d 網膜色素変性
e 錐体杆体ジストロフィ

解説　2010（平成22）年3月31日に厚生労働省から出された『補装具費支給事務取扱指針の一部改正について』において，遮光眼鏡が補装具として適用される際の支給対象者の要件等が見直された（表1）．この改正により，これまでのように支給対象者を4疾患に限定するのではなく，表1の要件を満たす対象者に適用されること

表1　『補装具費支給事務取扱指針の一部改正について』より抜粋
（2010〈平成22〉年3月31日，厚生労働省）

（旧）補装具の対象者について（種目：眼鏡，名称：遮光眼鏡）

対象者：網膜色素変性症，白子症，先天無虹彩，錐体杆体ジストロフィーであって羞明感をやわらげる必要がある者

（新）補装具の対象者について（種目：眼鏡，名称：遮光眼鏡）

対象者：以下の要件を満たす者．
1）視覚障害により身体障害者手帳を取得していること．
2）羞明を来していること．
3）羞明の軽減に，遮光眼鏡の装用より優先される治療法がないこと．
4）補装具費支給事務取扱指針に定める眼科医による選定，処方であること．

この際，下記項目を参照の上，遮光眼鏡の装用効果を確認すること．
（意思表示できない場合，表情，行動の変化等から総合的に判断すること）
・まぶしさや白んだ感じが軽減する
・文字や物などが見やすくなる
・羞明によって生じる流涙等の不快感が軽減する
・暗転時に遮光眼鏡をはずすと暗順応が早くなる

遮光眼鏡とは，羞明の軽減を目的として，可視光のうちの一部の透過を抑制するものであって，分光透過率曲線[*3]が公表されているものであること．

[*3] **分光透過率曲線**
可視光線の透過率を波長ごとに示したもの（図7）．

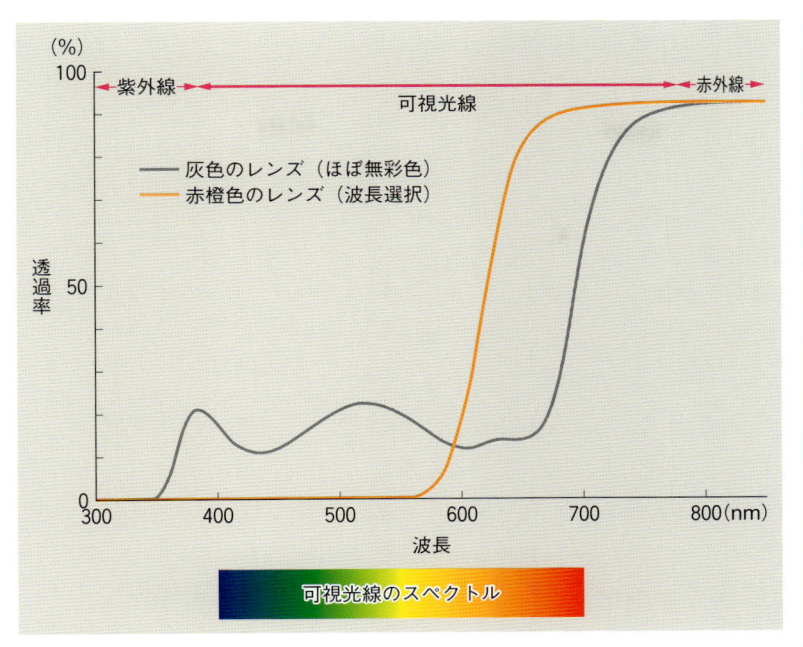

図7　分光透過率曲線
(守本典子：遮光眼鏡. 専門医のための眼科診療クオリファイ1. 屈折異常と眼鏡矯正. 東京：中山書店；2010. p.184-187.)

となった.

模範解答　なし（出題時点での模範解答はcであるが，現在では遮光眼鏡はすべての疾患に支給される.）

（阿曽沼早苗）

サプリメント

　サプリメントは，本来食品から摂取すべき微量ミネラルやビタミン類を補う補完食品であり，薬ではない．しかし，疫学調査や加齢黄斑変性（age-related macular disease；AMD）に関する大規模前向き試験である Age-related Eye Disease Study（AREDS）の報告[1]により，その効果が大きく信頼されるようになってきた．詳しい病因論は他項に譲るが，黄斑部は光が集光するうえ，視細胞外節が不飽和脂肪酸を多く含み，酸化ストレスの影響を受けやすい．疫学調査や，病理などからも AMD の病態に酸化ストレスの関与が考えられ，発症を抑えるために抗酸化物質を含むサプリメントを摂取することは理にかなっている．

　現在 AMD に対し用いられているサプリメントは，AREDS 関連サプリメントと，AREDS 2 関連サプリメントに大別される．以下，それぞれのサプリメントの内容，関連する試験について解説する．

文献は p.233 参照．

AREDS

　AREDS は米国 National Eye Institute（NEI）の主導で行われた抗酸化ビタミン，亜鉛の摂取が白内障と AMD の発症，および進行予防に有効であるかを検討した多施設ランダム化比較試験である[*1]．AMD に関しては，55〜80 歳の 3,640 人が登録され，AMD の重症度を AREDS Grading System により分類後（表1，図1），抗酸化ビタミン＋亜鉛，亜鉛のみ，抗酸化ビタミンのみ，プラセボが投与さ

[*1] AREDS 以前，抗酸化剤が癌や心血管疾患，眼疾患のリスクを減少させることや，亜鉛の摂取が AMD による視力低下を抑制する可能性が報告されていた．これらを受け，ビタミン・ミネラルサプリメントが広く販売されるようになり，効果と安全性を検証する必要が生じた．

表1　AREDS Grading System 概略

カテゴリー 1	少数の小型ドルーゼン（<63μm）
カテゴリー 2	多数の小型ドルーゼン，少数の中型ドルーゼン（≧63，<125μm），色素上皮異常
カテゴリー 3	大型ドルーゼン（≧125μm），多数の中型ドルーゼン，黄斑部を含まない地図状萎縮（geographic atrophy；GA）
カテゴリー 4	滲出型，萎縮型 AMD，もしくは加齢黄斑症（age-related maculopathy；ARM）のために視力低下を生じた眼の僚眼

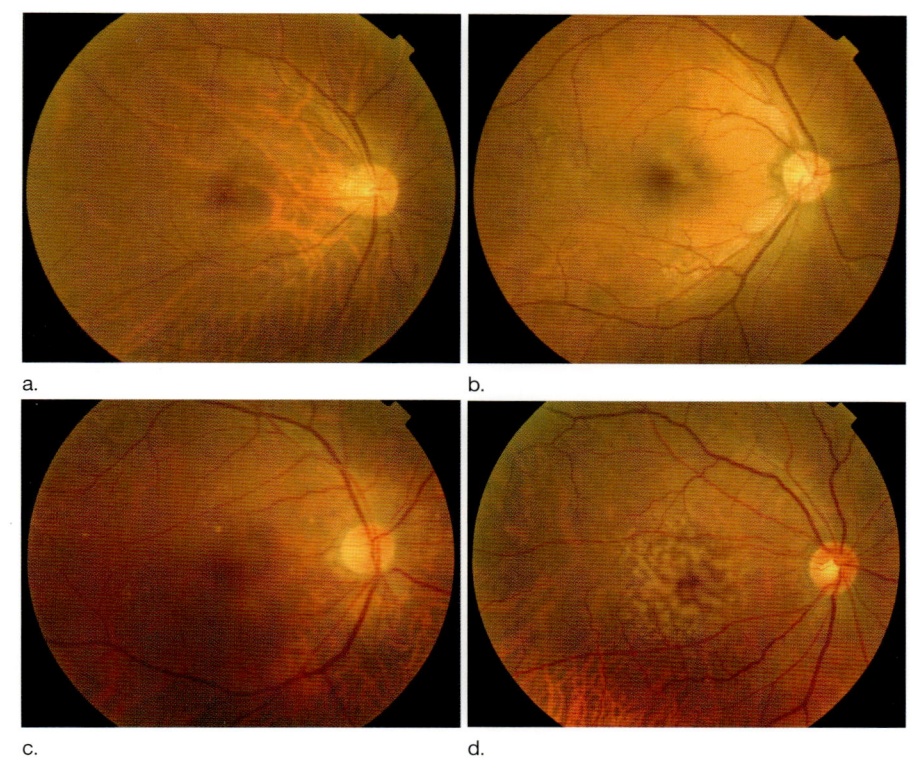

図1 AREDS Grading System 分類例（眼底写真）
a. カテゴリー2. 小型ドルーゼンが散在している. 中型ドルーゼンも認めるが少数である.
b. カテゴリー2. 中心窩上鼻側, 1乳頭径内に色素上皮異常を認める.
c. カテゴリー3. 中心窩上方, 2乳頭径内に大型のドルーゼンを一つ認める.
d. カテゴリー3. 多数の大型ドルーゼンが散在している.

れ, 5年以上経過観察された.

予防医学において, 疾病の発症率を知ることは重要であるが, AREDSでは, サプリメントの有効性とともに臨床経過や危険因子も解析している. AREDSによれば5年間でAMDを発症する確率は, 小型ドルーゼンが主体の群（カテゴリー2）で1.3%, 中〜大型のドルーゼンが主体の群（カテゴリー3）で18%, AMDの対側眼（カテゴリー4）で43%であった（図2）. 摂取効果の解析では, カテゴリー3, 4において, 抗酸化ビタミン＋亜鉛の摂取がAMD発症のリスクを25%減少, 視力低下のリスクを19%減少させることが明らかとなり, 摂取の有効性が示された（図3, 4）[1]*2. しかし, より早期のカテゴリー2での予防効果は認められなかった.

AREDSの結果は最も高いエビデンスレベル1であり, 医療技術を評価するプロジェクトCochrane collaborationでもレビューされている. これらの結果から, 現時点ではカテゴリー3, 4に属する喫

*2 カテゴリー3, 4におけるAMD発症リスクは, プラセボ群に比較して, 亜鉛, 抗酸化ビタミン＋亜鉛の両群で有意に減少した（抗酸化ビタミン：OR；0.76, 99% CI；0.55〜1.05, 亜鉛：OR；0.71, 99% CI；0.52〜0.99, 抗酸化ビタミン＋亜鉛：OR；0.66, 99% CI；0.47〜0.91）.

また, 視力低下のリスクは, 抗酸化ビタミン＋亜鉛群のみ有意に減少した（抗酸化ビタミン：OR；0.85, 99% CI；0.63〜1.14, 亜鉛：OR；0.83, 99% CI；0.62〜1.11, 抗酸化ビタミン＋亜鉛：OR；0.73, 99% CI；0.54〜0.99）.

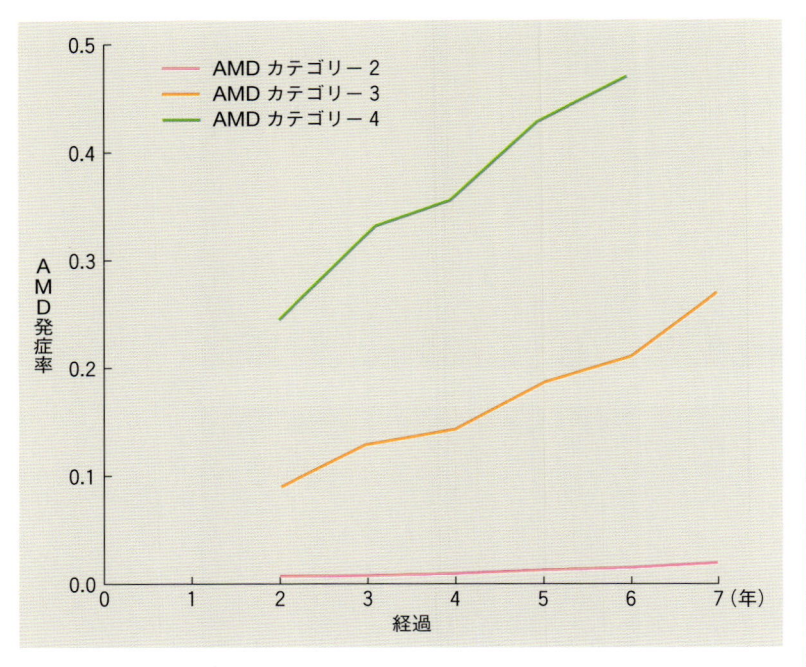

図2 AMD発症率（カテゴリー2〜4）

5年後の発症率は，カテゴリー2ではわずか1.3％であった．カテゴリー3は18％だが，大型のドルーゼン，もしくは中心窩外のGAがある群では27％と上昇した．カテゴリー4は43％と最も高かった．
（Age-Related Eye Disease Study Research Group：A randomized, placebo-controlled, clinical trial of high-dose supplementation with vitamins C and E, beta carotene, and zinc for age-related macular degeneration and vision loss：AREDS report no. 8. Arch Ophthalmol 2001；119：1417-1436.）

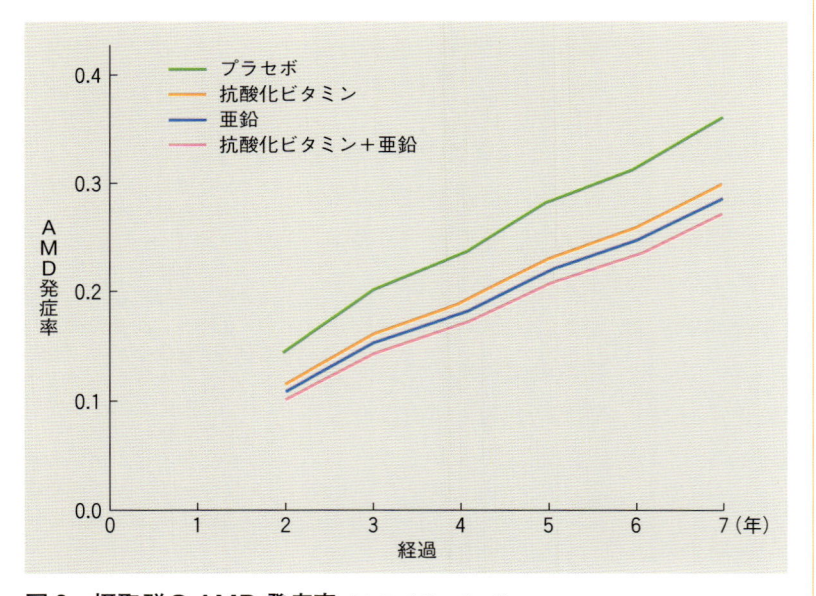

図3 摂取群のAMD発症率（カテゴリー3，4）

5年で，プラセボ28％，抗酸化ビタミンのみ23％，亜鉛のみ22％，抗酸化ビタミン＋亜鉛20％であった．
（出典は図2と同様．）

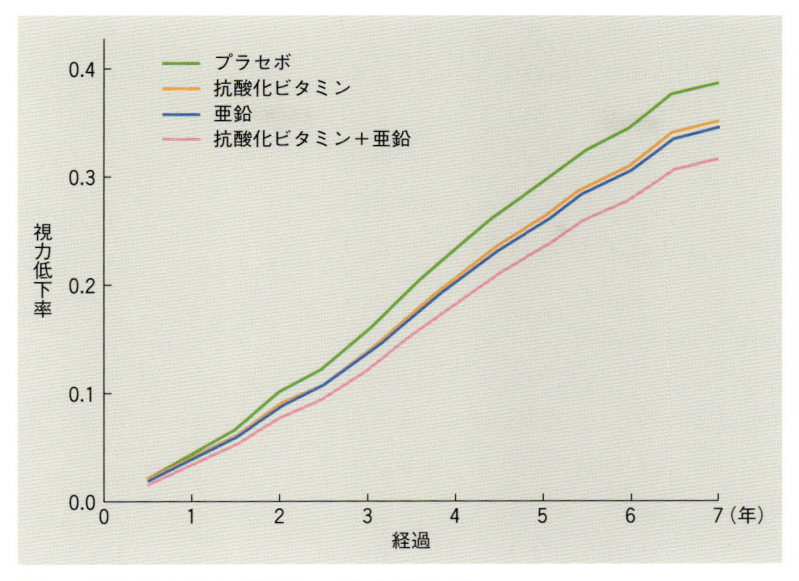

図4 摂取群の視力低下率（15文字以上）（カテゴリー3，4）
5年で，プラセボ29%，抗酸化ビタミンのみ26%，亜鉛のみ25%，抗酸化ビタミン＋亜鉛23%であった．
（出典は図2と同様．）

煙（後述）していない患者には，抗酸化ビタミンと亜鉛の併用摂取を考慮すべきと考えられている[*3]．

AREDS 2

ルテイン／ゼアキサンチン，ω-3LCPUFAs（long-chain polyunsaturated fatty acids；多価不飽和長鎖脂肪酸）は，疫学研究やAREDSで並行して行われた研究結果[2,3)]からも，AMDの進行抑制効果を有すると考えられていた．一方，喫煙者のβカロテン摂取による肺癌発生率の上昇や亜鉛摂取による貧血など，過剰摂取による有害事象も明らかとなった．これらを受けて，2008年からNEIは，約4,000人を対象とした多施設ランダム化比較試験であるAREDS 2を開始した．AREDS 2では，ルテイン／ゼアキサンチン，DHA/EPAのいずれか，もしくは両方，プラセボの4群に分け，後期AMDへの進展に対する影響を検討するほか，AREDSでの効果がβカロテンを除去，亜鉛を減量しても得られるか同時に検討される．以下，現在注目されているルテイン／ゼアキサンチン，ω-3LCPUFAsについて解説する．

ルテイン／ゼアキサンチン：ルテインはカロテノイドの一種で光学異性体のゼアキサンチンとともに黄斑部に高濃度で存在する天然色

[*3] 現在，日本で市販されているAMDを対象としたサプリメントは，AREDSで用いられた処方内容（βカロテン15mg，ビタミンC 500mg，ビタミンE 400IU，亜鉛80mg，銅2mg）からβカロテンを除くか減量し，ルテイン／ゼアキサンチンを加えたものが多い．

素である．黄色の色素であるルテインは有害な青色光を吸収し，フィルターとして，また強い抗酸化力により，網膜を保護していると考えられている．

Eye Disease Case Control Study[4]や，Blue Mountain Eye Study[5]などの疫学調査で，ルテイン／ゼアキサンチンの摂取がAMD発症のリスクを減少させたことが報告されている．AREDS 2での投与量は10/2 mgである．

ω-3LCPUFAs：EPA（eicosapentaenoic acid；エイコサペンタエン酸），DHA（docosahexsaenoic acid；ドコサヘキサエン酸）は，ω-3LCPUFAsで魚由来の脂肪に多く含まれ，高脂血症，心血管疾患に対する予防効果が知られている．また，抗炎症効果，血管新生抑制作用を有することが報告されている．

Blue Mountains Eye Study[6]で，魚の摂取が加齢黄斑症（age-related maculopathy；ARM）のリスクを減少，最近のメタ解析[7]でω-3LCPUFAsの摂取によるAMD発症リスクの減少が報告された．AREDS 2での投与量は350/650 mgである．

これからのサプリメント

現在，サプリメントに関しては臨床研究とともに基礎研究も行われ，生物学的に有効性の検証が行われている[8-10]．単に補完食品であったサプリメントは科学的に有効性を論じられるようになってきており，診療における位置づけも変化している．ルテイン／ゼアキサンチン，ω-3LCPUFAsに関しては多くが観察研究であり，有効性を論じるにはAREDS 2の結果を待たねばならない．これらが，推奨されるサプリメントに加わる可能性があり，結果に注目する必要がある．

AMDにおいては，いくつかの有効な治療法が見い出されているが，いまだ効果は満足できるものではなく，一度障害された網膜の機能は回復しない．また，繰り返し行われる治療は患者の負担を増し，高額な医療費も問題となる．そのため，発症前に予防できることの意義は大きく，今後，眼科診療におけるサプリメントの重要性が増していくものと考えられる．

（佐々木真理子，小沢洋子，坪田一男）

将来期待される新治療薬

　加齢黄斑変性（age-related macular degeneration；AMD）は欧米やわが国など，先進諸国における，特に高齢者の社会的失明の原因として重要な疾患であり，今後も患者数の増加が予想され，有効な治療法を確立することが急務である．これまでさまざまな治療が試みられてきたが，現在は光線力学的療法や，副腎皮質ステロイド局所投与，抗 VEGF（vascular endothelial growth factor；血管内皮増殖因子）療法が主流となり，それらの併用療法の有効性について検証されつつある．

滲出型 AMD の新治療薬

非ステロイド抗炎症薬（NSAIDs）：NSAIDs（non-steroidal anti-inflammatory drugs）は点眼薬として，古くから眼科領域で使用されている安全性の高い薬剤である．動物モデルを用いた研究において，各種 NSAIDs を経口投与，硝子体内投与，点眼することにより，脈絡膜新生血管（choroidal neovascularization；CNV）を抑制したとの報告があり，NSAIDs に直接 VEGF の発現を抑制する効果があると想定されている[1]．作用機序をはじめ，薬剤の種類，投与方法など今後検討すべき点は多いものの，すでに米国とわが国にて，ラニビズマブ（ranibizumab）とブロムフェナク（bromfenac）点眼を併用する臨床試験が行われており，その有効性が証明されれば，患者の QOL の面や医療経済的な意義は大きいと考えられる．

small interfering RNA（siRNA）を用いた抗 VEGF 療法：現在臨床にて用いられる抗 VEGF 薬は，すでに発現している VEGF 蛋白に直接結合し，その作用を阻害するものである．一方，RNA 干渉[*1] を用いて，VEGF および VEGF 受容体（VEGFR）蛋白の産生を抑える治療法が研究されている[*2]．

VEGF シグナル伝達阻害薬を用いた抗 VEGF 療法：抗 VEGF 療法のもう一つのアプローチが，VEGF が VEGFR と結合した後の細胞内シグナル伝達を阻害する方法である．薬剤としては，VEGFR チロシンキナーゼ阻害薬の応用が主に研究されている[3]．VEGFR や血

文献は p.234 参照．

[*1] **siRNA と RNA 干渉**
RNA 干渉とは，small interfering RNA（siRNA）と呼ばれるメッセンジャー RNA（mRNA）に相補的な配列をもつ二本鎖 RNA が mRNA に結合，mRNA が分解されることで蛋白質発現が抑制される現象である．

[*2] **bevasiranib**
世界で初めて臨床応用された VEGF に対する siRNA 薬．米国での臨床試験が期待されたが[2]，primary end point 達成の見込みが低いとの判断で，2010 年 10 月に第 III 相の中止が発表された．

小板由来成長因子受容体のチロシンキナーゼ阻害薬である pazopanib の点眼薬を用いた臨床試験（第Ⅱ相）などが，現在欧米で進行中である．同様の作用機序をもつスニチニブ（sunitinib）も，動物モデルにおいて CNV 抑制効果が報告されており，抗癌薬としてわが国でも承認されている薬剤である．

ステロイド徐放製剤：ステロイド徐放製剤として，Retisert®，Medidur®，Posurdex® などがあり，滲出型 AMD に対する臨床試験が欧米で進行中である．副腎皮質ステロイド局所投与の効果には持続性がなく，反復投与が必要となるという問題点を解消するために開発されたものであるが，逆に白内障や眼圧上昇の合併が多い点が課題となっている．

萎縮型 AMD の新治療薬

これまで治療法のなかった萎縮型 AMD についても新薬研究が盛んである[4]．β-アミロイド（Aβ）は，アルツハイマー病（Alzheimer's disease；AD）において老人斑を形成する不溶性凝集蛋白であり，AD の治療標的として研究が進んでいるが，Aβ がドルーゼンにも含まれることから，萎縮型 AMD の治療標的としても研究されている．老人斑を減少させ，神経新生を促進する作用があり，欧米にて多発性硬化症の治療薬として認可されている glatiramer acetate（グラチマー酢酸塩）はそのような薬剤の一つであり，萎縮型 AMD の神経変性予防を目指した臨床試験が現在進行中である[*3]．同じくドルーゼンに含まれる補体についても，補体に結合するペプチド，蛋白，抗体などが開発されている．視細胞保護を目的とした治療薬も AMD 治療に応用される可能性がある．網膜は最もドーパミンに富んだ組織の一つであるが，ドーパミンには酸化ストレスによる視細胞のアポトーシスを抑制する働きがあると考えられている．ドーパミン代謝に関わるモノアミン酸化酵素（monoamine oxidase）B（MAO-B）の阻害薬である safinamide は，Parkinson 病に対する臨床試験が行われている薬剤であるが，これを視細胞保護に応用することも研究されている．レチノイドサイクルにおいて産生され，色素上皮機能を傷害すると考えられている A2E[*4] の蓄積を阻害する抗癌薬 fenretinide についても，萎縮型 AMD に対する臨床試験が行われ，良好な成績が報告されている．

（有村　昇，坂本泰二）

[*3] **Aβ 関連薬**
AMD に対するその他の Aβ 関連薬としては，β シート形成阻害薬や Aβ に対するヒト化モノクローナル抗体などが開発され，主に製薬企業が国際特許を取得している．

[*4] **A2E**
網膜色素上皮細胞による視細胞外節の不完全な消化により生じるリポフスチンに含まれる蛍光物質．網膜細胞への毒性があり，Stargardt 病や加齢黄斑変性症の発生に関与すると考えられ，補体の活性化作用をもつ．

> エビデンスの扉

PDT 臨床試験：TAP Study, VIP Study, JAT

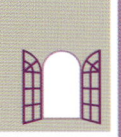

現在行われている PDT 臨床試験

　欧米における加齢黄斑変性（age-related macular degeneration；AMD）に対する光線力学療法（photodynamic therapy；PDT）の治験には，classic CNV[*1]を有する AMD 患者を対象にした TAP study[*2]および occult CNV[*3]を有する患者を対象にした VIP study[*4]がある．また，国内で行われた治験には JAT study[*5]がある．

TAP study

対象：1. classic 成分を含む最大直径が 5,400 μm 以下の中心窩下 CNV を有する AMD の患者 609 例（ベルテポルフィン群 402 例，プラセボ群 207 例）．

2. ETDRS[*6]視力が 34〜73 文字（Snellen 視力において約 20/40〜20/200）．

試験デザイン：プラセボ対照多施設二重盲検法

観察期間：24 か月

評価項目および方法：

1. レスポンダーの割合：最高視力の低下が 15 文字（3 段階）未満の患者の比率
2. 最高矯正視力：ETDRS チャートを用いて最高矯正視力を測定
3. コントラスト感度[*7]：Pelli-Robson chart を用いて測定
4. CNV 進展率および病変サイズ：フルオレセイン蛍光眼底造影お

文献は p.234 参照．

[*1] **classic CNV**
classic choroidal neovascularization

[*2] **TAP**（Treatment of AMD with PDT）．海外で実施された加齢黄斑変性症者における第Ⅲ相試験．

[*3] **occult CNV**
occult choroidal neovascularization

[*4] **VIP**（Verteporfin in Photodynamic Therapy）．海外で実施された AMD 患者および病的近視患者における第Ⅲ相試験．

[*5] **JAT**（Japanese AMD Trial）．国内で実施された AMD 患者における第Ⅲ相試験．

[*6] **ETDRS**
Early Treatment Diabetic Retinopathy Study．最高矯正視力は，ETDRS のために開発された視力検査表に基づいて測定された．

[*7] **コントラスト感度**
contrast sensitivity（CS）．コントラストを弁別する閾値．

表1　CNV 閉塞の程度のグレード分類

完全閉塞（漏出なし）	100％閉塞．フルオレセイン漏出を認めない，またはベースラインと比べて 100％閉塞．
部分閉塞（軽度漏出）	50％以上 100％未満の閉塞．フルオレセイン漏出がベースラインと比べて 50％以下．
微小閉塞（中等度漏出）	50％未満の閉塞．フルオレセイン漏出がベースラインと比べて 50％を超える．
進展	フルオレセイン漏出サイズの増大，あるいは新たなフルオレセイン漏出によって認められる原病変域を超えた新たな classic または occult CNV の発現．
分類不能	血管造影の質の不良，またはその他の理由から病変グレードの分類不能．

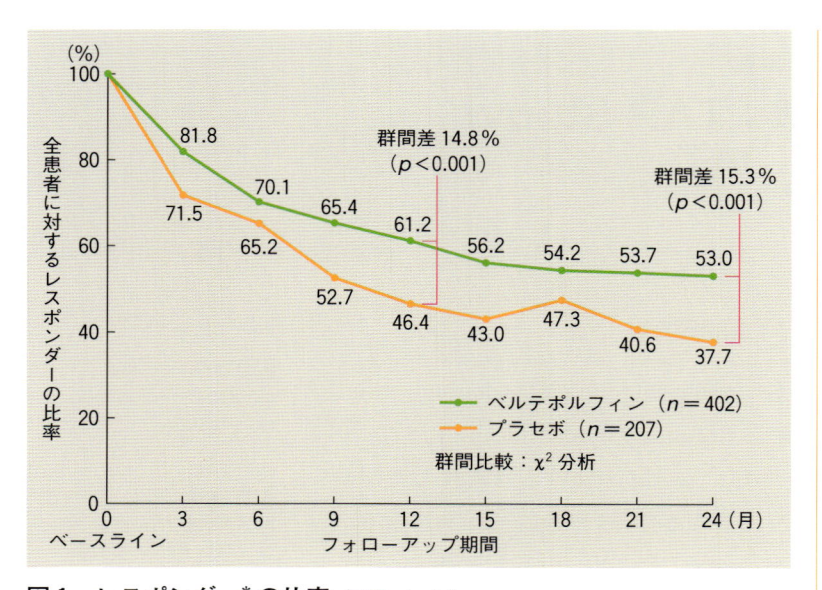

図1　レスポンダー*の比率（TAP study）

レスポンダー：最高矯正視力の低下がベースラインから15文字未満の患者

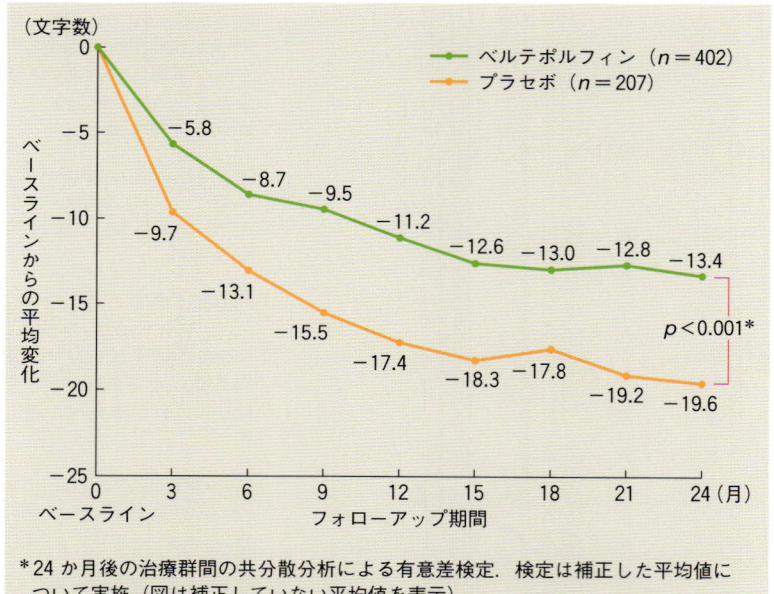

図2　ベースラインからの平均視力変化（TAP study）

*24か月後の治療群間の共分散分析による有意差検定．検定は補正した平均値について実施（図は補正していない平均値を表示）．

よびカラー眼底写真からPhotograph Reading Center[*8]が評価（表1）．

有効性：1．レスポンダーの割合：12か月後の時点でベルテポルフィン群61.2％，プラセボ群46.4％，24か月の時点でベルテポルフィン群53.0％，プラセボ群37.7％であり，ともにベルテポルフィン群

[*8] **Photograph Reading Center**
Johns Hopkins大学のThe Wilmer Eye Institute内に設置されている．

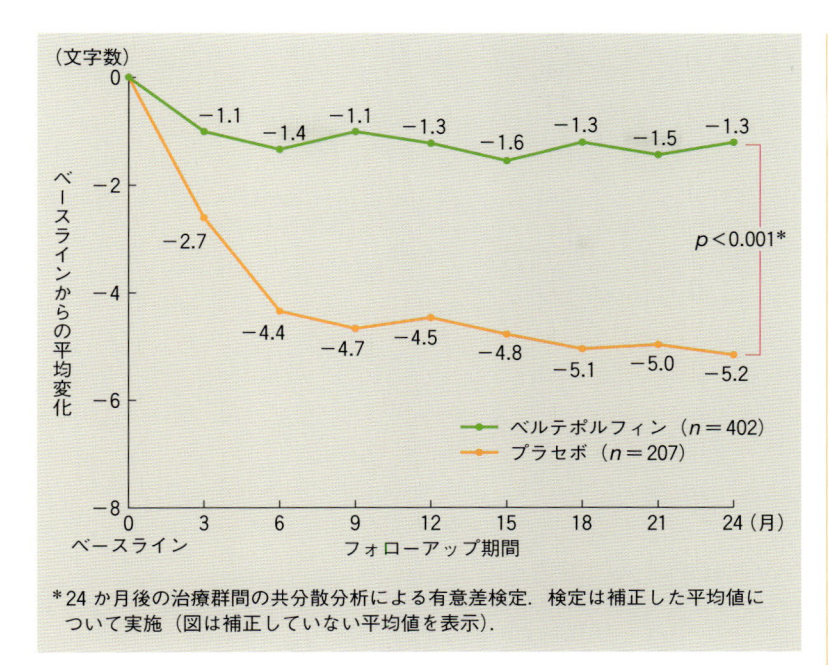

図3 コントラスト感度の平均変化（TAP study）

*24か月後の治療群間の共分散分析による有意差検定．検定は補正した平均値について実施（図は補正していない平均値を表示）．

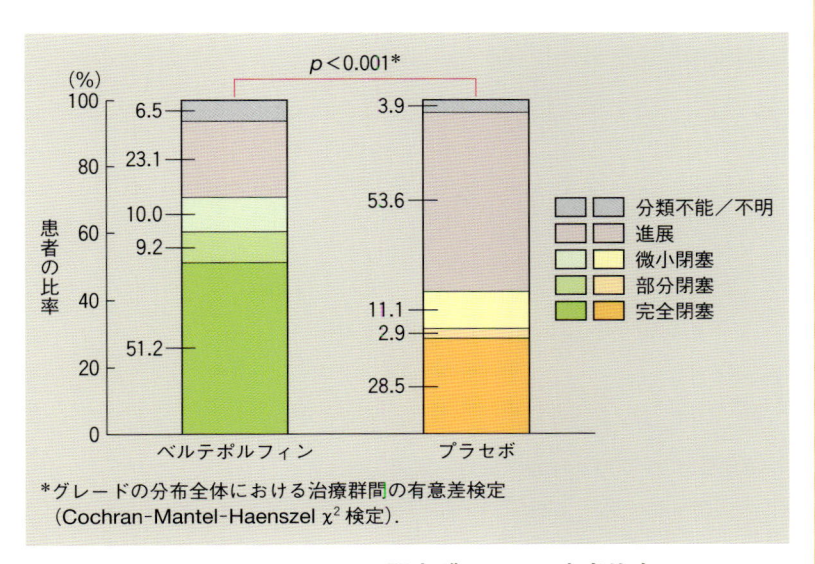

図4 24か月後の classic CNV 閉塞グレードの患者比率（TAP study）

*グレードの分布全体における治療群間の有意差検定（Cochran-Mantel-Haenszel χ^2 検定）．

が有意に高値であった（$p<0.001$，図1）．

　2．最高矯正視力の平均視力：24か月後の平均視力の低下はベルテポルフィン群が13.4文字，プラセボ群が19.6文字で平均視力の低下を有意に抑制した（$p<0.001$，図2）．

　3．コントラスト感度：24か月後のコントラスト感度低下はベルテポルフィン群が1.3文字，プラセボ群が5.2文字でコントラスト

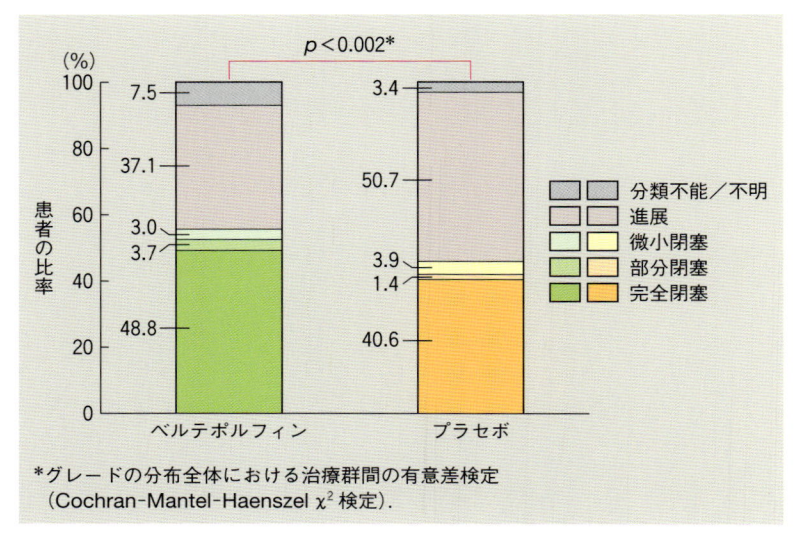

図5 24か月後のoccult CNV閉塞グレードの患者比率（TAP study）

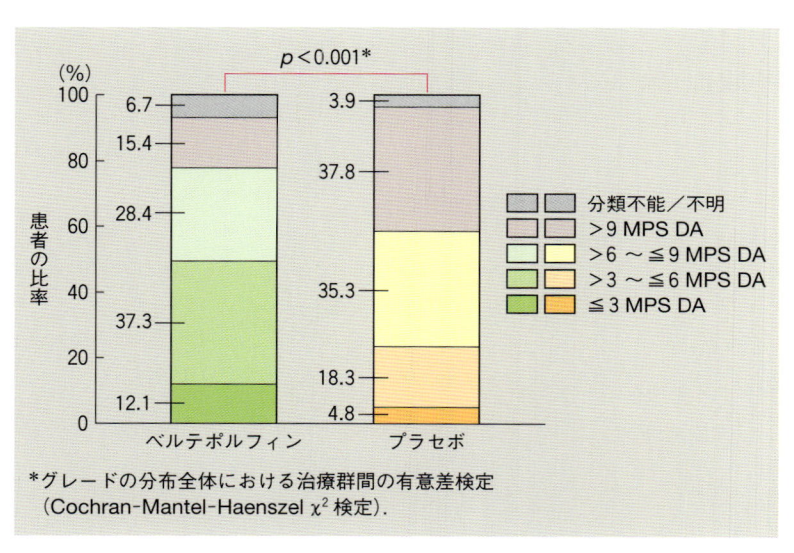

図6 24か月後の病変サイズの患者比率（TAP study）

感度の低下を有意に抑制した（$p<0.001$，図3）．

4．CNV進展率および病変サイズ：24か月後にclassic CNVの完全閉塞がベルテポルフィン群で51.2％，プラセボ群で28.5％にみられた（$p<0.001$，図4）．24か月後にoccult CNVの完全閉塞がベルテポルフィン群で48.8％，プラセボ群で40.6％にみられた（$p<0.002$，図5）．また，ベルテポルフィン群では，すべての病変サイズで24か月後のCNV病変サイズの増大が有意に抑制された（$p<0.001$，図6）．

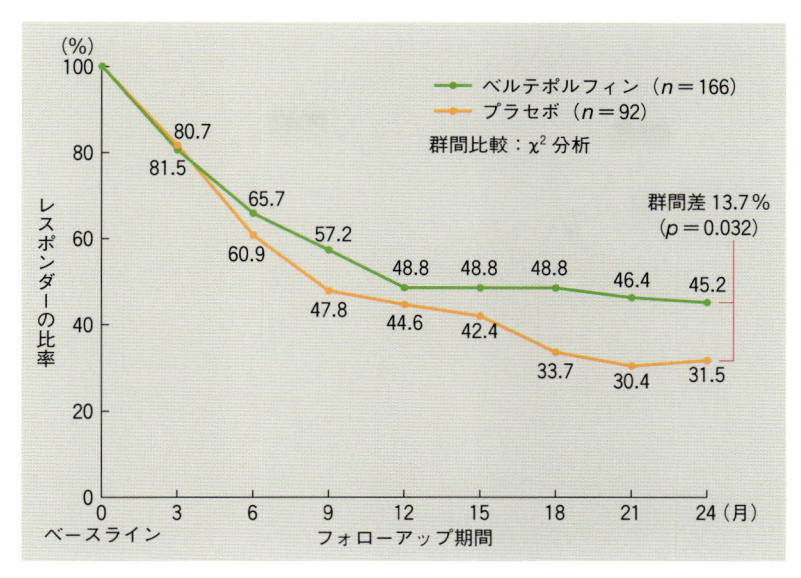

図7 レスポンダー*の比率（VIP study）
classic CNV のない occult CNV 病変を有する患者 258 例．
最高レスポンダー：矯正視力の低下がベースラインから 15 文字未満の患者

VIP study

対象：1. TAP 試験に組み入れられなかった ETDRS 視力で 50 文字以上（Snellen 視力において 20/100 相当）の視力が比較的良好な AMD 患者 339 例（ベルテポルフィン群 225 例，プラセボ群 114 例）．

2. classic CNV のない occult CNV 患者 258 例（ベルテポルフィン群 166 例，プラセボ群 92 例）を含む．

試験デザイン：プラセボ対照多施設二重盲検

観察期間：24 か月

評価項目および方法：TAP 試験と同様

有効性：1. レスポンダーの割合：ベルテポルフィン群でより良好な治療効果が認められ，24 か月後のレスポンダーの割合はベルテポルフィン群で 45.2％，プラセボ群で 31.5％ であった（$p=0.032$, 図7）．

2. 最高矯正視力の平均視力：12 か月後の平均視力の低下はベルテポルフィン群が 15.6 文字，プラセボ群が 20.8 文字，24 か月後でベルテポルフィン群が 19.0 文字，プラセボ群が 25.5 文字で平均視力の低下を有意に抑制した（それぞれ $p=0.024$, $p=0.002$, 図8）．

3. コントラスト感度：24 か月後のコントラスト感度低下はベルテポルフィン群が 3.7 文字，プラセボ群が 6.1 文字でコントラスト感度の低下を有意に抑制した（$p=0.004$, 図9）．

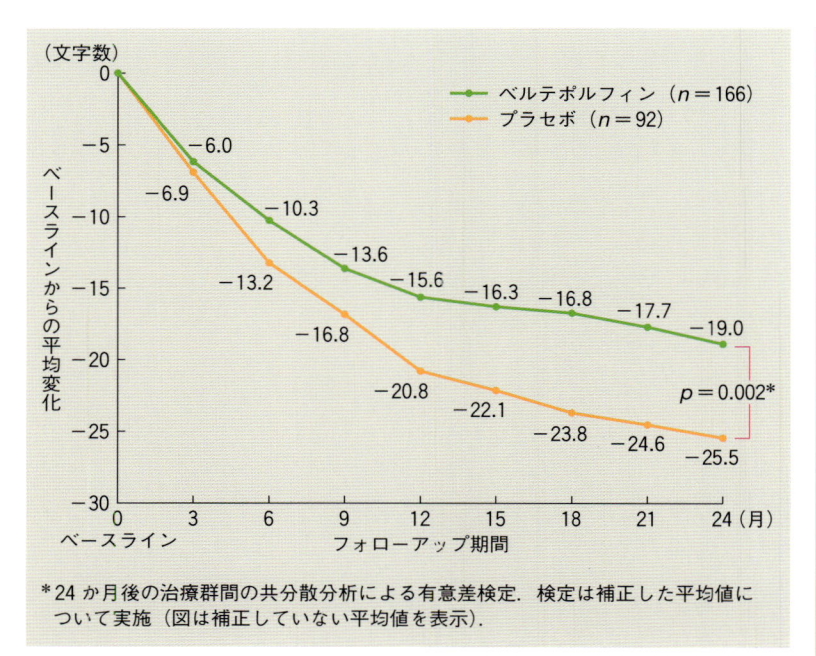

図8 ベースラインからの平均視力変化（VIP study）
classic CNV のない occult CNV 病変を有する患者 258 例.

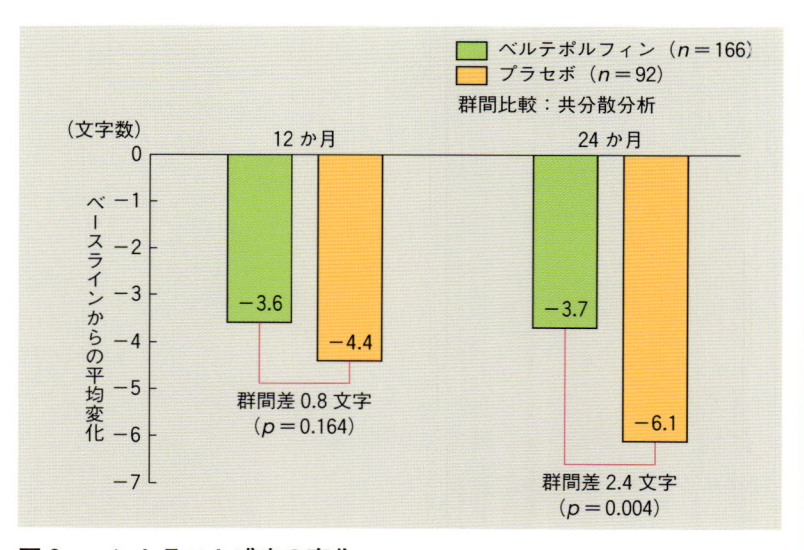

*24 か月後の治療群間の共分散分析による有意差検定．検定は補正した平均値について実施（図は補正していない平均値を表示）．

図9 コントラスト感度の変化（VIP study）
classic CNV のない occult CNV 病変を有する患者 258 例.

　4．CNV 進展率および病変サイズ：24 か月後にベルテポルフィン群で 27.1％，プラセボ群で 48.9％が classic CNV を発現し，ベルテポルフィン群で classic CNV 成分のない occult CNV 病変を有する症例において classic CNV の発現を減少させた（**図10**）．
　病変サイズが ≦6 MPS DA[*9] の患者比率は 12 か月後にベルテポ

[*9] **MPS DA**
Macular Photocoagulation Study グループによって定められた病変サイズの単位．

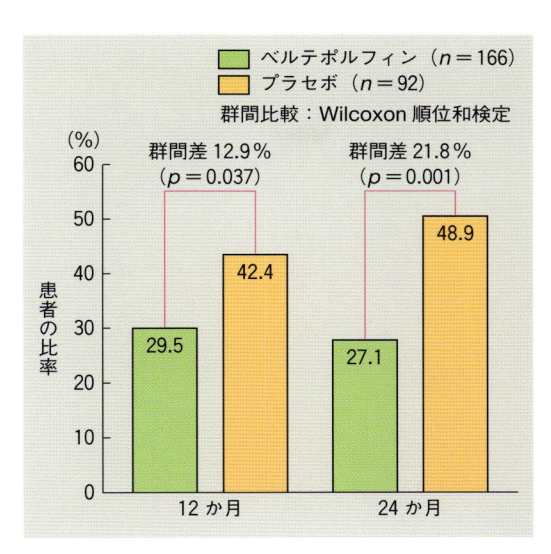

図10 classic CNV のない occult CNV 病変を有する症例における classic CNV の発現率（VIP study, 258例）

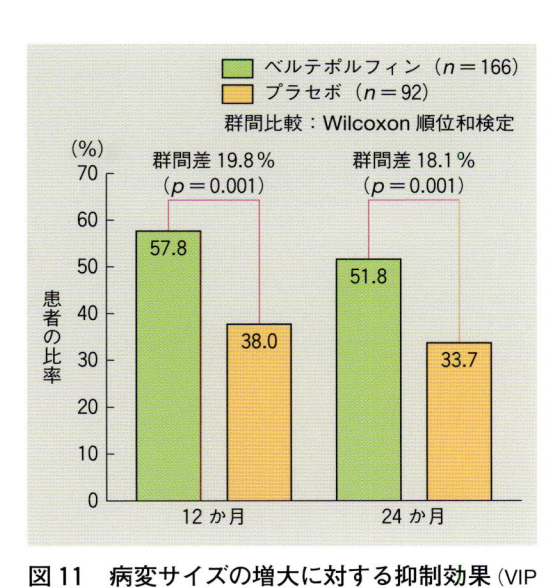

図11 病変サイズの増大に対する抑制効果（VIP study）
classic CNV のない occult CNV 病変を有する患者258例. 病変サイズが ≦6 MPS DA の患者の比率.

a. predominantly classic CNV
b. minimally classic CNV
c. occult CNV

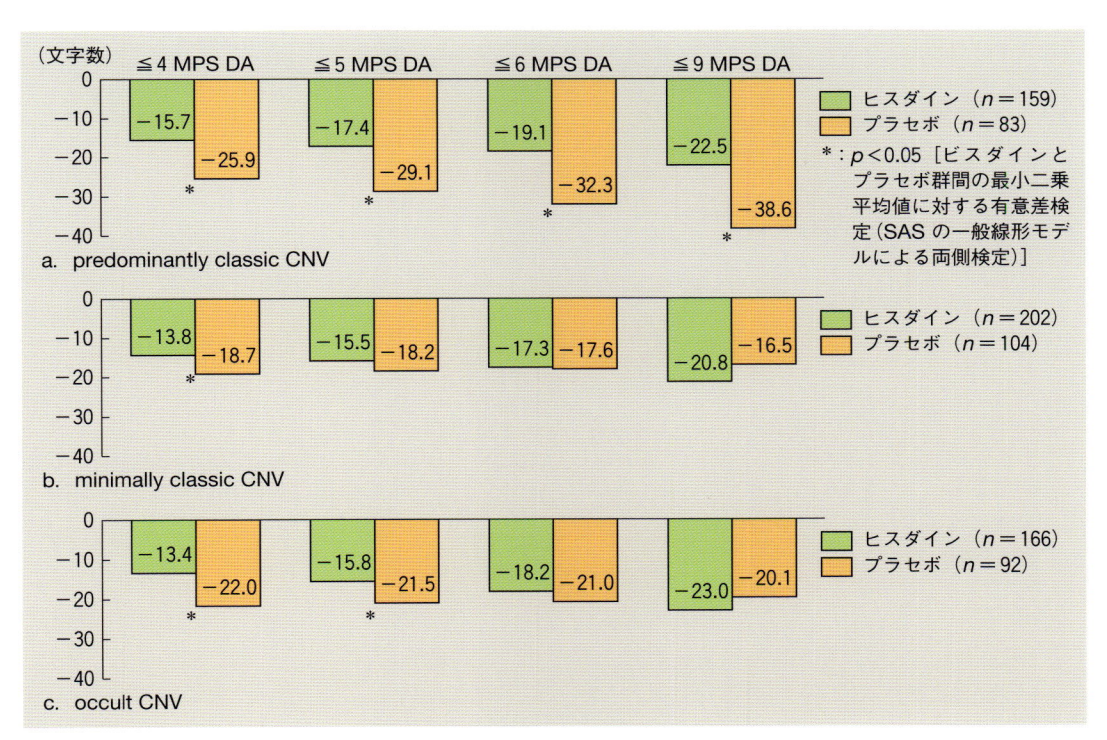

図12 モデル補正された24か月後の平均視力変化（TAP/VIP study）

ルフィン群で57.8％，プラセボ群で38.0％（$p=0.001$），24か月でそれぞれ51.8％，33.7％と有意に病変サイズの増大が抑制された（図11）.

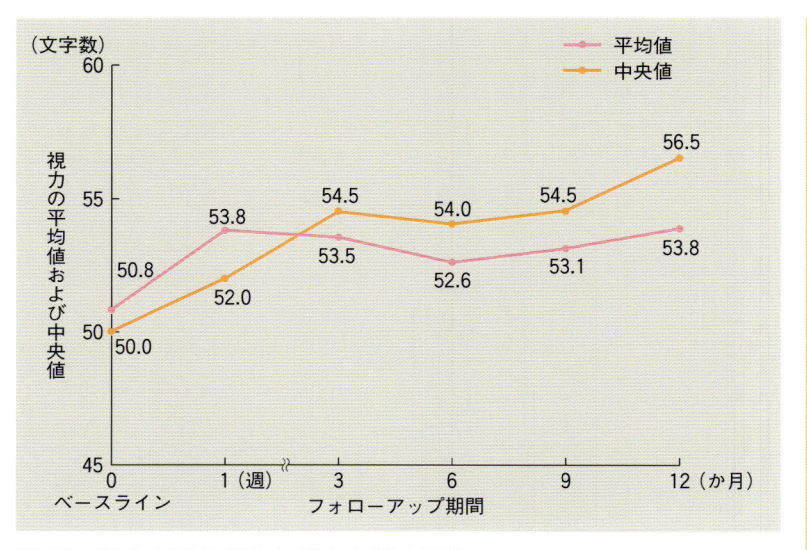

図13　視力の平均値および中央値の推移（JAT study）

表2　CNV進展率の比較

	JAT 12か月	TAP 12か月	
	ベルテポルフィン	ベルテポルフィン	プラセボ
classic CNV 進展の患者数（比率）	12（18.8％）	172（42.8％）	143（69.1％）
occult CNV 進展の患者数（比率）	9（14.1％）	268（66.7％）	154（74.4％）
ベースラインからの平均視力変化（文字数）	＋3.0	−11.2	−17.4

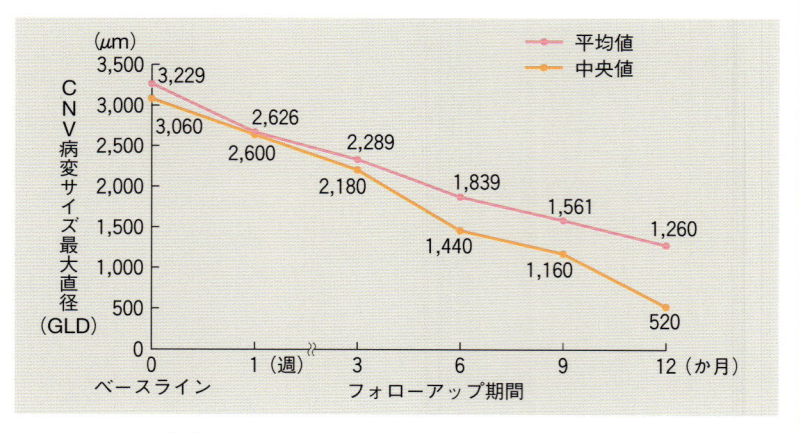

図14　CNV病変サイズ最大直径の推移（JAT study）

病変タイプおよび病変サイズの違いによる有効性のサブグループ解析

病変タイプおよび病変サイズの違いによるベルテポルフィンの有効性の影響を検討するため，TAP/VIP studyを病変タイプおよび病変サイズ別に層別解析が行われた（図12）．病変サイズが大きいminimally classic CNV（5 MPS DA 以上），または occult CNV を有する症例（6 MPS DA 以上）ではベルテポルフィンの有効性は認められなかったが，その他の病変サブタイプでは統計学的な有効性が認められた．

JAT study

日本人 AMD 患者におけるベルテポルフィンを用いた PDT の有効性と安全性を検討するために，中心窩下 CNV を有する AMD 患者を対象として非盲検試験が実施された．

対象：1. classic 成分を含む中心窩 CNV を伴う 64 例

2. 最大直径が 5,400 μm 以下で ETDRS 視力が 34～73 文字（Snellen 視力において 20/40～20/200）

試験デザイン：多施設オープン試験

観察期間：12 か月

評価項目および方法：1. 最高矯正視力

2. classic CNV の進展率

3. CNV 進展率および病変サイズ

有効性：1. 最高矯正視力：最高矯正視力は平均3.0文字，中央値で6.5文字増加した（図13）．

2. CNV 進展率および病変サイズ：classic CNV で完全閉塞が 50.0％，進展が 18.8％，occult CNV で完全閉塞が 76.6％，進展が 14.1％にみられた（表2）．治療前に平均 3,229 μm であった CNV 病変の最大直径（GLD）が 1,260 μm に縮小した（図14）．

副作用

臨床試験で報告された副作用を表3にまとめる．JATでは，注射部位の副作用は目立たなかった．

（平山真理子，湯澤美都子）

表3 臨床試験で報告された副作用

海外で実施されたプラセボ対照二重盲検試験 871 例中 365 例（41.9％）	
視覚障害（視覚異常，視力低下，視野欠損）	141 例（16.2％：このうち，回復しない症例が 82 例〈52％〉）
眼痛	17 例（2.0％）
頭痛	38 例（4.4％）
悪心	18 例（2.1％）
無力症	15 例（1.7％）
注入に関連した背部痛	40 例（4.6％）
注射部位の副作用として疼痛，血管外漏出，浮腫，炎症	計 131 例（15.2％）
国内で実施された JAT 64 例中 27 例（42.2％）	
視覚障害（視覚異常，視力低下）	8 例（12.5％）
眼の異常感	2 例（3.1％）
全身性の主なものは頭痛	3 例（4.7％）

エビデンスの扉

ラニビズマブ臨床試験：MARINA, ANCHOR, PIER, PrONTO

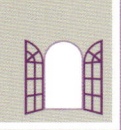

MARINA 試験

　MARINA[*1]試験[1]は，加齢黄斑変性（age-related macular degeneration；AMD）の minimally classic CNV または occult with no classic CNV に対するラニビズマブ硝子体注射の有効性と安全性を検討するために行われたシャム注射（プラセボ群）を対照とした多施設無作為二重盲検試験である．ラニビズマブ 0.3 mg 投与群（238例），0.5 mg 投与群（240例），プラセボ群（238例）に 1：1：1 の割合で無作為に割り付けし，月 1 回の 2 年間（計 24 回）の硝子体注射を実施した．12 か月および 24 か月後の視力低下がベースラインから 15 文字未満であった患者は，ラニビズマブ 0.3 mg 投与群 94.5％，92.0％，0.5 mg 投与群 94.6％，90.0％で，プラセボ群 62.2％，52.9％に比して統計学的に有意な治療効果が得られている．また，ベースラインから平均視力の変化（ETDRS チャートによる文字数の変化）は，図 1 に示すようにラニビズマブ 0.3 mg および 0.5 mg 投与群では，プラセボ群に比して 12 か月および 24 か月後で統計学的に有意な視力改善効果が得られている．

　AMD に対してこれまでの治療では視力の維持目的であったが，MARINA 試験は，ラニビズマブ硝子体注射の毎月投与により視力改善効果が得られたという重要な結果を証明している．

ANCHOR 試験

　ANCHOR[*2]試験[2]は，AMD の predominantly classic CNV に対するラニビズマブ硝子体注射とベルテポルフィンを用いた光線力学療法（photodynamic therapy；PDT）の有効性と安全性を検討するために行われた多施設無作為二重盲検試験である．ラニビズマブ 0.3 mg 投与群（140例），0.5 mg 投与群（140例），PDT 群（143例）に 1：1：1 の割合で無作為に割り付けし，月 1 回の 2 年間（計 24 回）の硝子体注射を実施した．投与方法は，図 2 に示すように，ラニビズマブ投与群では，毎月の投与と 3 か月に一度のシャム PDT を

[*1] MARINA
Minimally classic/occult trial of the Anti-VEGF antibody Ranibizumab In the treatment of Neovascular Age-related macular degeneration

文献は p.234 参照．

[*2] ANCHOR
Anti-VEGF antibody for the treatment of predominantly classic Choroidal neovascularization in age-related macular degeneration

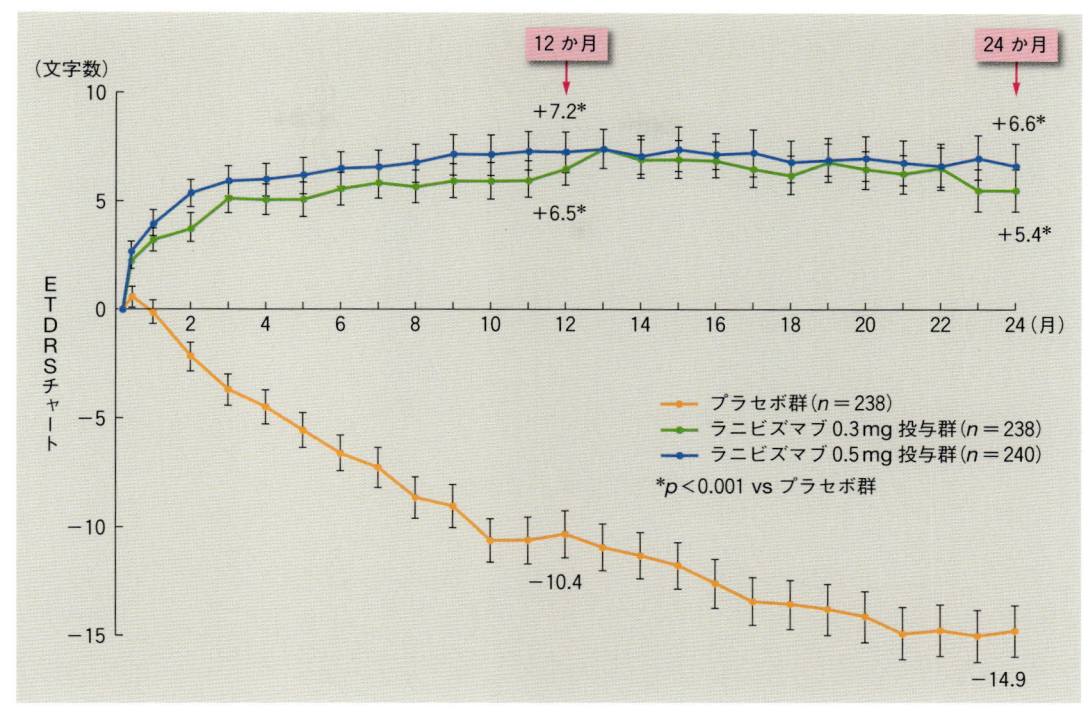

図1 視力の変化（MARINA試験）
(Rosenfeld PJ, et al：Ranibizumab for neovascular age-related macular degeneration. N Engl J Med 2006；355：1419-1431 より改変．)

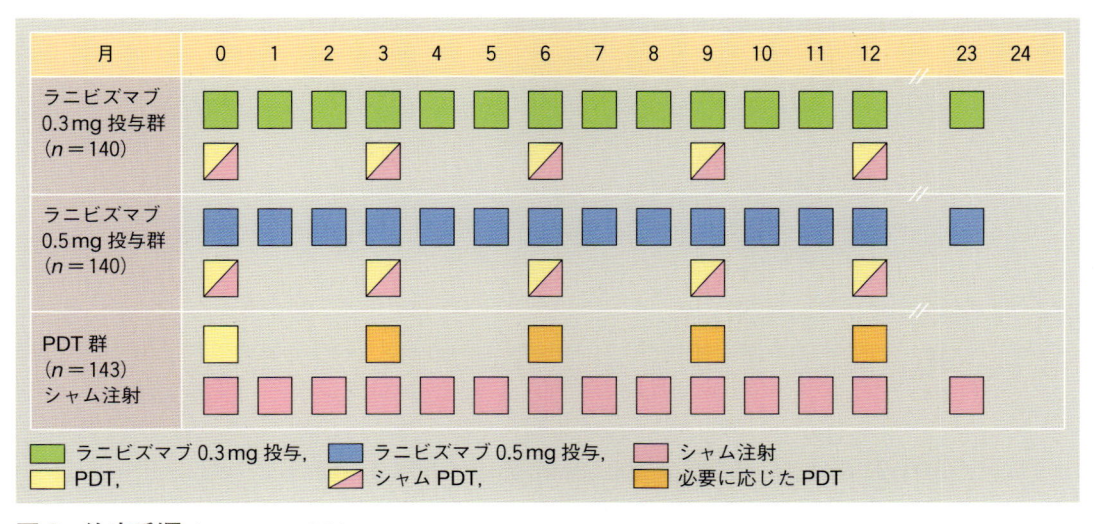

図2 治療手順（ANCHOR試験）

行い，PDT群は，毎月のシャム注射と初回にPDTを行い，3か月ごとに必要があればPDTの再治療を行っている．12か月および24か月後の視力低下がベースラインから15文字未満であった患者は，ラニビズマブ0.3mg投与群94.3％，90.0％，0.5mg投与群96.4％，

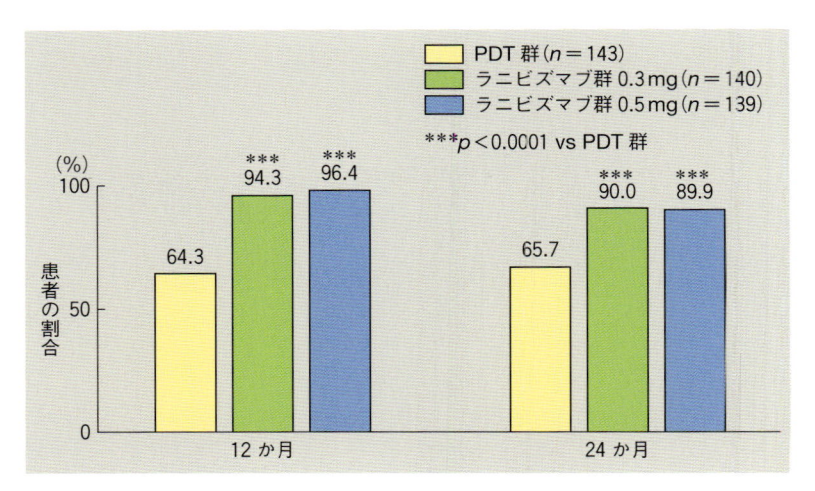

図3 ベースラインからの視力低下が15文字未満の割合（ANCHOR試験）

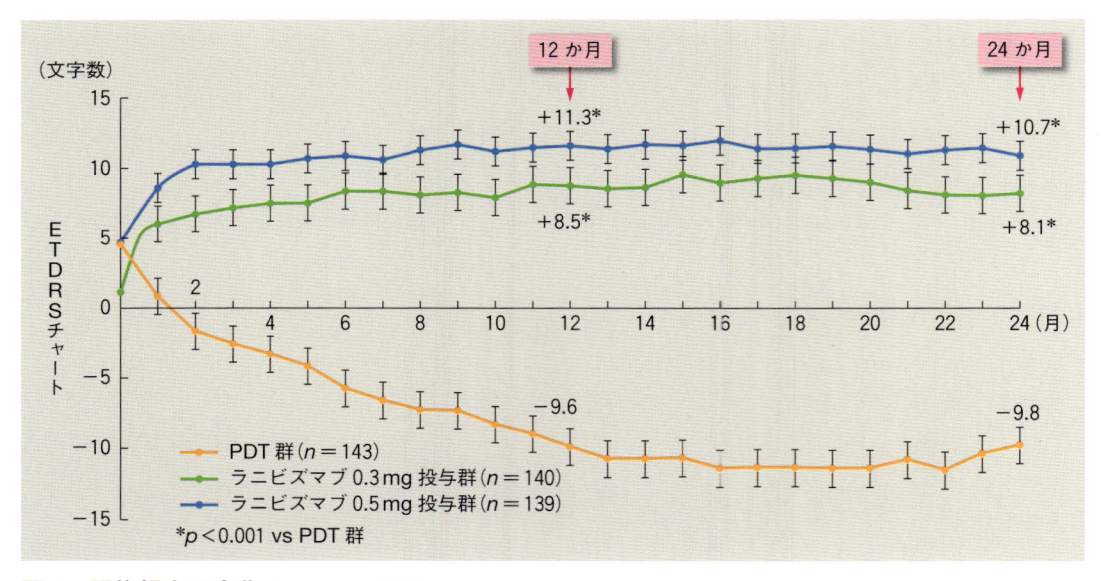

図4 平均視力の変化（ANCHOR試験）
(Brown DM, et al：Ranibizumab versus verteporfin for neovascular age-related macular degeneration；Two-year results of the ANCHOR study. Ophthalmology 2009；116：57-65 より改変.)

89.9％で，PDT群64.3％，65.7％に比して統計学的に有意な治療効果が得られている（**図3**）．また，ベースラインから平均視力の変化（ETDRSチャートによる文字数の変化）は，**図4**に示すようにラニビズマブ0.3 mgおよび0.5 mg投与群では，PDT群に比して12か月および24か月後で統計学的に有意な視力改善効果が得られている．

ANCHOR試験は，predominantly classic CNV のみが対象である

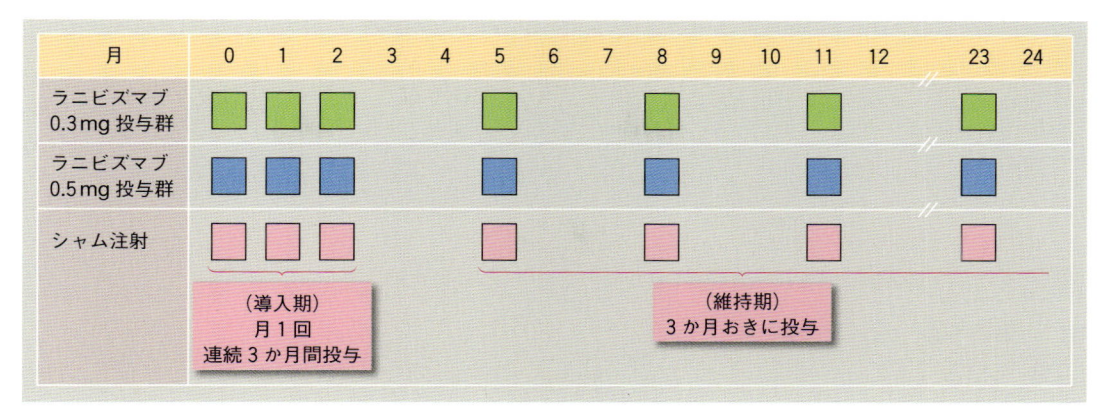

図5　治療手順（PIER 試験）

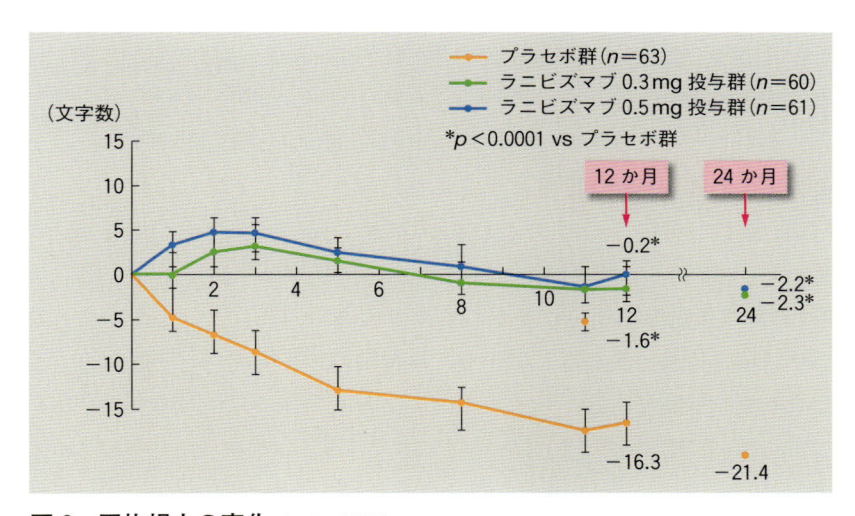

図6　平均視力の変化（PIER 試験）
(Regillo CD, et al：Randomized, double-masked, sham-controlled trial of ranibizumab for neovascular age-related macular degeneration：PIER Study Year 1. Am J Ophthalmol 2008；145：239-248.)

が，PDTよりも治療効果があり，さらに視力改善効果が得られたという結果を証明している．

PIER 試験

　PIER[*3] 試験[3,4]は，前述した二つの第 III 相比較試験が試験開始3か月以降も毎月投与であるのに対して，導入期の3回連続投与の後の維持期にラニビズマブ硝子体注射の再投与を所見にかかわらず3か月に1回行ったAMDのすべての病変タイプに対するラニビズマブ硝子体注射のシャム注射（プラセボ群）を対照とした多施設無作為二重盲検試験である．ラニビズマブ 0.3 mg 投与群（60 例），0.5 mg 投与群（61 例），プラセボ群（63 例）に1：1：1の割合で無作

[*3] PIER
Phase IIIb, multicenter, randomized, double-masked, sham Injection-controlled study of the Efficacy and safety of Ranibizumab in subjects with subfoveal CNV with or without classic CNV secondary to age-related macular degeneration

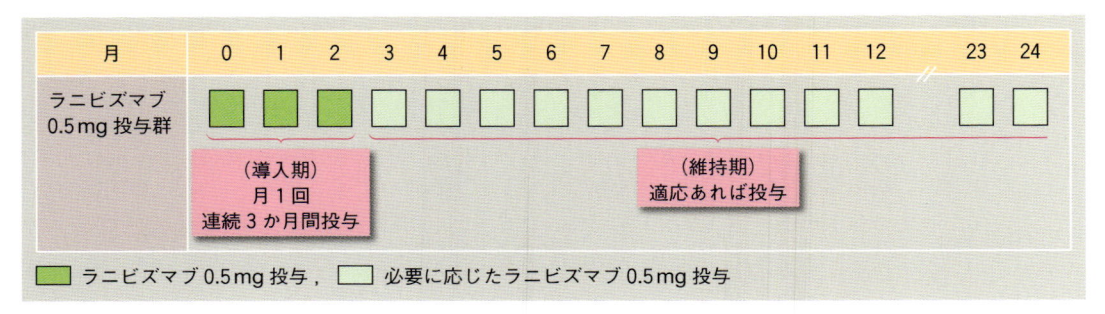

図7 治療手順（PrONTO試験）

為に割り付けした．投与方法は，図5に示す．12か月および24か月後の視力低下がベースラインから15文字未満であった患者は，ラニビズマブ0.3 mg投与群83.3％，78.3％，0.5 mg投与群90.2％，82.0％で，プラセボ群49.2％，41.3％に比して統計学的に有意な治療効果が得られている．しかし，ベースラインから平均視力の変化（ETDRSチャートによる文字数の変化）は，図6に示すようにラニビズマブ0.3 mgおよび0.5 mg投与群の，12か月，および24か月後では，治療前と同程度となっている．

PIER試験は，維持期における再投与を所見にかかわらず3か月に1回行い，毎月投与した試験の結果と異なることから，維持期の投与方法を検討するうえで重要な試験である．

PrONTO試験

PrONTO[*4]試験[5,6]は，AMDのすべての病変タイプに対するラニビズマブ硝子体注射の維持期おける再投与を光干渉断層計（OCT）に基づいて行った2年間の臨床試験である．40例を対象とし，導入期はすべての症例に対してラニビズマブ0.5 mg硝子体内投与をベースライン，1か月目，2か月目の計3回実施し，3か月目以降の維持期は，1か月に1回，視力やOCT検査を行い，その結果に基づいて再投与を検討した．投与方法は図7，再投与基準は表1に示す．導入期の3か月目は平均10.8文字の有意な増加がみられた．維持期では，3か月間で得られた視力の改善が維持され，試験開始12か月後ではベースラインと比べて平均9.3文字の有意な増加が認められた．24か月後においても，試験を継続していた37例で，平均11.1文字の有意な増加が維持された（図8）．また維持期では，網膜厚の減少は維持され，試験開始24か月後の網膜厚は平均212 μmで有意な減少が認められた（図9）．本試験におけるラニビズマブの投与回数は，

表1 PrONTO試験の再投与基準（PrONTO試験）

月1回の来院時に前回の来院時と比較し，以下のいずれかの所見を認めた場合，再投与を実施

1年目
1. 5文字以上の視力低下かつOCTで黄斑部領域に滲出液を認めた場合
2. 中心窩網膜厚の100 μm以上の増加
3. 新たな黄斑部の出血
4. 新たなclassic CNVの発生
5. 投与1か月後にOCTで残留する滲出液

2年目に改訂された基準

1年目の再投与基準に加え，OCTにより黄斑部領域の滲出液の再発を示唆する質的変化を認めた場合．
質的変化とは，囊胞様網膜浮腫，網膜下液，網膜色素上皮剝離の拡大など

[*4] PrONTO
Prospective Optical coherence tomography imaging of patients with Neovascular age-related macular degeneration Treated with intraOcular ranibizumab

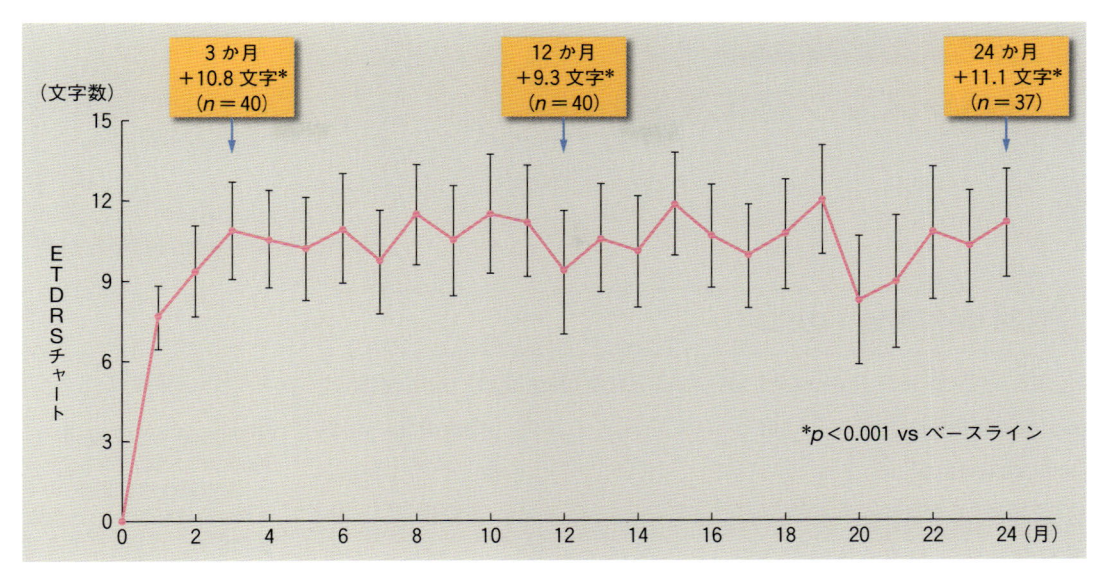

図8 視力の推移（PrONTO試験）
(Fung AE, et al：An optical coherence tomography-guided, variable dosing regimen with intravitreal ranibizumab (Lucentis) for neovascular age-related macular degeneration. Am J Ophthalmol 2007；143：566-583.)

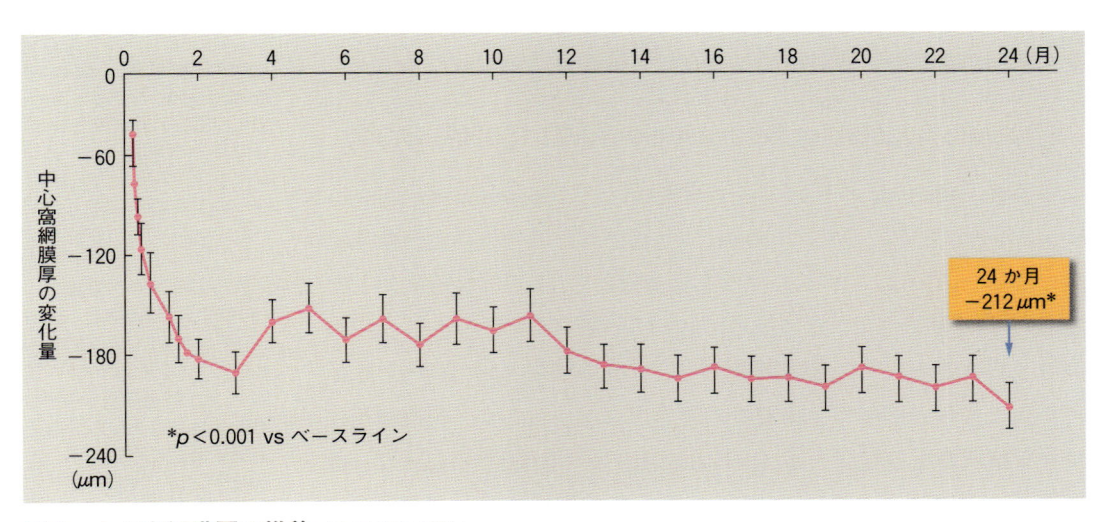

図9 中心窩網膜厚の推移（PrONTO試験）
(Fung AE, et al：An optical coherence tomography-guided, variable dosing regimen with intravitreal ranibizumab (Lucentis) for neovascular age-related macular degeneration. Am J Ophthalmol 2007；143：566-583.)

2年間の試験を完了した患者での平均投与回数は9.9回であった．

　PrONTO試験は，わが国でも推奨されている維持期の投与方法と同様に，維持期に毎月来院のうえ，OCTで滲出が疑われる場合に再投与を行うことで，毎月投与が行われた第Ⅲ相比較試験よりも少ない投与回数で同様の効果が得られた重要な試験である．

（森　隆三郎）

エビデンスの扉

ベバシズマブ臨床試験

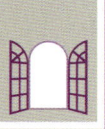

最初の眼科領域への応用

2005年に米国のRosenfeldら[1]により加齢黄斑変性（age-related macular degeneration；AMD）の脈絡膜新生血管（choroidal neovascularization；CNV）に対するベバシズマブ[*1,2]の最初の使用報告がなされた．光線力学療法（photodynamic therapy；PDT）とトリアムシノロンの硝子体内投与を施行した後に再発し，ペガプタニブの硝子体内投与を2回受けたが，視力低下を来たしたpredominantly classic CNVの63歳女性の症例である．1.0 mgのベバシズマブを硝子体内投与し，投与後4週間で視力は不変であったが，漿液性網膜剝離が消失した．眼局所的，全身的合併症は認められなかった．

Systemic Avastin for Neovascular AMD (SANA) Study

その後，Michelsら[2]によって報告された"Systemic Avastin for Neovascular AMD (SANA) Study"と題された非盲検前向き臨床試験では，5 mg/kgのベバシズマブを全身投与し12週間経過観察したAMD 9例が報告され，投与後12週のETDRS視力で平均12文字の改善（$p = 0.008$），中心窩網膜厚で177 μmの減少（$p = 0.001$）を認めた．これらの症例では眼局所の副作用はなかったが，6週間後に平均収縮期血圧の軽度上昇（+12 mmHg, $p = 0.035$）があった．抗癌薬として通常のベバシズマブ全身投与＋化学療法を行った患者には，化学療法単独の患者に比べ血栓症の危険性が高いとの米国食品衛生局（Food and Drug Administration；FDA）のletterもあり，眼科領域でのベバシズマブを用いた抗VEGF療法は硝子体内投与（intravitreal bevacizumab；IVB）が主流となっていった．その後も多くのIVBの報告がなされている．

Spaideらによる臨床試験

Spaideら[3]はAMD 266眼に対しIVB 1.25 mgを行い，平均Snellen視力は20/184から投与後3か月で20/109（$p < 0.001$）となり，

文献はp.235参照．

[*1] **VEGF発見の経緯**
1983年，米国のSengerらは，腫瘍細胞株を移植したマウスに貯留した腹水や，腫瘍細胞培養上清から血管透過性因子（vascular permeability factor；VPF）の同定に成功した．1989年には，Ferraraらにより，ウシ副腎皮質由来内皮細胞を用いた新しい増殖因子の検索から血管内皮増殖因子（vascular endothelial growth factor；VEGF）が単離された．その後のcDNAクローニングにより，VPFとVEGFは同一の分子であることが判明した．

[*2] **ベバシズマブの開発**
1993年，Kimらは，ヒトVEGF$_{165}$を抗原として作製されたマウスモノクローナル抗体が，ヒト腫瘍細胞を移植したモデルマウスの血管新生や腫瘍増殖を阻害することを報告した．その後，多くのヒト腫瘍においてVEGFが過剰発現していることが確認され，1997年にマウス抗体をヒト化したベバシズマブが作製された．

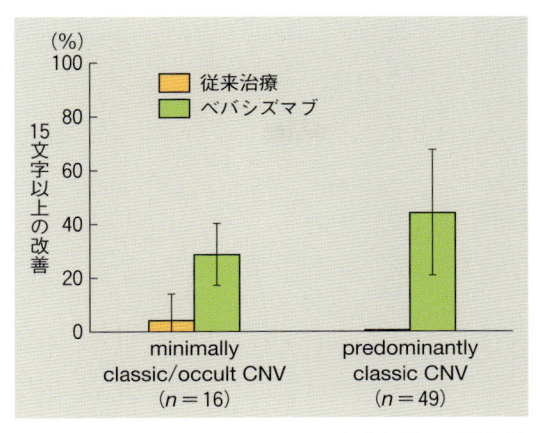

図1 ABC trial における15文字以上の視力改善
ベースラインと54週での比較．いずれのタイプのCNVでもベバシズマブと従来治療の視力改善に有意差がある．
(Tufail A, et al：Bevacizumab for neovascular age related macular degeneration（ABC Trial）：multicentre randomized double masked study. BMJ 2010；340：c 2459.)

54眼（38.3％）で有意な視力改善が得られた，平均中心窩網膜厚は340 μm から投与後3か月で213 μm へと有意（$p<0.001$）に改善したと報告している．しかし眼科的には未承認薬であるため，筆者が調べた限りでは，臨床試験に関する報告は散見される程度である．

Tufail らの ABC trial

2010年に Tufail ら（ABC trial investigators）[4]により，英国で実施された"Avastin（bevacizumab）for choriodal neovascular age related macular degeneration；ABC trial"と題された前向き，二重盲検，多施設（3施設）臨床試験の結果が報告された．この試験は131眼で施行され，1.25 mg の IVB を6週間ごとに3回投与し，その後，必要に応じて6週間ごとに IVB を施行する群と，従来の治療法（predominantly classic CNV には PDT，occult や minimally classic CNV にはペガプタニブかシャム注射）の群を比較し，54週の結果をまとめたものである．それによると，ベバシズマブ群では，32％でETDRS 視力で15文字以上の改善が得られたのに対し，従来治療群では3％のみであった（$p<0.001$，図1）．視力低下が15文字以内であったものは，ベバシズマブ群で91％，従来治療群で，67％であった（$p<0.001$）．平均視力はベバシズマブ群で7.0文字の改善，従来治療群で9.4文字の悪化であった（$p<0.001$）．ベバシズマブ群では18週までに改善した視力が，その後54週まで維持され（図2），

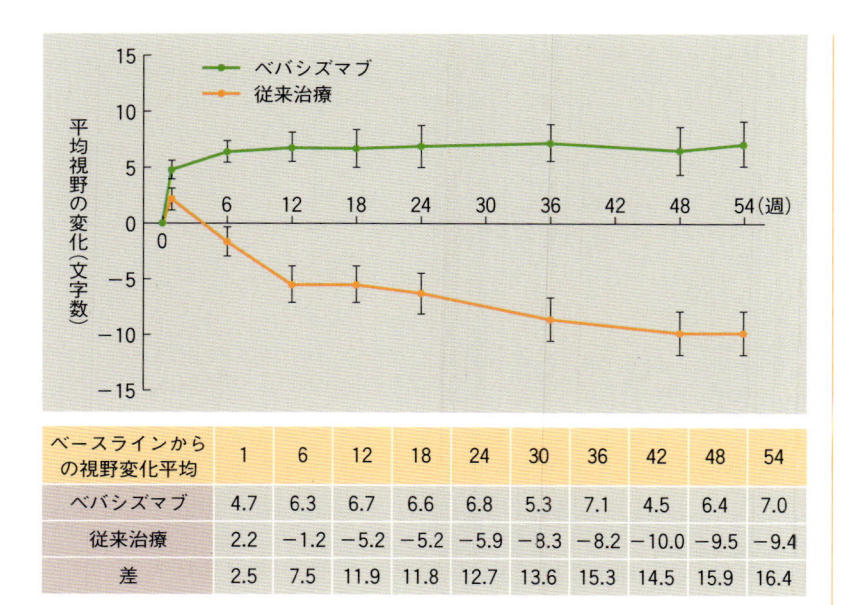

ベースラインから の視野変化平均	1	6	12	18	24	30	36	42	48	54
ベバシズマブ	4.7	6.3	6.7	6.6	6.8	5.3	7.1	4.5	6.4	7.0
従来治療	2.2	−1.2	−5.2	−5.2	−5.9	−8.3	−8.2	−10.0	−9.5	−9.4
差	2.5	7.5	11.9	11.8	12.7	13.6	15.3	14.5	15.9	16.4

図2　ABC trial での視力推移
ベバシズマブでは，3回の6週ごとの定期投与終了後も視力が維持されている．
(Tufail A, et al：Bevacizumab for neovascular age related macular degeneration（ABC Trial）：multicentre randomized double masked study. BMJ 2010；340：c 2459.)

期間内で眼内炎やぶどう膜炎などの重篤な眼合併症は認められなかった．

Bashshur らの臨床試験

　Bashshur ら[5]は2施設での前向き非盲検臨床試験の報告をしている．この試験では，AMD 51眼に対し 2.5 mg の IVB を4週間ごとに3回投与した後，滲出性変化出現時に追加投与を行うというデザインで，施行後24か月間経過観察している．平均投与回数は最初の12か月間で平均3.4回，2年目の12か月間で平均1.5回であり，12眼（39.2％）は2年目以降の投与を必要としなかった．平均 ETDRS 視力は 45.7 文字から24か月で 54.3 文字に改善し（$p=0.001$），12か月の平均視力（53.1 文字）と24か月の平均視力のあいだに有意差はなかった（$p=0.35$）．

その他の症例報告

　臨床試験では効果が期待されている一方，Gomi ら[6]は11眼のポリープ状脈絡膜血管症（polypoidal choroidal vasculopathy；PCV）に対し IVB を施行したところ，平均中心窩網膜厚が投与前 553 μm から投与後1か月では 449 μm へと有意に減少したが（$p=0.023$），

3か月では526μmとなり有意差が出ず，1眼でポリープ状病巣が消失したのみで，残り10眼では残存したとの報告をしている．ベバシズマブは分子量が大きく，PCVのように網膜色素上皮下に病変がある場合には効果が低いと考えられている．

安全性については，Fungら[7]の報告がある．5,228例で，延べ7,113眼に施行されたIVBで，眼合併症として角膜障害，水晶体損傷，眼内炎，網膜剝離，ぶどう膜炎，白内障の進行，急激な視力低下，網膜中心動脈閉塞症，網膜下出血，網膜色素上皮裂孔などが認められた．全身の合併症では血圧上昇，脳梗塞などで死亡が2例あった．

現状での眼科領域の考え方と今後の展開

このように症例を適切に選択すれば，治療効果が期待できる薬剤であるが，ベバシズマブは眼科領域において導入のための大規模臨床試験は行われておらずオフラベル[*3]での使用となる．そのため，使用にあたっては各施設の倫理委員会等で承認を得たうえで，患者に十分なインフォームド・コンセントを得ることが必要となる．わが国では欧米に比べ，ペガプタニブやラニビズマブの承認が遅かったこともあり，その間の治療として，IVBが急速に広まった経緯があるが，承認薬がある以上，そちらの使用が優先されるべきであると思われる．

現在，加齢黄斑変性治療の比較臨床試験（Comparison of Age-related macular degeneration Treatment Trials；CATT）というベバシズマブとラニビズマブの効果を比較する大規模試験が，米国の国立眼病研究所（National Eye Institute；NEI）により実施されている．今後の報告が待たれるところであるが，その間のベバシズマブ使用には慎重な検討が必要であると考えられる．

（吉田紀子）

*3 オフラベル
医薬品を医師の裁量により，承認された効能効果以外の目的や承認されていない用法用量で使用すること．いわゆる適応外使用．

エビデンスの扉

ペガプタニブ臨床試験：V. I. S. I. O. N. 試験

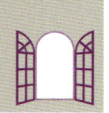

V. I. S. I. O. N. 試験—ペガプタニブの治療成績と安全性について

　滲出型加齢黄斑変性に対するペガプタニブ（pegaptanib）の効果を検討した欧米での臨床試験に，V. I. S. I. O. N.（VEGF Inhibition Study In Ocular Neovascularization）と呼ばれる第III相多施設共同無作為二重盲検試験がある[1-3]．滲出型加齢黄斑変性患者1,186人を無作為に4群に分け，それぞれ0（シャム[*1]），0.3 mg，1.0 mg，3.0 mgのペガプタニブ硝子体内注射を6週間おきに9回施行し，54週間経過をみた（図1）．ETDRS（Early Treatment Diabetic Retinopathy Study）視力15文字（3段階相当）未満に視力低下が抑えられた症例の割合は，シャム群で55％であったのに対し，ペガプタニブ0.3 mg投与群では70％（$p<0.001$），1.0 mg投与群では71％（$p<0.001$），3.0 mg投与群では65％（$p=0.003$）であり，コントロール

文献はp.235参照．

[*1] シャム注射
シャム（sham）には，"見せかけの"という意味がある．シャム群では，硝子体投与の代わりに，針のないシリンジを局所麻酔下で眼球に押しつけ，注射以外は同じ処置を行っている．

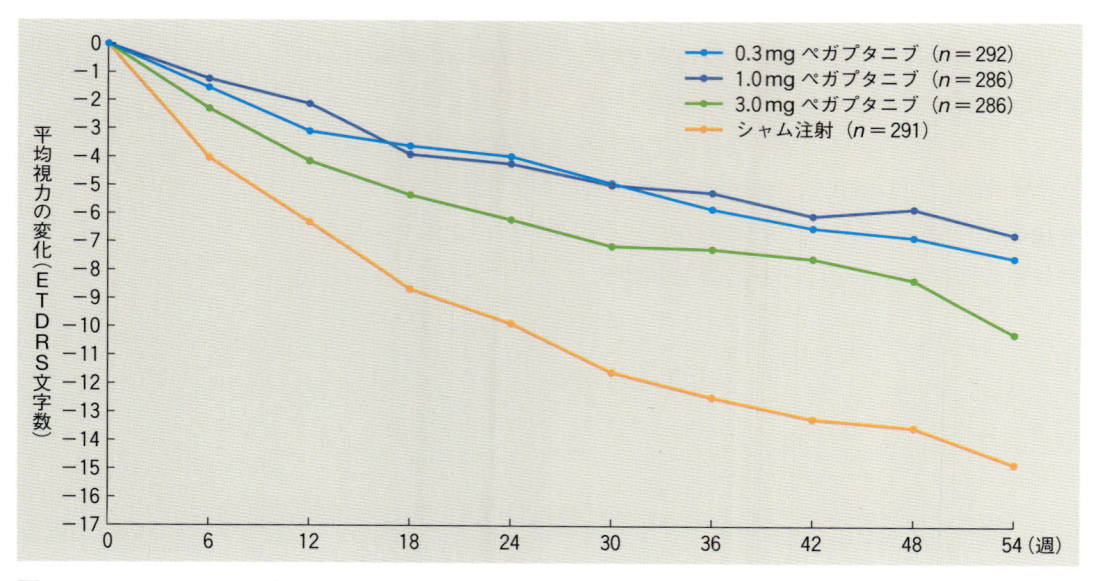

図1　V. I. S. I. O. N. 試験1年目の平均視力の推移
ペガプタニブ0.3 mg，1.0 mg，3.0 mg，シャム注射群の平均視力の変化．
(Gragoudas ES, et al：VEGF Inhibition Study in Ocular Neovascularization Clinical Trial Group；Pegaptanib for neovascular age-related macular degeneration. N Engl J Med 2004；351：2805-2816. より一部改変．)

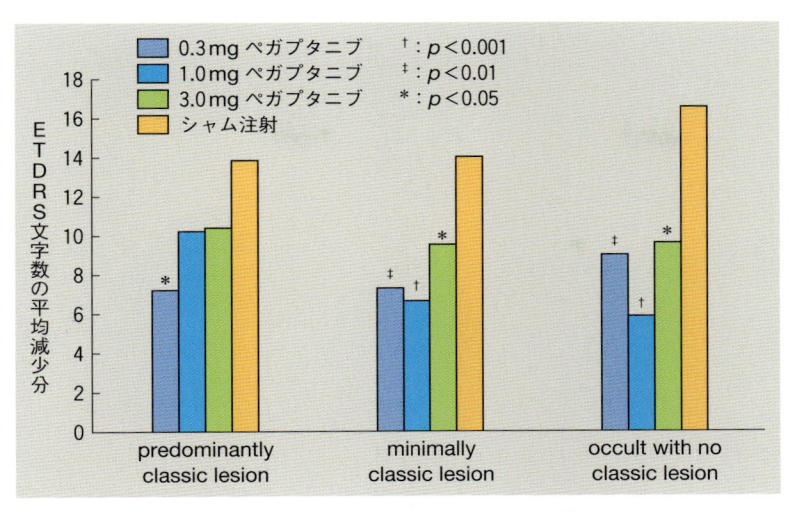

図2 加齢黄斑変性の3病型に対するペガプタニブの効果
ペガプタニブとシャム注射の比較.
(Gragoudas ES, et al VEGF Inhibition Study in Ocular Neovascularization Clinical Trial Group ; Pegaptanib for neovascular age-related macular degeneration. N Engl J Med 2004 ; 351 : 2805-2816. より一部改変.)

(シャム治療) 群に比し，有意に視力低下の程度を減少した結果が得られている．重度の視力低下 (ETDRS 視力 30 文字以上の視力低下) がみられた症例の割合は，シャム群 22％ に比し，0.3 mg 投与群 10％ ($p<0.001$) で有意に少なかった．対象例を蛍光眼底造影所見によって predominantly classic, minimally classic, occult with no classic と分類しての検討でも，コントロール群に比し，治療群は3群とも視力低下の程度が有意に小さく，治療効果は，病変のサブタイプや大きさに関係なく認められた (図2)．さらに，ペガプタニブ 0.3 mg 硝子体内投与を2年間継続した群は，2年目も視力を維持することができ，1年間で投与を中断した群に比べて視力の維持率が有意に高かった ($p<0.05$)．V. I. S. I. O. N. 試験での 892 眼 7,545 回の硝子体内投与における有害事象や合併症の検討では，12 眼 (1.3％) に眼内炎，5眼 (0.6％) に水晶体損傷，5眼 (0.6％) に網膜剥離が生じた．その他の有害事象として，ペガプタニブ投与群ではシャム群に比べて硝子体混濁や前房内炎症の割合が高かった．合併症は硝子体内投与手技そのものに伴うものがほとんどであり，薬剤特有の重篤な合併症は報告されていない．また，3年間ペガプタニブの治療を受けた 161 例で，抗 VEGF 療法の全身合併症で多いとされる血栓塞栓性脳血管障害は認められなかった[4]．

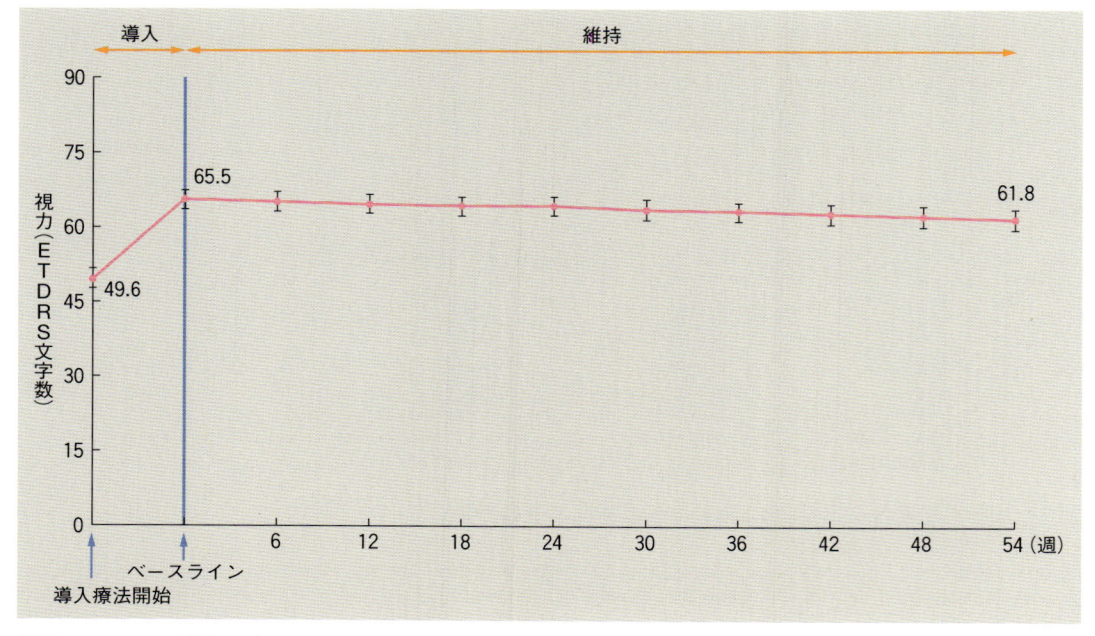

図3　LEVEL試験1年目の平均視力の推移

視力の平均値は，導入療法中（ラニビズマブ，PDT，あるいはその併用療法）に49.6±21.9文字から65.5±15.3文字に改善し，維持療法中（ペガプタニブ）は良好に維持した．
(Friberg TR, et al：Pegaptanib sodium as maintenance therapy in neovascular age-related macular degeneration：the LEVEL study. Br J Ophthalmol 2010；94：1611-1617より一部改変．)

V. I. S. I. O. N. 試験からLEVEL試験へ

　ペガプタニブは，VEGFアイソフォームのなかで，$VEGF_{165}$に選択的に結合するようにつくられたRNAアプタマーである．滲出型加齢黄斑変性に対する臨床試験の結果からペガプタニブの視力改善効果は，ラニビズマブより小さいと認識されており，この理由としてペガプタニブは$VEGF_{121}$による病態形成を抑制できないことが考えられる．優れている点は，選択的抗VEGF薬であるため，全身合併症が少ない可能性があること，抗体医薬ではないため免疫原性がほとんどなく抗原抗体反応が少ないということである．この特性を生かし，治療導入期は，非選択性の抗VEGF薬（ラニビズマブ），光線力学的療法（photodynamic therapy；PDT），あるいはその併用療法を使用し，その後の長期にわたる維持療法では，ペガプタニブを選択するといった試みがされている（LEVEL試験，図3）[5]．

〈鈴木三保子〉

> エビデンスの扉

PDT 併用抗 VEGF 療法臨床試験：SUMMIT Study

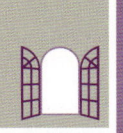

PDT 併用抗 VEGF 療法臨床試験

現在，ラニビズマブと PDT を用いた併用療法に関する臨床試験が海外で行われている．アジアで行われている PCV を対象とした EVEREST Study，ヨーロッパ各国での AMD を対象とした MONT BLANC Study，米国，カナダでの AMD を対象とした DENALI Study があり，これら三つの試験をまとめて SUMMIT Study と呼んでいる．以下に，各臨床試験の概要を示す．

EVEREST Study

アジアで行われている PCV を対象とした臨床試験である（図1）．主要評価項目は6か月時のインドシアニングリーン蛍光造影（IA）でのポリープ状病巣の完全閉塞率の比較で，副次評価項目は治療後3～5か月間でのIAによるポリープ状病巣の完全閉塞率の比較，治療後6か月以降の視力変化，中心網膜厚の変化，再治療回数，副作用についての比較である．方法は，PCV 症例を無作為に標準照射エネルギー PDT（$50J/cm^2$ で83秒間照射）とラニビズマブ併用群（以下，併用群），PDT 単独群，ラニビズマブ単独群の3群に分けている．併用群とラニビズマブ単独群では導入期として連続3か月間ラニビズマブ投与を行い，以降は再投与基準に基づき必要な場合，再治療が行われた．各群約20人が登録され，その結果，ポリープ状病巣

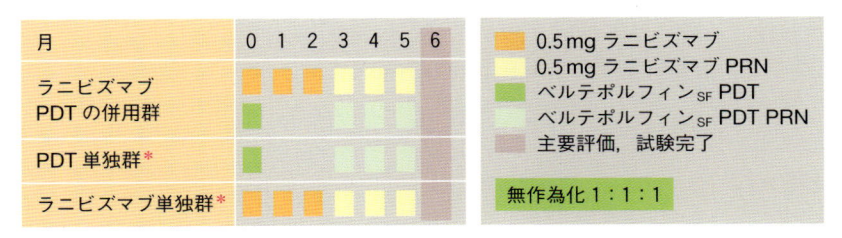

図1 EVEREST Study の治療スケジュール
PRN：pro re nata
SF：standard fluence
*シャム注射：sham PDT as per re-treatment criteria

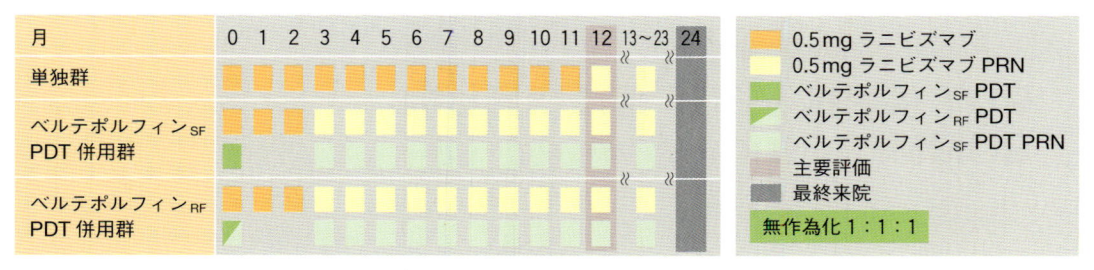

図2 DENALI Study：治療スケジュール
PRN：pro re nata
SF：standard fluence
RF：redused fluence

が完全閉塞した患者の割合は，併用群とPDT単独群とでラニビズマブ単独群と比べて有意に高かった．また，すべての群で視力改善がみられ，6か月の時点で併用群とラニビズマブ単独群が，PDT単独群よりも2〜3文字ほど視力改善幅が高かった．

DENALI Study

米国およびカナダで行われている中心窩下CNVを伴うAMD症例を対象とした試験である（**図2**）．方法は無作為に標準照射エネルギーPDTとラニビズマブの併用群，低エネルギー照射PDT（25 J/cm^{2}で83秒間照射）とラニビズマブの併用群，毎月ラニビズマブ投与群（ラニビズマブ単独群）の3群に分けた．併用群は，初回にPDTとラニビズマブ投与を同日に行い，その後ラニビズマブ投与のみ2か月間行い，以降は再投与基準に基づきラニビズマブ投与のみ，もしくはPDT併用による再治療が行われた．本試験の主要評価項目は，12か月時の視力の変化量がラニビズマブ単独群に比べ，PDT併用群の少なくとも1つが，非劣性を示すことである．1群あたり約100人が登録され，その結果，全群で視力改善がみられ，ラニビズマブ単独群の改善幅は両併用群よりも高かった．再治療回数は，毎月投与のラニビズマブ単独群と比べ，併用群ではより少なかった．また低エネルギーPDT併用群では，標準照射PDT群を上回る有益性を示さなかった．

MONT BLANC Study

ヨーロッパで行われている中心窩下CNVを伴うAMD症例を対象とした試験である（**図3**）．標準照射エネルギーPDTとラニビズマブ併用群（以下，併用群）とラニビズマブ単独群の2群を無作為

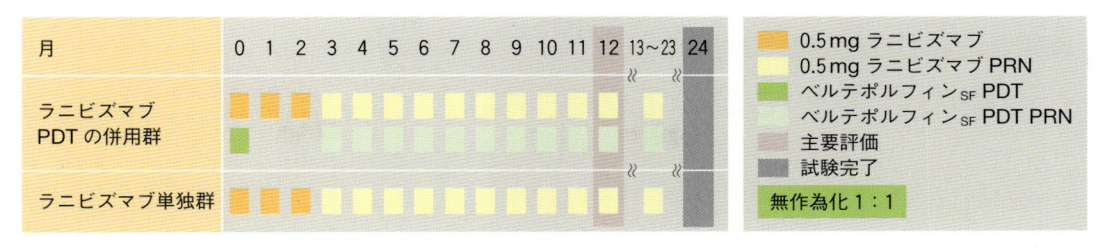

図3 MONT BLANC Study：治療スケジュール
ラニビズマブ単独群：適格性があるときはシャム PDT を実施
PRN：pro re nata
SF：standard fluence

に分け，両群とも導入期として連続3か月間ラニビズマブ投与を行い，以降は再投与基準に基づき必要あれば再治療が行われた．主要評価項目は12か月時の視力の変化量が，標準照射 PDT とラニビズマブ併用群とで，ラニビズマブ単独群に比べて劣っていないことを示すのが目的である．各群それぞれ約120人が登録され，その結果は，両群で視力改善がみられた，視力改善幅はラニビズマブ単独群が併用群よりも高かった．12か月間のラニビズマブの回数は，わずかに併用群が少なかった．

今後の動向

以上，SUMMIT Study の概要と結果の一部を示した．いずれの試験も2011年1月現在，まだ論文として公表はされていないが，これらの結果の詳細が明らかになれば，今後の AMD に対する治療選択の方針に大いに役立つことは間違いないであろう．

（齋藤昌晃，飯田知弘）

クリニカル・クエスチョン

治療の合併症についての説明はどうしますか？

Answer 加齢黄斑変性（age-related macular degeneration；AMD）で行う現在の治療では，視力の維持改善効果もよくなりつつありますが，どの治療においてもなかには視力低下を強く引き起こす症例もあり，視力低下以外にも起こりうる合併症についても十分な事前説明が必要です．

加齢黄斑変性の治療

滲出型加齢黄斑変性に行われる治療は別項で示す通り，網膜光凝固，光線力学的療法（photodynamic therapy；PDT），抗VEGF療法である．どの治療も脈絡膜新生血管（choroidal neovascularization；CNV）の活動性を抑制し，漿液性網膜剝離や出血などの滲出性所見を改善させることを目的としている．これらのどの治療法にも合併症を起こす可能性があり，治療前に十分な説明を必要とする．この項目では，これらの治療で起こりうる合併症について解説する．

網膜光凝固

加齢黄斑変性でみられるCNVに対して最も根治的な治療であり，1986年にMacular Photocoagulation Study（MPS）によって報告されたエビデンスに基づく治療である[1]．CNV全体およびその周囲100μmを強度凝固することによりCNVを退縮させることは可能であるが，感覚網膜も瘢痕化させるので，その部分は絶対暗点になることから，現在では中心窩下CNVや傍中心窩下CNVに対しては行わず，中心窩外CNVに対してのみ行うことがある治療法である．

光凝固を行った際，照射中に出血を起こすことがある．出血が生じたらコンタクトレンズを強めに眼球に押しつけて眼圧を上昇させることで止血が可能なことが多いが，出血が中心窩にかかった場合，術後しばらくは視力の低下を認める．

光凝固の術後に出血を生じることもある．その際はフルオレセイン蛍光造影（FA），インドシアニングリーン蛍光造影（IA）の検査を行い，CNVの焼き残しがないかを確認し，あれば追加凝固を行う[*1]．凝固の際にはCNVの焼き残しがないように事前にFA，IA，

文献はp.235参照．

[*1] CNV凝固の際は周囲100μmの範囲も凝固するようにするが，十分に凝固していても再発することもある．その際は追加凝固，あるいはほかの治療法を検討することとなるが，再発した際には中心窩側に起こることが多く，視力が大きく下がってしまうことも多い．

光干渉断層計（OCT）でCNVの範囲をよく読影しておかなくてはいけない．また，凝固後1か月ほどで造影検査を行い，焼き残しがないか確認する．

光線力学的療法（PDT）

　PDTを行う際に最も注意しておく合併症は，治療後の光線過敏症である．ベルテポルフィン（ビスダイン®）は静脈注射後速やかに代謝されるが定量限界下限値となるには48時間後であり[2]，最低48時間は遮光に努めなければならない．その後も3～5日目での光線過敏の報告があり，治療後5日間は注意する必要がある．初回PDT治療の際に義務づけられていた入院は解除されて外来での治療が可能となったが，その分，治療後の遮光については事前によく説明しておく必要がある．遮光については，直射日光やハロゲン光，歯科治療を含む医療用光源を浴びることを避け，外出時には長袖，長ズボン，サングラス，帽子を着用することとしている．この点について当科では担当医師および看護師がそれぞれ患者に説明している．また，静脈内注射の際には血管外漏出を起こさないように十分注意を払う必要がある．

　眼合併症としては，視力低下，網膜下出血，網膜出血，硝子体出血，網膜剝離の増加などが挙げられる[3]．視力低下のなかに治療直後から高度に視力が低下する（急性視力低下）症例が3～4％ある．網膜下出血や網膜出血は自然吸収する症例が多いが，出血の範囲や量によっては血腫除去術（ガス注入や硝子体手術）を行うこともある．網膜剝離は治療後早期から増加する症例があり治療直後から暗さを訴える患者もいるが，一過性のことが多く治療後1～2週間後の再診時には改善していることが多い．

　そのほか，静脈投与時に背部痛や頭痛を認める症例もあるが，原因は不明で点滴が終了したら緩解することが多い．

抗VEGF療法

　抗VEGF療法[*2]の合併症は眼合併症と全身合併症とがみられるが，眼合併症としては，眼内炎，眼圧上昇，白内障，網膜裂孔や網膜剝離，網膜出血などが挙げられる．眼内炎の発症には十分説明が必要で，治療の翌日に診察して発症していないか確認が必要である．診察できない場合は患者に結膜充血や眼脂，飛蚊症の増悪や視力低下を自覚した際にはすぐに連絡するように説明しておく．また，眼

[*2] AMDにおける炎症と血管新生を促進する血管内皮増殖因子（vascular endothelial growth factor；VEGF）を阻害する抗VEGF薬で保険適用となっているものには，ペガプタニブ（マクジェン®）とラニビズマブ（ルセンティス®）とがある．いずれも硝子体内に投与する．

内炎を予防するため薬剤投与前後の抗生物質の点眼も行う．眼圧上昇については薬剤投与直後に眼圧の確認を行い，高ければ前房穿刺して眼圧を下げておく．

　また，投与後に高眼圧のために網膜血流が遮断されていないかどうか眼底検査および視力低下の自覚がないか確認する．白内障や網膜裂孔の形成は薬剤投与時の穿刺の際に生じる合併症で，頻度は低いが生じた際には処置が必要であることを説明しておく．

　全身合併症については，動脈血栓塞栓に関する脳卒中や心筋梗塞の可能性がラニビズマブ（ルセンティス®）で外国での臨床試験や国内市販後調査で報告されており，治療前に脳梗塞や心筋梗塞，一過性脳虚血発作の既往がある人への投与は避け*3，既往がない人にも可能性がある旨は説明が必要である．

*3 関西医科大学附属枚方病院眼科では，血管閉塞性疾患の既往がある患者には，全身合併症を認めていないペガプタニブ（マクジェン®）の投与かPDTを行うようにしている．

カコモン読解　第18回　一般問題40

硝子体出血を来たすのはどれか．3つ選べ．
a Eales 病　　b 加齢黄斑変性　　c 裂孔原性網膜剝離
d 卵黄状黄斑ジストロフィ（Best 病）
e 急性多発性斑状色素上皮症（APMPPE）

【解説】　aのEales病は，網膜周辺部に広範囲に血管閉塞を伴う血管炎で，網膜に新生血管が発生し再発性の硝子体出血がみられる疾患．

　bの加齢黄斑変性のなかでも，滲出型は漿液性網膜剝離や漿液性網膜色素上皮剝離，網膜下出血，出血性網膜色素上皮剝離を生じることが多く，出血の激しい症例では硝子体出血を来たす．

　cの裂孔原性網膜剝離では，裂孔形成の際に近傍の網膜血管が切れて硝子体出血を起こすこともある．

　dの卵黄状黄斑ジストロフィ（Best病）は，常染色体優性遺伝の黄斑部網膜変性疾患である．進行した卵黄様物質の吸収期になると視力が低下する．ごくまれに血管新生黄斑症を生じることがあるが，硝子体出血を生じることはほとんどない．

　eの急性多発性斑状色素上皮症（acute posterior multifocal placoid pigment epitheliopathy；APMPPE）は，脈絡膜毛細管板の循環障害によって生じた続発性の網膜色素上皮症と考えられている．網膜深層から網膜色素上皮レベルに白色の円盤状混濁病巣が多発する．漿液性網膜剝離や網膜出血をみることはまれである．

【模範解答】　a, b, c

（西川真生，永井由巳）

クリニカル・クエスチョン

黄斑下出血が起こったときの対処法を教えてください

Answer まず，出血後できるだけ早期に膨張性ガス[*1]・組織型プラスミノゲンアクチベータ（t-PA）[*2]・抗血管内皮増殖因子（VEGF）薬[*3]のどれか一つ，または組み合わせを硝子体腔内に注入します．数日間経過観察したのち，改善がなければ硝子体手術を考慮します．

早期治療の必要性

　黄斑下出血は放置されると黄斑機能を大きく低下させるので，発症後早期に発見された場合には，早急に何らかの処置を要する状態と考えられる．しかし，膨張性ガスと t-PA の硝子体注入で治療した報告をみると，一つは発症後 14 日以内に治療したほうが有意に視力改善した[1)]とする一方で，ほかの報告では視力改善度と最終視力は発症から治療までの期間には関係ない[2)]としている．発症後数週間経過していても，一見して血腫の移動が不可能な状態（半分以上器質化しているなど）でなければ，治療を試みる価値がある．

多岐にわたる治療の選択肢

　黄斑下出血の治療法は多数報告されているが，上記のように同じ治療をしているにもかかわらず，結果が異なる場合も多い．それは治療前の患眼の状態（年齢，視力，出血の量・位置，新生血管の位置・大きさ，発症からの期間など）や評価方法に相違点が多いためと考えられる．現在まで報告されている治療の選択肢を**表1**に示した．以下に内容を概説する．

単独療法（膨張性ガス[3)]，抗 VEGF 薬[4,5)]，図1）：いずれの単独療法でも，ある程度の効果が示されている．特に，Stifter ら[4)]は膨張性ガスでの血腫の移動が期待できない症例（発症後 14 日以上経過例[1)]，または 5 mm 以上の径を有する例[2)]）での抗 VEGF 薬の有用性を示唆している．膨張性ガス単独の効果は，膨張性ガスと t-PA の併用の効果と差がなかったとする報告[6)]がある．

二種併用療法（膨張性ガス＋t-PA[1,2,6)]，膨張性ガス＋抗 VEGF 薬[7)]）：膨張性ガスと t-PA または抗 VEGF 薬の併用によって黄斑から血液

[*1] 100％ C_3F_8 または SF_6 を 27 または 30 G 鋭針を用いて，0.3〜0.4 mL 硝子体腔に注入する．

[*2] 硝子体腔に使用する場合は，25〜50 μg/0.1 mL で 0.1 mL，網膜下腔に使用する場合は 12.5〜25 μg/0.1 mL で適量としている報告が多い．

[*3] ベバシズマブは 1.25 mg/50 μL，ラニビズマブは 0.5 mg/50 μL として使用する（ベバシズマブは保険適応外使用である）．

文献は p.236 参照．

表1 黄斑下出血の治療法

硝子体手術なし	単独療法	膨張性ガス 抗VEGF薬
	二種併用	膨張性ガス＋t-PA 膨張性ガス＋抗VEGF薬
	三種併用	膨張性ガス＋t-PA＋抗VEGF薬
硝子体手術あり	t-PA	硝子体腔 網膜下腔
	t-PA＋抗VEGF薬	網膜下腔＋硝子体腔 網膜下腔＋網膜下腔

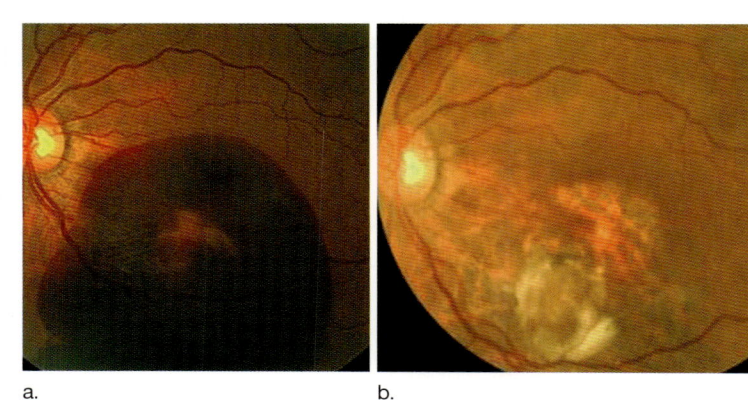

a.　　　　　　　　　　b.

図1　黄斑下出血に対して抗VEGF薬を投与して改善した症例（65歳，男性）
a. 視力（0.04）．黄斑下に大きな出血を認める．
b. 視力（0.3）．出血は消失し，黄斑下方の脈絡膜新生血管は線維化している．

を完全に移動できた割合は，71〜89％である．

三種併用療法（膨張性ガス＋t-PA＋抗VEGF薬[8,9]）：三種併用が抗VEGF薬単独，または膨張性ガス＋t-PAよりも視力改善度が高いという報告[9]がある．Meyerら[8]は，85％で血腫の移動が成功したとしている．

硝子体手術と付加治療（膨張性ガス以外．t-PA[10,11]，t-PA＋抗VEGF薬[12,13]）：t-PAを硝子体腔[10]と網膜下腔[11-13]に投与する方法と，抗VEGF薬を硝子体腔[12]と網膜下腔[13]に投与する方法が報告されている．Sandhuら[12]は膨張性ガスのみで血腫が移動しなかった症例の75％でこの方法が有効だったとしている．Hillenkampら[11]は，t-PAを硝子体腔に入れるより，網膜下腔に入れるほうが有効率が高かったとしている．

術者の施行実績も考慮に入れ，治療法を選択

　前述のように，現時点で黄斑下出血に対する確立した一つの治療法はない．そこで以下のように考える．硝子体手術を行わない場合は，膨張性ガスを中心とした単独または併用療法を考慮する．何を併用するかは，施設や術者ごとに違いがあると思われるが，術者が最も安全かつ確実に施行できる方法がよい．ただし，どのような治療手段でも早期に治療を行うことで，より効果的な治療を行える可能性が高い．ガスがなくても抗VEGF薬単独投与を試みる価値はある．抗VEGF薬硝子体投与後の細菌性眼内炎が0.03～0.16％に発症すると報告されているので，十分な感染予防に努めるべきである[*4]．これらの治療で改善がなかった場合，および膨張性ガスでの移動が不可能と思われる大きな網膜下出血に対しては，初めから硝子体手術を考慮する．硝子体手術にどのような付加治療を加えるかは施設や術者ごとに違いがあると思われるが，術者が最も安全かつ確実に施行できる方法がよい．

（荒川　明，門之園一明）

[*4] 投与前に広域抗菌薬点眼，眼瞼皮膚消毒，結膜囊内洗浄，ドレーピングによる睫毛処理を行う．投与後に広域抗菌薬点眼を数日間行う．

クリニカル・クエスチョン

加齢黄斑変性患者への白内障手術の適応，注意点を教えてください

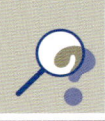

Answer ドルーゼンを認めるだけの初期のステージから滲出型加齢黄斑変性まで，いずれのステージの症例でも術後には視力が改善するとされている[1]ので，白内障手術を奨めてもよいとは考えられます（図1）．しかし，晩期AMDの症例では視力改善の度合いが少なく，術後に悪化する症例も少なくないと報告されていることは銘記すべきです．

文献はp.237参照．

クエスチョンの背景

理論的には，術後に加齢黄斑変性（age-related macular degeneration；AMD）が進行するメカニズムとして，手術による侵襲の影響ならびに術直後の急性炎症の後眼部への波及[*1]，また，術後の網膜光傷害の慢性的な増加が挙げられている．特に，眼内レンズ挿入眼では，可視光領域，特に短波長光に含まれるエネルギーの強い青色光の透過率が有水晶体眼より増加するために，網膜光傷害が慢性的に進行し，AMDの進行を来たす可能性が考えられている（図2）[*2]．

アンサーへの鍵

AMD患者のみに限って白内障手術の影響を検討した報告はないが，先述のAREDS（Age-related Eye Disease Study）の報告[1]では黄斑所見と白内障を術前から詳細に検討した検討を行っており，"Answer"に述べた通り術前にAMDがあっても白内障手術を行ってよいと結論している．しかし，対象を限らず，白内障手術後にAMDが悪化するかの疫学調査は多数存在し，白内障手術のAMDに対する影響はいまだ議論のあるところである．

白内障手術後のAMD発症頻度が高くなったスタディ：白内障手術後のAMDの罹患率を検討したBlue Mountains Eye StudyとBeaver Dam Eye Studyの疫学調査で，両調査の結果を合わせると白内障手術眼では晩期AMD（滲出型AMDおよび地図状萎縮）の発症頻度が有意に高い（滲出型AMDでオッズ比〈OR〉：4.0〜4.9，地図状萎縮でOR：2.5〜4.5）ことが示されている[2]．さらに，the Rotterdam Studyでは，白内障手術後は地図状萎縮の発症のリスクが高い

[*1] 手術侵襲，術後炎症の影響
水晶体超音波乳化吸引術後には，blood-retinal barrier（血液網膜関門）の破壊，あるいは前眼部の炎症の波及により黄斑部にも変化を来たす．また，Bruch膜傷害は，脈絡膜新生血管を惹起する原因となる．加齢により脆弱化したBruch膜は，手術時の眼圧変動による傷害を受けやすい可能性が高いと推察されている．

[*2] 白内障手術による慢性的な光傷害
400〜500 nmの短波長光は紫外線領域に次いで，可視光領域で最も光毒性が高い領域とされている．この波長の光線は，従来の紫外光のみを遮断する眼内レンズ（UV-filtering IOL）ではまったくカットされていない．一方，着色IOLは黄色の着色料を添加することで青色光の透過率を減少させ，分光透過率がヒト水晶体に近づいており，UV-filtering IOLに比較して分光透過率がヒト水晶体の特性に近い．したがって，従来のUV-filtering IOLと比較して，網膜保護効果が期待できるとされる．

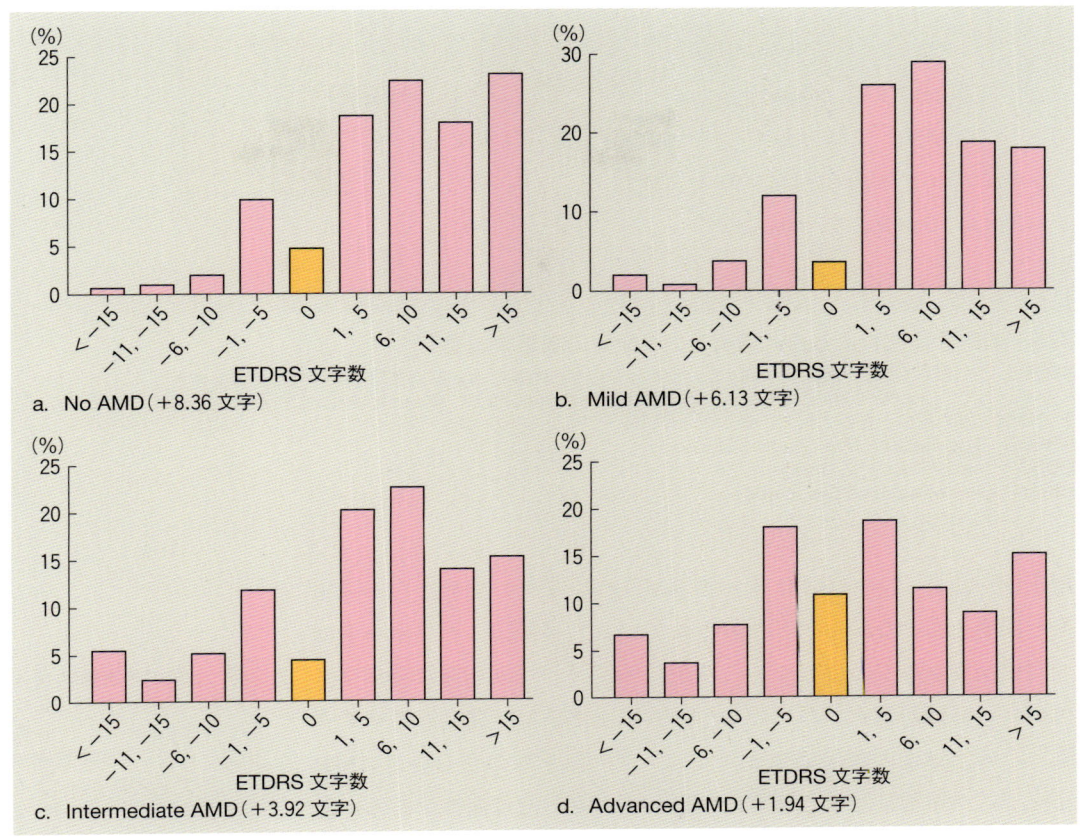

(%) 25 / 20 / 15 / 10 / 5 / 0
a. No AMD（+8.36文字）

(%) 30 / 20 / 10 / 0
b. Mild AMD（+6.13文字）

(%) 25 / 20 / 15 / 10 / 5 / 0
c. Intermediate AMD（+3.92文字）

(%) 25 / 20 / 15 / 10 / 5 / 0
d. Advanced AMD（+1.94文字）

図1 黄斑所見と白内障を詳細に検討したAREDにおける白内障手術を受けた症例の検討
AREDSで結論しているように，いずれのステージでも手術後には視力が改善するので，全体的にみて手術を奨めてもよいとは考えられるが，滲出型加齢黄斑変性の症例では視力改善の度合いが少なく，術後に悪化する症例も少なくないことは銘記すべきであると考える．

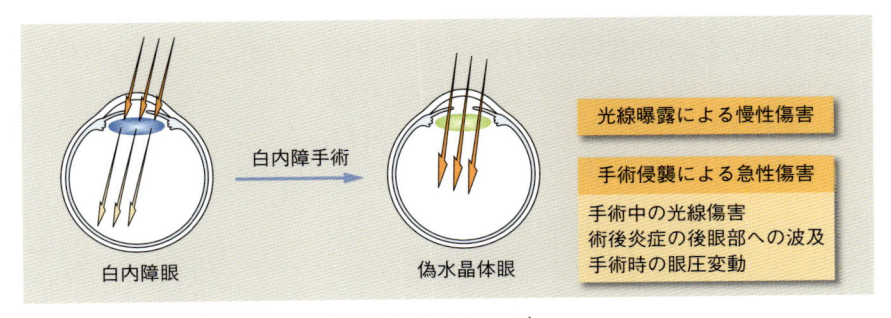

図2 白内障術後にAMDが進行するメカニズム
白内障手術がAMDを悪化させうる原因として，手術中の光線傷害，術後炎症の後眼部への波及，手術時の眼圧変動によるBruch膜傷害，さらに，また，加齢に伴って水晶体の黄色化の進行のため短波長の光線の分光透過率は低下しているが，眼内レンズ挿入眼では網膜に到達する短波長領域光線が白内障眼と比較して増大してしまうため，酸化ストレスが増大し，光傷害が慢性的に促進する．このため，網膜色素上皮の傷害が進行しAMDの促進する因子として作用する．

こと（OR：3.43）が示されている[3]．
白内障手術とAMD発症には，関連がないとするスタディ：最近の

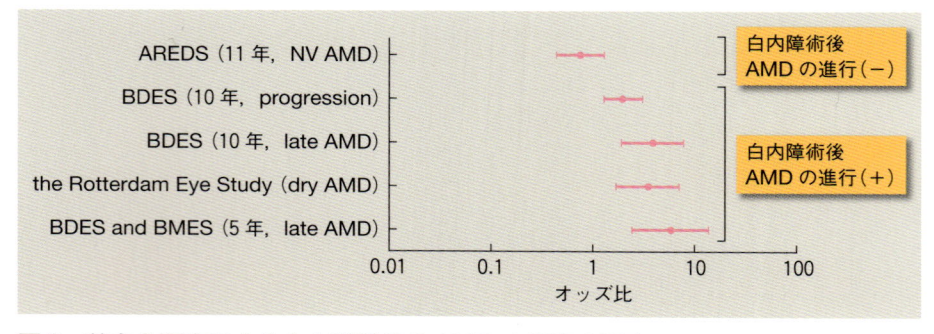

図3 前向き研究による白内障術後のAMDの罹患率調査
AREDSでは地図状萎縮，滲出型AMDのいずれの発症も白内障手術と関連を認めなかったと報告されている一方で，Beaver Dam Eye Study, the Rotterdam Eye Study, Blue Mountains Eye Studyなどでは有病率の増加が報告されている．
AREDS：Age-Related Eye Disease Study
BDES：Beaver Dam Eye Study
BMES：Blue Mountains Eye Study

AREDSでは，地図状萎縮，滲出型AMDのいずれの発症も白内障手術と関連を認めなかったと報告されている[4]．AREDSのコホートは一般的な疫学調査とは異なった特徴[*3]があり，対象症例は発症リスクの高い症例が選択されている（40％以上がAMD発症の高リスク眼）ため，ほかの疫学調査と異なり，白内障手術のさらなるAMD発症リスク増加に対する影響は同定しづらかった可能性がある．さらに，AREDSでは網膜専門医による眼底評価が半年に一度なされており，網膜専門医の意見が重視された結果，一般眼科医の判断だけでは，白内障手術が行われるようなAMDの前駆病変を有する患者（AMD発症のリスク眼）の白内障の手術が延期されていた可能性が高いと指摘されている．また，AREDSは比較的最近の調査であるため超音波乳化吸引術が普及しており，ほとんどの症例で白内障手術において眼内レンズが挿入されているといった特徴が挙げられる．

疫学調査の相反する結果は，対象とする集団の違い，手術の適応の違いや眼内レンズの挿入の有無が原因である可能性がある．

[*3] 対象は健康補助食品（サプリメント）の研究に参加したボランティアで，一般市民と比較して健康意識がより高く，白内障手術による黄斑傷害に対してもライフスタイルなどが，より予防的であった可能性がある．

アンサーからの一歩

白内障を施行する患者のなかには，水晶体混濁のために診断されないAMDの潜んでいる可能性も低からず存在する[5]．したがって，白内障術後にAMDを発症，悪化させないためには水晶体混濁で隠されたAMDを診断する技術を向上させることも重要である．

（柳　靖雄）

文献

項目起始頁	文献番号	文献
		■ 黄斑部の解剖
2	1	Hogan MJ, et al：Histology of the human eye. Philadelphia：Saunders；1971.
2	2	尾花　明：黄斑色素と加齢黄斑変性．臨床眼科 2010；64：409-415.
2	3	Manjunath V, et al：Choroidal thickness in normal eyes measured using Cirrus HD optical coherence tomography. Am J Ophthalmol 2010；150：325-329.
		■ 加齢黄斑変性の分類と診断基準（厚生労働省研究班による）
6	1	髙橋寛二ら：加齢黄斑変性の分類と診断基準．日本眼科学会雑誌 2008；112：1076-1084.
6	2	The international ARM epidemiological study group：An international classification and grading system for age-related maculopathy and age-related macular degeneration. Surv Ophthalmology 1995；39：367-374.
6	3	Yannuzzi LA, et al：Idiopathic polypoidal choroidal vasculopathy. Retina 1990；10：1-8.
6	4	Yannuzzi LA, et al：Retinal angiomatous proliferation in age-related macular degeneration. Retina 2001；21：416-434.
6	5	Yannuzzi LA, et al：滲出型加齢黄斑変性の疾患概念の拡大．臨床眼科 2005；59：312-325.
6	6	Uyama M, et al：The second eye of Japanese patients with unilateral exudative age-related macular degeneration. Br J Ophthalmol 2000；84：1018-1023.
6	7	Seddon JM, et al：Evaluation of clinical age-related maculopathy staging system. Ophthalmology 2006；113：260-266.
6	8	Klein ML, et al：Retinal precursors and the development of geographic atrophy in age-related macular degeneration. Ophthalmology 2008；115：1026-1031.
		■ 特徴的所見／ドルーゼン
11	1	Bird AC, et al：An international classification and grading system for age-related maculopathy and age-related macular degeneration. The International ARM Epidemiological Study Group. Surv Ophthalmol 1995；39：367-374.
11	2	髙橋寛二ら：加齢黄斑変性の分類と診断基準．日本眼科学会雑誌 2008；112：1076-1084.
11	3	吉田綾子ら：黄斑下脈絡膜新生血管．樋田哲夫編．黄斑疾患の病態理解と治療．東京：文光堂；2005. p.56-63.
		■ 特徴的所見／脈絡膜新生血管
15	1	Gass JDM：Biomicroscopic and histopathologic considerations regarding the feasibility of surgical excision of subfoveal neovascular membranes. Am J Ophthalmol 1994；118：285-298.
15	2	Macular Photocoagulation Study Group：Argon laser photocoagulation for senile macular degeneration. Results of a randomized clinical trial. Arch Ophthalmol 1982；100：912-918.
15	3	Sato T, et al：Corelation of optical coherence tomography with angiography in retinal pigment epithelial detachment associated with age-related macular degeneration. Retina 2004；24：910-914.
15	4	Treatment of Age-related Macular Degeneration with Photodynamic Therapy（TAP）Study Group：Photodynamic therapy of subfoveal choroidal neovascularization in age-related macular degeneration with verteporfin. One-year results of 2 randomized clinical trials—TAP report 1. Arch Ophthalmol 1997；117：1329-1345.

文献番号：アラビア数字（1，2，3…）は本文中に参照位置のある文献，ローマ数字（i，ii，iii…）は項目全体についての参考文献であることを示します．

項目起始頁	文献番号	文献
15 − 5		Guyer DR, et al：Classification of choroidal neovascularization by digital indocyanine green videoangiography. Ophthalmology 1996；103：2054-2060.
15 − 6		Curcio CA, et al：The Alabama age-related macular degeneration grading system for donor eyes. Invest Ophthalmol Vis Sci 1998；39：1085-1096.
		■ 特徴的所見／網膜色素上皮剥離
22 − 1		Bressler SB, et al：Age-related macular degeneration：Nonneovascular early AMD, intermediate AMD, and geographic atrophy. In：Ryan SJ, et al, editors. Retina. 4nd ed. Philadelphia：Elsevier Mosby；2006. p.1041-1074.
22 − 2		Sato T, et al：Correlation of optical coherence tomography with angiography in retinal pigment epithelial detachment with age-related macular degeneration. Retina 2004；24：910-914.
22 − 3		湯澤美都子；網膜色素上皮剥離と類縁疾患．インドシアニングリーン蛍光眼底アトラス．東京：南山堂；1994. p.70-81.
		■ 特徴的所見／地図状萎縮病巣
28 − i		Age-related Eye Disease Study Research Group：A simplified severity scale for age-related macular degeneration. AREDS report No.18. Arch sOphthalmol 2005；123：1570-1574.
28 − ii		髙橋寛二ら；厚生労働省網脈絡膜・視神経萎縮症調査研究班加齢黄斑変性診断基準作成ワーキンググループ：加齢黄斑変性の分類と診断基準．日本眼科学会雑誌 2008；112：1076-1084.
28 − iii		Yanoff M, et al：Ocular pathology. age-related dry macular degeneration. Philadelphia：Mosby；2009. p428-430.
		■ 特徴的所見／円板状瘢痕病巣
31 − 1		園田康平ら：眼炎症と自然免疫．日本眼科学会雑誌 2008；112：279-298.
		■ 特殊病型／ポリープ状脈絡膜血管症
34 − 1		Yannuzzi LA, et al：Idiopathic polypoidal choroidal vasculopathy（IPCV）. Retina 1990；10：1-8.
34 − 2		湯澤美都子ら：ポリープ状脈絡膜血管症の診断基準．厚生労働科学研究費補助金特定疾患対策研究事業 網脈絡膜・視神経萎縮症に関する研究 平成15年度総括・分担研究報告書．2004. p.120-124.
34 − 3		Uyama M, et al：Idiopathic polypoidal choroidal vasculopathy in Japanese patients. Arch Ophthalmol 1999；197：1035-1042.
34 − 4		Yuzawa M, et al：The origins of polypoidal choroidal vasculopathy. Br J Ophthalmol 2005；89：602-607.
34 − 5		Iijima H, et al：Optical coherence tomography of orange-red subretinal lesion in eyes with idiopathic polypoidal choroidal vasculopathy. Am J Ophthalmol 2000；129：21-26.
34 − 6		Sato T, et al：Tomographic features of branching vascular networks in polypoidal choroidal vasculopathy. Retina 2007；27：589-594.
34 − 7		Gomi F, et al：1-year outcomes of photodynamic therapy in age-related macular degeneration and polypoidal choroidal vasculopathy in Japanese patients. Ophthalmology 2008；115：141-146.
		■ 特殊病型／網膜内血管腫状増殖
39 − 1		Yannuzzi LA, et al：Retinal angiomatous proliferation in age-related macular degeneration. Retina 2001；21：416-434.

項目起始頁	文献番号	文献
39 - 2		Freund KB, et al：Type 3 neovascularization：the expanded spectrum of retinal angiomatous proliferation. Retina 2008；28：201-211.
39 - 3		Maruko I, et al：Clinical characteristics of exudative age-related macular degeneration in Japanese patients. Am J Ophthalmol 2007；144：15-22.
39 - 4		新井恵子ら：加齢黄斑変性における Retinal Angiomatous Proliferation. 日本眼科紀要 2003；54：513-518
39 - 5		Matsumoto H, et al：Tomographic features of intraretinal neovascularization in retinal angiomatous proliferation. Retina 2010；30：425-430.
39 - 6		Yannuzzi LA：Capter 7, Degeneration, Retinal angiomatous proliferation, Type 3 neovascularization. In：The Retinal Atlas. Philadelphia：Saunders Elsevier limited；2010. p.592-602.
39 - 7		Gross NE, et al：Nature and risk of neovascularization in the fellow eye of patients with unilateral retinal angiomatous proliferation. Retina 2005；25：713-718.
39 - 8		Shiragami C, et al：Recurrence after surgical ablation for retinal angiomatous proliferation. Retina 2007；27：198-203.
39 - 9		Silva RM, et al：Chorioretinal anastomosis and photodynamic therapy：a two-year follow-up study. Graefes Arch Clin Exp Ophthalmol 2007；245：1131-1139.
39 - 10		Joeres S, et al：Bevacizumab (Avastin) treatment in patients with retinal angiomatous proliferation. Graefes Arch Clin Exp Ophthalmol 2007；245：1597-1602.
39 - 11		Saito M, et al：Combined intravitreal bevacizumab and photodynamic therapy for retinal angiomatous proliferation. Am J Ophthalmol 2008；146：935-941.
39 - 12		Saito M, et al：Comparison of intravitreal triamcinolone acetonide with photodynamic therapy and intravitreal bevacizumab with photodynamic therapy for retinal angiomatous proliferation. Am J Ophthalmol 2010；149：472-481.
■ わが国の加齢黄斑変性の有病率		
43 - 1		Bird AC, et al：An international classification and grading system for age-related maculopathy and age-related macular degeneration. The International ARM Epidemiological Study Group. Surv Ophthalmol 1995；39：367-374.
43 - 2		Mitchell P, et al：Prevalence of age-related maculopathy in Australia. The Blue Mountains Eye Study. Ophthalmology 1995；102：1450-1460.
43 - 3		Vingerling JR, et al：The prevalence of age-related maculopathy in the Rotterdam Study. Ophthalmology 1995；102：205-210.
43 - 4		Schachat AP, et al：Features of age-related macular degeneration in a black population. The Barbados Eye Study Group. Arch Ophthalmol 1995；113：728-735.
43 - 5		Oshima Y, et al：Prevalence of age related maculopathy in a representative Japanese population：the Hisayama study. Br J Ophthalmol 2001；85：1153-1157.
43 - 6		Yasuda M, et al：Nine-year incidence and risk factors for age-related macular degeneration in a defined Japanese Population：the Hisayama Study. Ophthalmology 2009；116：2135-2140.
43 - 7		Kein R, et al：The Wisconsin age-related maculopathy grading system. Ophthalmology 1991；98：1128-1134.
43 - 8		Kawasaki R, et al：Prevalence and risk factors for age-related macular degeneration in an adult Japanese population：the Funagata study. Ophthalmology 2008；115：1376-1381.
■ 加齢黄斑変性に関わる遺伝子		
47 - 1		Klein RJ, et al：Complement factor H polymorphism in age-related macular degeneration. Science 2005；308：385-389.

項目起始頁	文献番号	文献
47 – 2		Haines JL, et al：Complement factor H variant increases the risk of age-related macular degeneration. Science 2005；308：419-421.
47 – 3		Edwards AO, et al：Complement factor H polymorphism and age-related macular degeneration. Science 2005；308：421-424.
47 – 4		Rivera A, et al：Hypothetical LOC387715 is a second major susceptibility gene for age-related macular degeneration, contributing independently of complement factor H to disease risk. Hum Mol Genet 2005；14：3227-3236.
47 – 5		Jakobsdottir J, et al：Susceptibility Genes for Age-Related Maculopathy on Chromosome 10q26. Am J Hum Genet 2005；77：389-407.
47 – 6		Dewan A, et al：*HTRA1* promoter polymorphism in wet age-related macular degeneration. Science 2006；314：989-992.
47 – 7		Yang Z, et al：A variant of the *HTRA1* gene increases susceptibility to age-related macular degeneration. Science 2006；314：992-993.

■ フルオレセイン蛍光造影読影の要点

56 – 1		高橋寛二ら：加齢黄斑変性の分類と診断基準．日本眼科学会雑誌 2008；112：1076-1084.
56 – 2		Gass JD：Serous retinal pigment epithelial detachment with a notch. A sign of occult choroidal neovascularization. Retina 1984；4：205-220.
56 – 3		日本ポリープ状脈絡膜血管症研究会：PCV ポリープ状脈絡膜血管症の診断基準．日本眼科学会雑誌 2005；109：417-427.

■ インドシアニングリーン蛍光造影読影の要点

64 – 1		林　一彦：赤外線を利用した機器の進歩　赤外眼底撮影法．眼科 1985；27：1541-1550.
64 – 2		オフサグリーン静注用 25mg の添付文書，第3版．大阪：参天製薬；2006.
64 – 3		Hayashi K, et al：Clinical application of indocyanine green angiography to choroidal neovascularization. Jpn J Ophthalmol 1989；33：57-65.
64 – 4		斉藤民也：インドシアニングリーン色素と結合する血清蛋白の分画の検討．日本眼科学会雑誌 1996；100：617-623.
64 – 5		Yannuzzi LA, et al：Idiopathic polypoidal choroidal vasculopathy（IPCV）. Retina 1990；10：1-8.
64 – 6		Yannuzzi LA, et al：Retinal angiomatous proliferation in age-related macular degeneration. Retina 2001；21：416-434.
64 – 7		林　一彦：赤外蛍光眼底造影で何がわかるか．網膜脈絡膜疾患を理解しやすくするために．日本の眼科 1994；65：595-599.

■ OCT 検査の要点

70 – 1		Khurana RN, et al：Agreement of time-domain and spectral-domain optical coherence tomography with fluorescein leakage from choroidal neovascularization. Ophthalmology 2010；117：1376-1380.
70 – 2		Hangai M, et al：Ultrahigh-resolution versus speckle noise-reduction in spectral-domain optical coherence tomography. Opt Express 2009；17：4221-4235.
70 – 3		Sato T, et al：Correlation of optical coherence of optical coherence tomography with angiography in reitinal pigment epithelial detachment associated with age-related macular degeneration. Retina 2004；24：910-914.
70 – 4		日本ポリープ状脈絡膜血管症研究会：ポリープ状脈絡膜血管症の診断基準．日本眼科学会雑誌 2005；109：417-427.

項目起始頁	文献番号	文献
70 - 5		Sato T, et al：Tomographic features of branching vascular networks in polypoidal choroidal vasculopathy. Retina 2007；27：589-594.
70 - 6		Ojima Y, et al：Improved visualization of polypoidal choroidal vasculopathy lesions using spectral-domain optical coherence tomography. Retina 2009；29：52-59.
70 - 7		Yannuzzi LA, et al：Review of retinal angiomatous proliferation or type 3 neovasculariation. Retina 2008；28：375-384.
70 - 8		Matsumoto H, et al：Tomographic features of intraretinal neovascularization in retinal angiomatous proliferation. Retina 2010；30：425-430.
■ マイクロペリメーター（MP-1®）による微小視野検査		
77 - 1		Fujii GY, et al：Patient selection for macular translocation surgery using the scanning laser ophthalmoscope. Ophthalmology 2002；109：1737-1744.
■ 眼底自発蛍光		
80 - 1		Delori FC, et al：In vivo fluorescence of the ocular fundus exhibits retinal pigment epithelium lipofuscin characteristics. Invest Ophthalmol Vis Sci 1995；36：718-729.
80 - 2		Sparrow JR, et al：The lipofuscin fluorophore A2E mediates blue light-induced damage to retinal pigmented epithelial cells. Invest Ophthalmol Vis Sci 2000；41：1981-1989.
80 - 3		Spaide RF, et al：Fundus autofluorescence and central serous chorioretinopathy. Ophthalmology 2005；112：825-833.
80 - 4		Keilhauer CN, et al：Near-infrared autofluorescence imaging of the fundus: visualization of ocular melanin. Invest Ophthalmol Vis Sci 2006；47：3556-3564.
80 - 5		von Ruckmann A, et al：In vivo fundus autofluorescence in macular dystrophies. Arch Ophthalmol 1997；115：609-615.
■ 病巣を認めるが，視力良好なときはどうしますか？		
84 - 1		Tano Y：Guidelines for PDT in Japan. Ophthalmology 2008；115：585-585 e6.
■ 網膜色素上皮裂孔と microrips について教えてください		
86 - 1		Ie D, et al：Microrips of the retinal pigment epithelium. Arch Ophthalmol 1992；10：1443-1449.
86 - 2		Casswell AG, et al：Retinal pigment epithelial detachments in the elderly；classification and outcome. Br J Ophthalmol 1985；69：397-403.
86 - 3		Chiang A, et al：Predictors of anti-VEGF associated retinal pigment epithelial tear using FA and OCT analysis. Retina 2008；28：1265-1269.
86 - 4		Miura Y, et al：VEGF-antagonist decrease barrier function of retinal pigment epithelium in vitro：possible participation of intracellular glutathione. Invest Ophthalmol Vis Sci 2010；51：4848-4855.
■ 特発性黄斑下脈絡膜新生血管		
92 - 1		Maas S, et al：Surgical removal of subretinal neovascular membranes. Eur J Ophthalmol 1995；5：48-55.
92 - 2		Chan WM, et al：Photodynamic therapy with verteporfin for subfoveal idiopathic choroidal neovascularization：one-year results from a prospective case series. Ophthalmology 2003；110：2395-2402.
92 - 3		Mandal S, et al：Intravitreal bevacizumab for subfoveal idiopathic choroidal neovascularization. Arch Ophthalmol 2007；125：1487-1492.

項目起始頁	文献番号	文献
		■ 近視性脈絡膜新生血管
97	1	Yoshida T, et al：Myopic Choroidal neovascularization：a 10-year follow-up. Ophthalmology 2003；110：1297-1305.
97	2	Chan WM, et al：Intravitreal bevacizumab（Avastin）for myopic choroidal neovascularisation：1-year results of a prospective pilot study. Br J Ophthalmol 2009；93：150-154.
97	3	Ikuno Y, et al：Intravitreal bevacizumab for choroidal neovascularization attributable to pathological myopia：one-year results. Am J Ophthalmol 2009；147：94-100.
97	4	Ikuno Y, et al：Two-year visual results for older Asian women treated with photodynamic therapy or bevacizumab for myopic choroidal neovascularization. Am J Ophthalmol 2010；149：140-146.
97	5	Baba T, et al：Two-year comparison of photodynamic therapy and intravitreal bevacizumab for treatement of myopic choroidal neovascularization. Br J Ophthalmol 2010；94；864-870.
		■ 中心性漿液性脈絡網膜症
101	1	飯田知弘：中心性漿液性網脈絡膜症の診断―最近の知見．日本の眼科 2004；75；677-680.
101	2	Guyer DR, et al：Digital indocyanine green videoangiography of central serous chorioretinopathy. Arch Ophthalmol 1994；112：1057-1062.
101	3	Fujimoto H, et al：Morphologic changes in acute central serous chorioretinopathy evaluated by fourier-domain optical coherence tomography. Ophthalmology 2008；115：1494-1500.
101	4	Iida T, et al：Cystoid macular degeneration in chronic central serous chorioretinopathy. Retina 2003；23：1-7.
101	5	後藤　浩：中心性漿液性網脈絡膜症との鑑別を要する疾患．日本の眼科 2004；75：681-686.
101	6	Inoue R, et al：Association between the efficacy of photodynamic therapy and indocyanine green angiography findings for central serous chorioretinopathy. Am J Ophthalmol 2010；149：361-363.
		■ 網膜色素線条
106	1	Angioid streaks. Macular Dystrophies. In：Retina, Vol.2：Medical Retina. Philadelphia：Elsevier Mosby；2006. p.1195-1196.
106	2	川村昭之：網膜色素線条症．インドシアニングリーン蛍光眼底アトラス．東京：南山堂；1999. p.128-134.
106	3	Pece A：Angioid streaks. In：Yannuzzi LA, et al, eds. Indocyanine green angiography. St Louis：Mosby；1997. p.319-328.
106	4	Lafaut BA, et al：Comparison of fluorescein and indocyanine green angiography in angioid streaks. Graefe's Arch Clin Exp Ophthalmol 1998；236：346-353.
		■ 特発性傍中心窩毛細血管拡張症
110	1	Gass JD, et al：Idiopathic juxtafoveolar retinal telangiectasis. Update of classification and follow-up study. Ophthalmology 1993；100：1536-1546.
110	2	Gass JDM：Stereoscopic Atlas Of Macular Diseases Diagnosis and Treatment, 4th ed. Vol. 1. St. Louis：CV Mosby；1997. p.504-511.
110	3	Yannuzzi LA, et al：Idiopathic macular telangiectasia. Arch Ophthalmol 2006；124：450-460.
110	4	Koizumi H, et al：Morphologic features of group 2A idiopathic juxtafoveolar retinal telangiectasis in three-dimensional optical coherence tomography. Am J Ophthalmol 2006；142：340-343.

項目起始頁	文献番号	文献
110 — 5		Gaudric A, et al：Optical coherence tomography in group 2A idiopathic juxtafoveolar retinal telangiectasis. Arch Ophthalmol 2006；124：1410-1419.
110 — 6		Maruko I, et al：Early morphological changes and functional abnormalities in group 2A idiopathic juxtafoveolar retinal telangiectasis using spectral domain optical coherence tomography and microperimetry. Br J Ophthalmol 2008；92：1488-1491.
110 — 7		Charbel Issa P, et al：Confocal blue reflectance imaging in type 2 idiopathic macular telangiectasia. Invest Ophthalmol Vis Sci 2008；49：1172-1177.
		■ 網膜静脈分枝閉塞症
115 — 1		Duker JS, et al：Anterior location of the crossing artery in branch retinal vein obstruction. Arch Ophthalmol 1989；107：998-1000.
115 — 2		Zhao J, et al：Arteriovenous crossing patterns in branch retinal vein occlusion. The Eye Disease Case-Control Study Group. Ophthalmology 1993；100：423-428.
		■ 網膜細動脈瘤
119 — 1		Robertson DM：Macroaneurysm of the retinal arteries. Ophthalmology 1973；77：55-67.
119 — 2		Lavin MJ, et al：Retinal arterial macroaneurysms：a retrospective study of 40 patients. Br J Ophthalmol 1987；71：817-825.
119 — 3		Palestine AG, et al：Macroaneurysms of the retinal arteries. Am J Ophthalmol 1982；93：164-171.
119 — 4		Panton RW, et al：Retinal arterial macroaneurysms：risk factors and natural history. Br J Ophthalmol 1990；74：595-600.
119 — 5		Tashimo A, et al：Macular hole formation following ruptured retinal arterial macroaneurysm. Am J Ophtalmol 2003；135：487-492.
119 — 6		Brown DM, et al：Retinal arteriolar marcoaneurysms：long term visual outcome. Br J Ophthalmol 1994；78：534-538.
119 — 7		Ohji M, et al：Pneumatic displacement of subretinal hemorrhage without tissue plasminogen activator. Arch Ophthalmol 1998；116：1326-1332
119 — 8		Kamei M, et al：Surgical removal of submacular hemorrhage using tissue plasminogen activator and perfluorocarbon liquid. Am J Ophthalmol 1996；121：267-275.
		■ 続発性脈絡膜新生血管
122 — i		佐藤　拓：若年者の脈絡膜新生血管：脈絡膜炎症性疾患. 田野保雄編. 眼科プラクティス 21. 眼底画像所見を読み解く. 東京：文光堂；2008. p.238-243.
122 — ii		Iida T, et al：Indocyanine green angiographic features of idiopathic submacular choroidal neovascularization. Am J Ophthalmol 1998；126：70-76.
122 — iii		Iida T, et al：Optical coherence tomographic features of idiopathic submacular choroidal neovascularization. Am J Ophthalmol 2000；130：763-768.
122 — iv		Watzke RC, et al：Punctate inner choroidopathy. Am J Ophthalmol 1984；98：572-584.
122 — v		Hassenstein A, et al：Optical coherence tomography in uveitis patients. Am J Ophthalmol 2000；130：669-670.
122 — vi		Inagaki M, et al：Subfoveal choroidal neovascularization in uveitis. Ophthalmologica 1996；210：229-233.

項目起始頁	文献番号	文献
		■ 成人発症卵黄状黄斑ジストロフィ
127	1	Gass JDM：A clinicopathologic study of a peculiar foveomacular dystrophy. Trans Am Ophthalmol Soc 1974；72：139-156.
127	2	Puche N, et al：High-resolution spectral domain optical coherence tomography features in adult onset foveomacular vitelliform dystrophy. Br J Ophthalmol 2010；94：1190-1196.
127	3	Menchini U, et al：Photodynamic therapy in adult-onset vitelliform macular dystrophy misdiagnosed as choroidal neovascularization. Arch Ophthalmol 2002；120：1761-1763.
		■ レーザー光凝固
132	i	Macular Photocoagulation Study Group：Argon laser photocoagulation for neovascular maculopathy. Three-year results from randomized clinical trials. Arch Ophthalmol 1986；104：694-701.
132	ii	Macular Photocoagulation Study Group：Visual outcome after laser photocoagulation for subfoveal choroidal neovascularization secondary to age-related macular degeneration. The influence of initial lesion size and initial visual acuity. Arch Ophthalmol 1994；112：480-488.
132	iii	Macular Photocoagulation Study Group：Laser photocoagulation for juxtafoveal choroidal neovascularization. Five-year results from randomized clinical trials. Arch Ophthalmol 1994；112：500-509.
		■ 光線力学的療法／作用機序
138	1	Aveline B, et al：Photophysical and photosensitizing properties of benzoporphyrin derivative monoacid ring A（BPD－MA）. Photochem Photobiol 1994；59：328.
138	2	Fernandez JM, et al：Singlet oxygen generation by photodynamic agents. J Photochem Photobioln B Biol 1997；37：131.
138	3	Hadjur C, et al：EPR and spectrophotometric studies of free radicals（O_2-，$-OH$，BPD－MA－）and singlet oxygen（$^1O_2$）generated by irradiation of benzoporphyrin derivative monoacid ring A. Photochem Photobiol 1997；65：818-827.
138	4	Kramer M, et al：Liposomal benzoporphyrin derivative verteporfin photodynamic therapy：Selective treatment of choroidal neovascularization in monkeys. Ophthalmology 1996；103：427.
138	5	Miller JW, et al：Photodynamic therapy of experimental choroidal neovascularization using lipoprotein-delivered benzoporphyrin. Arch Ophthalmol 1995；113：810.
138	6	Schmidt-Erfurth U, et al：*In vivo* uptake of liposomal benzoporphyrin derivative and photothrombosis in experimental corneal neovascularization. Lasers Surg Med 1995；17：178.
138	7	Richter AM, et al：Photosensitising potency of structural analogues of benzoporphyrin derivative（BPD）in a mouse tumor model. Br J Cancer 1991；63：87-93.
138	8	Schmidt-Erfurth U, et al：Photodynamic effects on choroidal neovascularization and physiological choroid. Invest Ophthalmol Vis Sci 2002；43：830-841.
138	9	Ryan SJ, et al：Subretinal neovascularization. Natural history of an experimental model. Arch Ophthalmol 1982；100：1804-1809.
		■ 光線力学的療法／手順と手技
142	i	ビスダイン®静注用15mg. 総合製品情報概要. 東京：ノバルティスファーマ；2004.
142	ii	Topcon IMAGE net™ 2000 PDT/MPS 計測；ユーザーズガイド Version 2.5x. 東京：トプコン株式会社；2004.
142	iii	ビズラス PDT システム690S. 添付文書. 東京：カールツァイスメディテック；2004.

項目起始頁	文献番号	文献
		■ 光線力学的療法／わが国での PDT ガイドライン
148	1	The Japanese Age-Related Macular Degeneration Trial Study Group：Japanese age-related macular degeneration trial：1-year results of photodynamic therapy with verteporfin in Japanese patients with subfoveal choroidal neovascularization secondary to age-related macular degeneration. Am J Ophthalmol 2003；136：1049-1061.
148	2	眼科 PDT 研究会：加齢黄斑変性症に対する光線力学的療法のガイドライン．日本眼科学会雑誌 2004；108：234-236.
148	3	Tano Y on behalf of the Ophthalmic PDT Study Group：Guidelines for PDT in Japan. Ophthalmology 2008；115：585-585. e6.
		■ 抗 VEGF 療法／ペガプタニブ
151	1	Ng YS, et al：Differential expression of VEGF isoforms in mouse during development and in the adult. Dev Dyn 2001；220：112-121.
151	2	Ozawa Y, et al：Angiogenesis in Response to Hypoxia. In：Dartt DA, et al, editors. Encyclopedia of the Eye. London：Academic Press；2010.
151	3	Ishida S, et al：VEGF164-mediated inflammation is required for pathological, but not physiological, ischemia-induced retinal neovascularization. J Exp Med 2003；198：483-489.
151	4	Carmeliet P, et al：Abnormal blood vessel development and lethality in embryos lacking a single VEGF allele. Nature 1996；380：435-439.
151	5	Mac Gabhann F, et al：Differential binding of VEGF isoforms to VEGF receptor 2 in the presence of neuropilin-1：a computational model. Am J Physiol Heart Circ Physiol 2005；288：H2851-2860.
		■ 抗 VEGF 療法／ベバシズマブ
156	1	Moshfeghi AA, et al：Systemic bevacizumab (Avastin) therapy for neovascular age-related macular degeneration：twenty-four-week results of an uncontrolled open-label clinical study. Ophthalmology 2006；113：2002. e1-12.
156	2	Spaide RF, et al：Intravitreal bevacizumab treatment of choroidal neovascularization secondary to age-related macular degeneration. Retina 2006；26：383-390.
156	3	Avery RL, et al：Intravitreal bevacizumab (Avastin) for neovascular age-related macular degeneration. Ophthalmology 2006；113：363-372.
156	4	Arevalo JF, et al；Pan-American Collaborative Retina Study Group：Primary intravitreal bevacizumab (Avastin) for diabetic macular edema：results from the Pan-American Collaborative Retina Study Group at 6-month follow-up. Ophthalmology 2007；114：743-750.
156	5	Haritoglou C, et al：Intravitreal bevacizumab (Avastin) therapy for persistent diffuse diabetic macular edema. Retina 2006；26：999-1005.
156	6	Jorge R, et al：Intravitreal bevacizumab (Avastin) for persistent new vessels in diabetic retinopathy (IBEPE study). Retina 2006；26：1006-1013.
156	7	Sakaguchi H, et al：Intravitreal injection of bevacizumab for choroidal neovascularisation associated with pathological myopia. Br J Ophthalmol 2007；91：161-165.
156	8	Yamamoto I, et al：Intravitreal bevacizumab (Avastin) as treatment for subfoveal choroidal neovascularisation secondary to pathological myopia. Br J Ophthalmol 2007；91：157-160.
156	9	Gomi F, et al：Intravitreal bevacizumab for idiopathic choroidal neovascularization after previous injection with posterior subtenon triamcinolone. Am J Ophthalmol 2007；143：507-510.
156	10	Rabena MD, et al：Intravitreal bevacizumab (Avastin) in the treatment of macular edema secondary to branch retinal vein occlusion. Retina 2007；27：419-425.

項目起始頁	文献番号	文献
156 - 11		Iturralde D, et al：Intravitreal bevacizumab（Avastin）treatment of macular edema in central retinal vein occlusion：a short-term study. Retina 2006；26：279-284.
156 - 12		Pai SA, et al：Clinical, anatomic, and electrophysiologic evaluation following intravitreal bevacizumab for macular edema in retinal vein occlusion. Am J Ophthalmol 2007；143：601-606.
156 - 13		Oshima Y, et al：Regression of iris neovascularization after intravitreal injection of bevacizumab in patients with proliferative diabetic retinopathy. Am J Ophthalmol 2006；142：155-158.
156 - 14		Iliev ME, et al：Intravitreal bevacizumab（Avastin）in the treatment of neovascular glaucoma. Am J Ophthalmol 2006；142：1054-1056.
156 - 15		Kusaka S, et al：Efficacy of intravitreal injection of bevacizumab for severe retinopathy of prematurity：a pilot study. Br J Ophthalmol 2008；92：1450-1455.
		■ 抗VEGF療法／ラニビズマブ
162 - 1		Bakri SJ, et al：Pharmacokinetics of intravitreal ranibizumab（Lucentis）. Ophthalmolgy 2007；114：2179-2182.
162 - 2		Rosenfeld PJ, et al：Ranibizumab for neovascular age-related macular degeneration. N Engl J Med 2006；355：1419-1431.
162 - 3		Brown DM, et al：Ranibizumab versus verteporfin for neovascular age-related macular degeneration. N Engl J Med 2006；355：1432-1444.
162 - 4		Regillo CD, et al：Randomized, double-masked, sham-controlled trial of ranibizumab for neovascular age-related macular degeneration：PIER Study year 1. Am J Ophthalmol 2008；145：239-248.
162 - 5		Lalwani GA, et al：A variable-dosing regimen with intravitreal ranibizumab for neovascular age-related macular degeneration：year 2 of the PrONTO Study. Am J Ophthalmol 2009；148：43-58.
162 - 6		田野保雄ら：ラニビズマブ（遺伝子組換え）の維持期における再投与ガイドライン．日本眼科学雑誌 2009；113：1098-1103.
162 - 7		Mitchell P, et al：Ranibizumab（Lucentis）in neovascular age-related macular degeneration：evidence from clinical trials. Br J Ophthalmol 2010；94：2-13.
162 - 8		Kokame GT, et al：Continuous anti-VEGF treatment with ranibizumab for polypoidal choroidal vasculopathy：6-month results. Br J Ophthalmol 2010；94：297-301.
		■ 抗VEGF療法／VEGF Trap-Eye®
168 - 1		Rini BI, et al：Biological aspects and binding strategies of vascular endothelial growth factor in renal cell carcinoma. Clin Cancer Res 2007；13：741-746.
168 - 2		Holash J, et al：VEGF-Trap：a VEGF blocker with potent antitumor effects. Proc Natl Acad Sci USA 2002；99：11393-11398.
168 - 3		バイエルヘルスケア社とリジェネロン ファーマシューティカル社の共同発表プレスリリースの抄訳『VEGF Trap-Eye 滲出型加齢黄斑変性の第III相臨床試験で良好な結果』http://byl.bayer.co.jp/scripts/pages/jp/press_release/press_detail/?file_path=2010%2Fnews2010-11-26.html
168 - 4		バイエルヘルスケア社とリジェネロン ファーマシューティカル社の共同発表プレスリリースの抄訳『VEGF Trap-Eye：網膜中心静脈閉塞症と糖尿病黄斑浮腫の臨床試験で良好な結果』http://byl.bayer.co.jp/scripts/pages/jp/press_release/press_detail/?file_path=2010%2Fnews2010-12-22.html

項目起始頁	文献番号	文献
		■ 併用療法（PDT＋anti VEGF/TA）
172	1	Rosenfeld PJ, et al：Ranibizumab for neovascular age-related macular degeneration. N Engl J Med 2006；355：1419-1431.
172	2	Brown DM, et al：Ranibizumab versus verteporfin for neovascular age-related macular degeneration. N Engl J Med 2006；355：1432-1444.
172	3	Ishikawa K, et al：Correlation between focal macular electroretinograms and angiographic findings after photodynamic therapy. Invest Ophthalmol Vis Sci 2007；48：2254-2259.
172	4	Ishikawa K, et al：Focal macular electroretinograms after photodynamic therapy combined with posterior juxtascleral triamcinolone acetonide. Retina 2009；29：803-810.
172	5	Ishikawa K, et al：Focal macular electroretinograms after photodynamic therapy combined with intravitreal bavacizumab. Graefes Arch Clin Exp Ophthal mol 2011；249：273-280.
		■ ロービジョンケア
176	1	湯澤美都子ら：加齢黄斑変性のQuality of life 評価．日本眼科学会雑誌 2004；108：368-374.
176	2	中村仁美ら：MNREAD-J を用いた加齢黄斑変性患者に対するロービジョンエイドの処方．日本視能訓練士協会誌 2000；28：253-261.
176	3	小田浩一：reading の評価．樋田哲夫編．眼科プラクティス14 ロービジョンケアガイド．東京：文光堂；2007. p.98-101.
176	4	田中恵津子：加齢黄斑変性疾患とロービジョンケア．樋田哲夫編．眼科プラクティス2 黄斑疾患の病態理解と治療．東京：文光堂；2005. p.312-321.
176	5	Bowers AR, et al：Illumination and reading performance in age-related macular degeneration. Clin Exp Optom 2001；84：139-147.
		■ サプリメント
182	1	Age-Related Eye Disease Study Research Group：A randomized, placebo-controlled, clinical trial of high-dose supplementation with vitamins C and E, beta carotene, and zinc for age-related macular degeneration and vision loss：AREDS report no. 8. Arch Ophthalmol 2001；119：1417-1436.
182	2	SanGiovanni JP, et al：The relationship of dietary carotenoid and vitamin A, E, and C intake with age-related macular degeneration in a case-control study：AREDS Report No. 22. Arch Ophthalmol 2007；125：1225-1232.
182	3	SanGiovanni JP, et al：The relationship of dietary omega-3 long-chain polyunsaturated fatty acid intake with incident age-related macular degeneration：AREDS report no. 23. Arch Ophthalmol 2008；126：1274-1279.
182	4	Seddon JM, et al：Dietary carotenoids, vitamins A, C, and E, and advanced age-related macular degeneration. Eye Disease Case-Control Study Group. JAMA 1994；272：1413-1420.
182	5	Tan JS, et al：Dietary antioxidants and the long-term incidence of age-related macular degeneration：the Blue Mountains Eye Study. Ophthalmology 2008；115：334-341.
182	6	Tan JS, et al：Dietary fatty acids and the 10-year incidence of age-related macular degeneration：the Blue Mountains Eye Study. Arch Ophthalmol 2009；127：656-665.
182	7	Chong EW, et al：Dietary omega-3 fatty acid and fish intake in the primary prevention of age-related macular degeneration：a systematic review and meta-analysis. Arch Ophthalmol 2008；126：826-833.
182	8	Koto T, et al：Eicosapentaenoic acid is anti-inflammatory in preventing choroidal neovascularization in mice. Invest Ophthalmol Vis Sci 2007；48：4328-4334.

項目起始頁	文献番号	文献
182 – 9		Sasaki M, et al：Neuroprotective effect of an antioxidant, lutein, during retinal inflammation. Invest Ophthalmol Vis Sci 2009；50：1433-1439.
182 – 10		Sasaki M, et al：Neurodegenerative influence of oxidative stress in the retina of a murine model of diabetes. Diabetologia 2010；53：971-979.
■ 将来期待される新治療薬		
187 – 1		Kim SJ, et al：Nonsteroidal Anti-inflammatory Drugs in Ophthalmology. Surv Ophthalmol 2010；55：108-133.
187 – 2		Singerman L：Combination therapy using the small interfering RNA bevasiranib. Retina 2009；29（6 Suppl）：S49-50.
187 – 3		Ni Z, et al：Emerging pharmacologic therapies for wet age-related macular degeneration. Ophthalmologica 2009；223：401-410.
187 – 4		Mucke HA, et al：Current drug patenting for retinal diseases：beyond VEGF inhibitors IDrugs 2010；13：30-37.
■ PDT 臨床試験：TAP Study, VIP Study, JAT		
189 – i		Treatment of Age-Related Macular Degeneration with Photodynamic Therapy（TAP）study group：Photodynamic therapy of subfoveal choroidal neovascularization in age-related macular degeneration with verteporfin. two-year results of 2 randomized clinical trials-tap report 2. Arch Opthalmol 2001；119：198-207.
189 – ii		Verteporfin in Photodynamic Therapy Study Group：Verteporfin therapy of subfoveal choroidal neovascularization in age-related macular degeneration：two-year results of a randomized clinical trial including lesions with Occult with no Classic choroidal neovascularization-verteporfin in photodynamic therapy report 2. Am J Ophthalmol 2001；131：541-560.
189 – iii		Japanese Age-Related Macular Degeneration Trial（JAT）Study Group：Japanese age-related macular degeneration trial：1-year results of photodynamic therapy with verteporfin in Japanese patients with subfoveal choroidal neovascularization secondary to age-related macular degeneration. Am J Opthalmol 2003；136：1049-1061.
189 – iv		Blinder KJ, et al：Effect of lesion size, visual acuity, and lesion composition on visual acuity change with and without verteporfin therapy for choroidal neovascularization secondary to age-related macular degeneration：TAP and VIP report no. 1. Am J Ophthalmol 2003；136：407-418.
189 – v		坂口裕和ら：光線力学療法の EBM. あたらしい眼科 2004；21：1319-1325.
189 – vi		総合製品情報概要. ノバルティスファーマ社.
■ ラニビズマブ臨床試験：MARINA, ANCHOR, PIER, PrONTO		
198 – 1		Rosenfeld PJ, et al：Ranibizumab for neovascular age-related macular degeneration. N Engl J Med 2006；355：1419-1431.
198 – 2		Brown DM, et al：Ranibizumab versus verteporfin for neovascular age-related macular degeneration；Two-year results of the ANCHOR study. Ophthalmology 2009；116：57-65.
198 – 3		Regillo CD, et al：Randomized, double-masked, sham-controlled trial of ranibizumab for neovascular age-related macular degeneration：PIER Study Year 1. Am J Ophthalmol 2008；145：239-248.
198 – 4		Abraham P, et al：Randomized, double-masked, sham-controlled trial of ranibizumab for neovascular age-related macular degeneration：PIER Study Year 2 Am J Ophthalmol 2010；150：315-324.

項目起始頁	文献番号	文献
198	5	Fung AE, et al：An optical coherence tomography-guided, variable dosing regimen with intravitreal ranibizumab (Lucentis) for neovascular age-related macular degeneration. Am J Ophthalmol 2007；143：566-583.
198	6	Lalwani GA, et al：A variable-dosing regimen with intravitreal ranibizumab for neovascular age-related macular degeneration：Year 2 of the PrONTO Study. Am J Ophthalmol 2009；148：43-58.

■ ベバシズマブ臨床試験

項目起始頁	文献番号	文献
204	1	Rosenfeld PJ, et al：Optical coherence tomography findings after an intravitreal injection of bvacizumab (Avastin®) for neovascular age-related macular degeneration. Ophthalmic Surg Lasers Imaging 2005；36：331-335.
204	2	Michels S, et al：Systemic bevacizumab (Avastin) therapy for neovascular age-related macular degeneration twelve-week results of an uncontrolled open-label clinical study. Ophthalmology 2005；112：1035-1047.
204	3	Spaid RF, et al：intravitreal bevacizumab treatment of choroidal neovascularization secondary to age-related macular degeneration. Retina 2006；26：383-390.
204	4	Tufail A, et al：Bevacizumab for neovascular age related macular degeneration (ABC Trial)：multicentre randomized double masked study. BMJ 2010；340：c 2459.
204	5	Bashshur ZF, et al：intravitreal bevacizumab for treatment of neovascular aga-related macular degeneration：the second year of a prospective study. Am J Ophthalmol 2009；148：59-65.
204	6	Gomi F, et al：Efficacy of intravitreal bevacizumab for polypoidal choroidal vasculopathy. Br J Ophthalmol 2008；92：70-73.
204	7	Fung AE, et al：The international intravitreal bevacizumab safety survey：using the internet to assess drug safety worldwide. Br J ophthalmol 2006；90：1344-1349.

■ ペガプタニブ臨床試験：V. I. S. I. O. N. 試験

項目起始頁	文献番号	文献
208	1	Gragoudas ES, et al：VEGF Inhibition Study in Ocular Neovascularization Clinical Trial Group；Pegaptanib for neovascular age-related macular degeneration. N Engl J Med 2004；351：2805-2816.
208	2	VEGF Inhibition Study in Ocular Neovascularization (V. I. S. I. O. N.) Clinical Trial Group：Year 2 efficacy results of 2 randomized controlled clinical trials of pegaptanib for neovascular age-related macular degeneration. Ophthalmology 2006；113：1508-1525.
208	3	VEGF Inhibition Study in Ocular Neovascularization (V. I. S. I. O. N.) Clinical Trial Group：Pegaptanib sodium for neovascular age-related macular degeneration：two-year safety results of the two prospective, multicenter, controlled clinical trials. Ophthalmology 2006；113：992-1001.
208	4	Singerman LJ, et al：Pegaptanib sodium for neovascular age-related macular degeneration：third-year safety results of the VEGF Inhibition Study in Ocular Neovascularisation (VISION) trial. Br J Ophthalmol 2008；92：1606-1611.
208	5	Friberg TR, et al：Pegaptanib sodium as maintenance therapy in neovascular age-related macular degeneration：the LEVEL study. Br J Ophthalmol 2010；94：1611-1617.

■ 治療の合併症についての説明はどうしますか？

項目起始頁	文献番号	文献
214	1	Macular Photocoagulation Study Group：Argon laser photocoagulation for neovascular maculopathy. Three-year results from randomized clinical trials. Arch Ophthalmol 1986；104：694-701.
214	2	森隆三郎ら：日本人の加齢黄斑変性におけるベルテポルフィン静脈内投与後の薬物動態. 厚生労働省特定疾患網膜脈絡膜・視神経萎縮調査研究班，平成19年度研究報告書. 2008. p.55-57.

項目起始頁	文献番号	文献
214 - 3		Tano Y；Ophthalmic PDT Study Group：Guidelines for PDT in Japan. Ophthalmology 2008；115：585.

■黄斑下出血が起こったときの対処法を教えてください

項目起始頁	文献番号	文献
217 - 1		Hattenbach LO, et al：Intravitreous injection of tissue plasminogen activator and gas in the treatment of submacular hemorrhage under various conditions. Ophthalmology 2001；108：1485-1492.
217 - 2		Schulze SD, et al：Tissue plasminogen activator plus gas injection in patients with subretinal hemorrhage caused by age-related macular degeneration. Graefes Arch Clin Exp Ophthalmol 2002；240：717-720.
217 - 3*		Ohji M, et al：Pneumatic displacement of subretinal hemorrhage without tissue plasminogen activator 1998；116：1326-1332.
217 - 4		Stifter E, et al：Intavitreal bevacizumab therapy for neovascular age-related macular degeneration with large submacular hemorrhage. Am J Ophthalmol 2007；144：886-892.
217 - 5		McKibbin M, et al：Ranibizumab monotherapy for sub-foveal haemorrhage secondary to choroidal neovascularisation in age-related macular degeneration. Eye 2010；24：994-998.
217 - 6*		Çakir M, et al：Pneumatic displacement of acute submacular hemorrhage with and without the use of tissue plasminogen activator. Eur J Ophthalmol 2010；20：565-571.
217 - 7		Hohn F, et al：Combined intravitreal injection of bevacizumab and SF_6 gas for treatment of submacular hemorrhage secondary to age-related macular degeneration. Ophthalmologe 2010；107：328-332.
217 - 8		Meyer CH, et al：Combined treatment of acute subretinal haemorrhages with intravitreal recombinant tissue plasminogen activator, expansile gas and bevacizumab：a retrospective pilot study. Acta Ophthalmol 2008；86：490-494.
217 - 9		Guthoff R, et al：Intravitreous injection of bevacizumab, tissue plasminigen activator, and gas in the treatment of submacular hemorrhage in age related macular degeneration. Retina 2010 Oct 1. [E pub].
217 - 10		Kamei M, et al：Surgical removal of submacular hemorrhage using tissue plasminogen activator and perfluorocarbon liquid. Am J Ophthalmol 1996；121：267-275.
217 - 11*		Hillenkamp J, et al：Management of submacular hemorrhage with intravitreal versus subretinal injection of recombinant tissue plasminogen activator. Graefes Arch Clin Exp Ophthalmol 2010；248：5-11.
217 - 12		Sandhu SS, et al：Displacement of submacular hemorrhage associated with age related macular degeneration using vitrectomy and submacular tPA injection followed by intravitreal ranibizumab. Clin Ophthalmol 2010；4：637-642.
217 - 13		Treumer F, et al：Subretinal coapplication of recombinant tissue plasminogen activator and bavacizumab for neovascular age-related macular degeneration with submacular haemorrhage. Br J Ophthalmol 2010；94：48-53.

*：AMD 以外の症例も含んでいる報告．

■加齢黄斑変性患者への白内障手術の適応，注意点を教えてください

項目起始頁	文献番号	文献
220 - 1		Forooghian F, et al：Visual acuity outcomes after cataract surgery in patients with age-related macular degeneration：age-related eye disease study report no. 27. Ophthalmology 2009；116：2093-2100.
220 - 2		Wang JJ, et al：Cataract surgery and the 5-year incidence of late-stage age-related maculopathy：pooled findings from the Beaver Dam and Blue Mountains eye studies. Ophthalmology 2003；110：1960-1967.

項目起始頁	文献番号	文献
220 – 3		Ho L, et al：Cataract surgery and the risk of aging macula disorder：the rotterdam study. Invest Ophthalmol Vis Sci 2008；49：4795-4800.
220 – 4		Chew EY, et al：Risk of advanced age-related macular degeneration after cataract surgery in the Age-Related Eye Disease Study：AREDS report 25. Ophthalmology 2009；116；297-303.
220 – 5		Dong LM, et al：Progression of age-related macular degeneration after cataract surgery. Arch Ophthalmol 2009；127：1412-1419.

索引

あ行

亜鉛 182
アバスチン® 70, 118, 159, 162, 168, 174, 204
アプタマー 152, 158, 168, 210
アフリベルセプト 158, 159, 168
アポトーシス 30
アマクリン細胞 3
アムスラーチャート 52, 54, 177
アルゴンレーザー 132, 137
アルツハイマー病 188
萎縮型 44
萎縮型加齢黄斑変性 7, 10, 57, 188
異常血管網 75
一塩基多型 48
一重項酸素 140
インドシアニングリーン 64
インドシアニングリーン蛍光（眼底）
　造影（検査） 9, 12, 18, 26, 29, 32,
　　35, 40, 64, 74, 75, 86, 93, 97, 102,
　　107, 119, 121, 122, 125, 133, 214
エイコサペンタエン酸 186
円形漏出型 101, 103
円板状漿液性網膜剥離 101
円板状瘢痕病巣 31
黄斑円孔 100, 120
黄斑円孔網膜剥離 100
黄白色斑 101
黄斑ジストロフィ 30
黄斑部 2, 104
黄斑部血管新生 95
黄斑浮腫 110, 114, 119, 161
黄斑部毛細血管拡張症 110
黄斑分枝 BRVO 115, 116
黄斑網膜剥離 100
大型ドルーゼン 182
悪心 197
オフサグリーン® 64
オフラベル 159, 161

か行

外顆粒層 3
外境界膜 3
外(側)膠原線維層 5, 26
灰白色滲出斑 105
灰白色隆起病巣 19, 25
外網状層 3

拡大鏡 178
過蛍光 56, 66, 83, 103, 107
鎌状赤血球性貧血 107
カルシウム沈着 106
加齢黄斑症 6
眼球電図 27, 129
感受性遺伝子 48
杆体細胞 3
杆体錐体層 3
眼痛 197
眼底カメラ 66, 69, 80, 81, 108
眼底自発蛍光 80
眼トキソプラズマ症 122
眼内腫瘍 160, 161
眼ヒストプラズマ症 122
キサントフィル 23, 81, 132, 137
キサントフィルカロチノイド 3
喫煙 46, 47
急性多発性斑状色素上皮症 218
急性網膜色素上皮炎 27
狭義 AMD 7
凝固斑拡大 98
共焦点走査（型）レーザー検眼鏡
　 35, 69, 80
強度近視 100
巨大囊胞 30
近視性血管新生黄斑症 10
近視性脈絡膜血管新生 160
近視性脈絡膜新生血管 97
空間的ノッチサイン 15
クリスタリン 111
クリプトンレーザー装置 132
グルタチオン 89
蛍光灯 145
蛍光ブロック 38
蛍光遮断 25, 68
血管新生黄斑症 10
血管新生緑内障 161
血管透過性因子 156
血管内皮増殖因子 42, 84, 86, 140,
　 156, 174, 187, 204, 215
血管閉塞型 114
血管瘤 121
血管瘤型 110
血栓塞栓性脳血管障害 209
結膜充血 215
ケロイド状 145, 147
限局性網脈絡膜萎縮 100
抗 VEGF 抗体 21

抗 VEGF（抗体）薬
　 42, 84, 86, 126, 215, 217
抗 VEGF（抗体）療法
　 37, 38, 89, 150, 151, 156, 162, 168,
　　 174, 187, 212, 215
後期 ARM 43, 44
後期漏出病巣 18
抗血管新生薬 42
抗血管新生療法 70
抗血管内皮増殖因子製剤 151
抗血管内皮増殖因子薬 217
抗血管内皮増殖因子療法 132
虹彩炎 105
虹彩血管新生 161
抗酸化ビタミン 182
硬性ドルーゼン 11
硬性白斑 14, 35, 53, 61, 62, 68, 92,
　 104, 110, 117
厚生労働省研究班 6
光線力学（的）療法 21, 33, 37, 42, 49,
　 53, 56, 70, 86, 98, 99, 104, 132, 138,
　　 142, 174, 187, 189, 198, 211, 214
高反射 23, 75
後部硝子体皮質前ポケット 3
後部ぶどう腫 104
小型ドルーゼン 182
国際分類 6, 44
固視目標 177
コントラスト感度 189

さ行

最大直径 142
最大読書速度 177
サプリメント 182
サルコイドーシス 115, 122
散弾状網脈絡膜症 122
紫外線 47
色素上皮萎縮 57
色素上皮下出血 35
色素レーザー 132
シクロオキシゲナーゼ経路 140
視細胞外節 80, 188
視細胞内節外節境界ライン 112
シナプス 3
自発蛍光 30
弱視眼鏡 179
若年網膜分離症 129
シャム注射 198, 205, 208, 211
周中心窩 2

充盈欠損	62, 68, 103	
充盈遅延	25, 102	
出血性網膜色素上皮剥離		
	8, 9, 22, 24, 67	
漿液性剥離	161	
漿液性網膜色素上皮剥離		
	7, 9, 22, 24, 67, 113	
漿液性網膜剥離		
	15, 41, 60, 72, 101, 107, 115, 125	
小視症	101	
硝子体液化腔	3	
硝子体手術	219	
硝子体出血	215, 216	
硝子体内投与	204	
静脈拡張	117	
除外規定	7, 10	
初期加齢黄斑症	43, 44	
白子症	180	
真菌性眼内炎	122	
神経節細胞	3	
神経節細胞層	3	
神経線維層	3	
滲出型	44	
滲出型加齢黄斑変性	7, 9, 39, 64, 73,	
	84, 132, 151, 169, 187, 220	
滲出性中心性網脈絡膜症	92, 95	
新生血管黄斑症	108	
診断基準	8	
錐体杆体ジストロフィー	180	
錐体細胞	3	
水平境界線	59	
水平細胞	3	
ステロイド	96, 101	
ステロイド徐放製剤	188	
ステロイドホルモン	21	
スニチニブ	188	
スニップ	48	
スペクトラルドメイン方式	70	
ゼアキサンチン	3, 185	
成人発症卵黄状黄斑ジストロフィ	127	
線維芽細胞	33	
線維血管性網膜色素上皮剥離	18, 66	
線維性瘢痕	8, 9, 106	
線維素塊	140	
遷延性 BRVO	115, 116, 117	
先天無虹彩	180	
全トランスレチナール	80	
早期視細胞電位	129	
双極細胞	3	
走査レーザー検眼鏡	57, 77, 113	
続発性黄斑変性	30	
続発性脈絡膜新生血管	122	
側副血行路	117	
組織型プラスミノゲンアクチベータ		
	217	
組織染	56, 107	

た 行

胎盤増殖因子	168
胎盤増殖因子-1	151
タイポスコープ	179
タイムドメイン方式	70
多価不飽和長鎖脂肪酸	185
多形性物質	15
多発性後極部色素上皮症	104
多発性脈絡膜炎	122
単一塩基多型	48
弾性線維性仮性黄色腫	104, 106
弾性線維層	5, 26
地図状萎縮	56, 57, 220
地図状萎縮病巣	28
地図状脈絡膜炎	122
中型ドルーゼン	182
中心暗点	54, 101, 120
中心窩	2, 4, 104
中心窩外 CNV	132
中心窩外脈絡膜新生血管	134
中心窩下脈絡膜新生血管	148
中心窩下 CNV	132
中心窩無血管(領)域	63, 114, 132
中心窩網膜厚	205, 206
中心性漿液性脈絡網膜症	
	36, 82, 96, 101, 161
中心性漿液性網脈絡膜症	27
中心小窩	2, 114
中心性輪紋状脈絡網膜ジストロフィ	30
中心部	2
チロシンキナーゼ阻害薬	188
陳旧性脈絡膜炎	30
頭痛	197
低蛍光	56
低蛍光輪	124
低比重リポ蛋白	139
低分子量 G 蛋白質	88
典型的 AMD	7
点状過蛍光	103
点状脈絡膜内層症	122
典型造影	23, 25
動静脈交差	115
読書視力	177
糖尿病黄斑浮腫	171
糖尿病網膜症	119, 160
特発性黄斑下脈絡膜新生血管	92
特発性傍中心窩毛細血管拡張症	110
特発性脈絡膜新生血管	10
ドコサヘキサエン酸	186
トリアムシノロン	99, 125, 160, 174
トリアムシノロン硝子体内投与	86, 89
ドルーゼン	11, 28, 36, 40, 44, 56, 57,
	75, 106, 113, 182, 220

な 行

内顆粒層	3
内境界膜	3
内境界膜剥離	120
内(側)膠原線維層	5, 26
内網状層	3
軟性ドルーゼン	9, 11, 16, 25, 28, 57,
	63, 109, 113, 114
軟性白斑	62, 116
日光	145
ニボー	59
ニューロピリン 1	153
妊娠高血圧症候群	104
ネオン灯	145
囊胞様黄斑浮腫	40, 63, 76, 110
囊胞様網膜浮腫	202
囊胞様変性像	101
ノッチサイン	15, 58

は 行

梅毒性ぶどう膜炎	122
ハイパワープラス眼鏡	178
背部痛	197
白内障	182, 207, 215
白内障手術	220
白熱灯	145
ハーフヤグレーザー	132
原田病	104, 122
ハロゲン灯	145
晩期 AMD	220
半導体レーザー	132
光干渉断層計(検査)	
	35, 52, 70, 85, 86, 93, 97, 103, 107,
	111, 133, 166, 202, 215
光干渉断層撮影	125
久山町スタディ	43
微小血管瘤	119
微小視野計	77
ビスダイン®	53, 138, 142, 148, 215
ビスダイン®の禁忌	52
非ステロイド抗炎症薬	187
ビズラス PDT システム 690 S™	142
ビタミン	182
非発熱性ダイオードレーザー	138
飛蚊視	120
飛蚊症	215
フィブリン	92, 101, 104
フィブリンクロット	140
不規則造影	23, 26
副腎皮質ステロイド	101, 187
ぶどう膜炎	122, 161, 207
舟形町スタディ	43, 44
プリンペラン®	53
フルオレセイン蛍光(眼底)造影	
(検査)	9, 12, 18, 25, 28, 32, 35, 40,
	56, 64, 86, 93, 97, 101, 107, 111, 115,
	119, 123, 125, 133, 143, 148, 214
フルオレセインフルオレサイト®	53
フルオレセイン漏出サイズ	189
ブルッフ膜	36
ブロムフェナク	187
分光透過率曲線	181
噴出型	101, 102
ペガプタニブ	89, 151, 154, 158, 159,
	161, 162, 168, 174, 208, 215
ベバシズマブ	33, 89, 96, 99, 124, 125, 156, 159,
	160, 161, 162, 168, 171, 174, 204
ヘモグロビン	132, 137

ベルテポルフィン	33, 138, 139, 141, 142, 144, 147, 190, 198, 215	網膜細動脈瘤	119	ルセンティス®	52, 53, 70, 85, 159, 162, 168, 174, 215	
変視症	53, 54	網膜色素上皮	5, 11, 22, 57, 68, 75, 115, 122	ルテイン	3, 185	
偏心視域	177	網膜色素上皮萎縮病巣	28	レーザー照射	145	
変視	101	網膜色素上皮下出血	35	裂孔原性網膜剝離	104, 216	
変性近視	95	網膜色素上皮細胞	80	老人性円盤状黄斑変性	95	
ベンゾポルフィリン誘導体一酸環 A	138	網膜色素上皮層	3	老人性弾性線維変性症	107	
傍中心窩	2	網膜色素上皮異常	9	老人斑	188	
傍中心窩 CNV	132	網膜色素上皮の色素異常	44	ロドプシン	80	
傍中心窩血管拡張型	111	網膜色素上皮剝離	17, 22, 63, 66, 74, 86, 101, 116, 136, 202	ロービジョンケア	176	
膨張性ガス	219	網膜色素上皮裂孔	38, 59, 68, 86, 88, 207	**ギリシャ文字**		
補装具費支給	180	網膜色素線条(症)	10, 36, 95, 96, 100, 104, 106, 107, 109	β カロテン	185	
補体	188	網膜色素変性	180	ω-3LCPUFAs	185, 186	
ポリエチレングリコール	152	網膜出血	215	**A−E**		
ポリープ状脈絡膜血管症	6, 18, 22, 27, 34, 39, 56, 59, 61, 64, 66, 67, 74, 89, 104, 105, 109, 132, 136, 150, 166, 174, 206	網膜上膜	19	a 波	129	
		網膜静脈分枝閉塞症	19, 115	A2E	80, 188	
		網膜静脈閉塞症	119, 160	A69S 多型	48	
		網膜中心静脈閉塞症	170	ABC trial	205	
ポルフィリン	138	網膜電図	174	acute posterior multifocal placoid pigment epitheliopathy	216	
ポルフィリン症	52, 53	網膜動脈塞栓	119	AD	188	
ま 行		網膜(内)血管腫状増殖	6, 18, 27, 36, 37, 39, 56, 61, 65, 68, 75, 76, 105, 113, 132	adult-onset foveomacular pigment epi thelial dystrophy	127	
マイクロペリメーター	77	網膜内新生血管	41	adult-onset foveomacular vitelliform dystrophy	127	
マイクロペリメトリー	177	網膜剝離	207, 215			
マクジェン®	70, 151, 154, 159, 162, 168, 174, 215	網膜光凝固	86	adult vitelliform macular degeneration	127	
マルチカラークリプトンレーザー装置	132	網膜浮腫	41, 113	aflibercept	158, 168	
未熟児網膜症	161	網膜分離	30, 100	Age-related Eye Disease Study	28, 182, 220	
脈絡膜	3, 5	網膜-脈絡膜(血管)吻合	41, 62, 67, 109	age-related maculopathy	6, 44	
脈絡膜萎縮	62	網膜毛細血管拡張症	119	Alzheimer's disease	188	
脈絡膜炎	96	網膜-網膜(血管)吻合	40, 41, 67, 68	Amsler chart	52, 177	
脈絡膜血管新生	33, 56	網膜裂孔	217	ANCHOR	163, 167, 198	
脈絡膜腫瘍	36	網脈絡膜萎縮	97, 106	aneurysmal telangiectasia	110	
脈絡膜静脈相	65	モノアミン酸化酵素 B	188	angioid streaks	106	
脈絡膜新生血管	9, 11, 15, 22, 31, 34, 41, 57, 60, 64, 70, 84, 92, 100, 104, 106, 109, 116, 122, 132, 138, 143, 160, 187, 214			Anti-VEGF antibody for the treatment of predominantly classic Choroidal neovascularization in age-related macular degeneration	163, 198	
		や 行				
		有病率	45	AOFVD	127	
脈絡膜中大血管	29, 59, 62			APMPPE	216	
脈絡膜動静脈相	65	**ら 行**		area centralis	2	
脈絡膜動脈相	65	ラッカークラック	96	AREDS	28, 182, 220	
脈絡膜ドルーゼン	62	ラニビズマブ	53, 85, 89, 158, 159, 161−163, 167, 168, 174, 175, 187, 198, 210, 215	AREDS Grading System	182, 185	
脈絡膜ひだ	100			ARM	6	
脈絡膜毛細血管	62			*ARMS2* 遺伝子	48	
脈絡毛細血管板	26, 29, 68	卵黄状黄斑ジストロフィ	128, 129, 216	atrophic creep	98, 132, 133, 135	
脈絡毛細血管板の基底膜	5	梨子地眼底	106	Avastin (bevacizumab) for choriodal neovascular age related macular degeneration	205	
無色素性網膜色素変性	129	律動様小波	129			
無反射腔	23	リポキシゲナーゼ	140	Aβ 関連薬	188	
無力症	197	リポフスチン	19, 30, 62, 80, 127, 188	b 波	129	
メトクロプラミド	53	臨界文字サイズ	177	banch retinal vein occlusion	19	
メラニン	81, 86, 132, 137	輪状硬性白斑	14	Barbados Eye Study	45	
毛細血管拡張症	110	輪状白斑	115, 118	basal deposits	15, 19	
網膜	3	輪状網膜症	119			
網膜下液	202					
網膜下灰白色斑	8					
網膜下出血	62, 215					
網膜下新生血管	41					
網膜下フィブリン	8					

basal laminar/linear deposit	14	
beaten metal atrophy	30	
Beaver Dam Eye Study	220	
benzoporphrin derivative monoacid ring A	138	
Best 病	82, 128, 129, 216	
BEST1	128	
bevacizumab	99, 162	
bevasiranib	187	
Behçet 病	115, 122	
birdshot chorioretinopathy	122	
blocked hyperfluorescence	136	
Blue Mountains Eye Study	45, 186, 220	
branch retinal vein occlusion	115	
bromfenac	187	
Bruch 膜	3, 5, 11, 22, 26, 36, 65, 73, 74, 87, 106, 122	
Bruch 膜断裂	62	
BRVO	19, 115	
c 波	129	
CATT	207	
CC chemokine receptor 2	156	
CCR 2	156	
central retinal vein occlusion	170	
central serous chorioretinopathy	101	
CFH 遺伝子	48	
chalk white	133	
chorioretinal interface	19	
choroidal flash	65	
choroidal interface	12	
choroidal neovascularization	11, 15, 22, 31, 34, 39, 41, 56, 64, 70, 84, 106, 116, 122, 132, 138, 148, 187, 214	
Cirrus™ OCT	71	
classic CNV	15, 18, 35, 60, 67, 73, 93, 133, 134, 148, 163, 189, 194, 196	
CME	40, 63	
CNV	187	
CNV 閉塞グレード分類	189	
Coats 病	110, 129, 161	
Cochrane collaboration	185	
combination leasions	19	
Comparison of Age-related macular degeneration Treatment Trials	207	
contrast sensitivity	189	
Controlled Phase III Evaluation of Repeated Intravitreal Administration of VEGF Trap-Eye® in Central Retinal Vein Occlusion：Utility and Safety	170	
COPERNICUS	170	
CPS	177	
critical print size	177	
CRVO	170	
CS	189	
CSC	101	
cSLO	80	
cystoid macular edema	40, 63	
dark rim	93, 97, 124	
DA VINCI 試験	171	
DENALI Study	173, 211, 212	
DHA	186	
diabetic macular edema	171	
DME	171	
DME and VEGF Trap-Eye®：Investigation of Clinical Impact	171	
docosahexsaenoic acid	186	
double layer sign	75	
Doyne	106	
drusen	11, 56	
drusenoid PED	11, 24, 25, 59	
dual laser scanning system	72	
Eales 病	218	
early ARM	11, 44	
early receptor potential	129	
Early Treatment Diabetic Retinopathy Study	189, 208	
Ehlers-Danlos 症候群	104, 107	
eicosapentaenoic acid	186	
electro-oculogram	27, 129	
EOG	27, 129	
EPA	186	
ERP	129	
ETDRS	189, 208	
ETDRS チャート	198	
EVEREST Study	173, 213	
EXCITE	167	
exudative age-related macular degeneration	151	
exudative AMD	151	
Eye Disease Case Control Study	186	
eye tracking system	73	

F―J

FA	9, 12, 18, 23, 25, 32, 35, 56, 64, 86, 97, 101, 107, 115, 125, 133, 143, 148, 214	
FA 所見	15	
Fab	158, 162	
FAF	80, 81	
FAZ	114, 132	
Fc	158, 162, 168	
fenretinide	188	
fibrovascular PED	15, 18, 24-26, 58	
fleck	83	
Flk-1	168	
Flk-1/KDR	153	
Flt-1	153, 168	
fluorescein angiography	12, 18, 25, 32, 56, 64, 142	
focal spots	19	
fovea	2	
foveal avascular zone	4, 114, 132	
foveola	2	
foveomacular vitelliform dystrphy	128, 129	
fragment, antigen binding	162	
fragment, crystallizable	162	
Fuchs 斑	97	
fundus autofluorescence	80	
FVD	128	
G 蛋白質	88	
GALILEO	170	
Gass 分類	15	
General Assessment Limiting Infiltration of Exudates in Central Retinal Vein Occlusion with VEGF Trap-Eye®	170	
geographic atrophy	56	
glatiramer acetate	188	
GLD	142, 148	
greatest linear dimension	142, 148	
Grönblad-Strandberg 症候群	104, 106	
halo	27	
Henle 線維	3	
Henle 線維層	4	
hot spot	40, 66, 68	
HRA®	65, 69	
HTRA1 遺伝子	48	
HTRA1 遺伝子多型	49	
IA	9, 12, 18, 19, 23, 25, 26, 32, 35, 40, 64, 75, 86, 97, 102, 107, 125, 133, 214	
ICAM-1	156	
ICG	64, 121	
idiopathic juxtafoveolar retinal telangiectasis	110	
IgG	158	
IJRT	110	
IMAGE net™ 2000 PDT/MPS 計測ソフトウェア	143	
indocyanine green angiography	12, 18, 26, 32, 64	
inner macula	7	
intercellular adhesion molecule-1	156	
Interpoled	78	
intraretinal neovascularization	41	
intravitreal bevacizumab	204	
IRN	41	
IS/OS	29, 112, 118	
IVB	204	
Japanese Age-Related Macular Degeneration Trial Study	148	
Japanese AMD Trial	189	
JAT Study	148, 189	

K―O

Knapp	106	
lacquer cracks	97, 109	
large drusen	11	
late ARM	11, 44	
late leakage of an undetermined source	61	
late-phase leakage of undetermined source	15, 19	
LDL	139	
Leber 粟粒血管瘤症	110	
LED	178	

leopard spot pattern	27	
LEVEL 試験	210	
Line Raster	71	
long-chain polyunsaturated fatty acids	185	
low-density lipoprotein	139	
MA	119	
MacTel	110	
macula	2	
macular area	2	
Macular Change Analysis	72	
Macular Cube	71	
Macular Photocoagulation Study	197, 214	
macular telangiectasia	110	
MAO-B	188	
MARINA	163, 167, 198	
maximum reading speed	177	
mCNV	97	
MCP-1	156	
Medidur®	188	
microaneurysm	119	
microrips	57, 58, 86, 87	
Minimally classic/occult trial of the Anti-VEGF antibody Ranibizumab in the treatment of Neovascular Age-related macular degeneration	163, 198	
minimally classic CNV	18, 40, 148, 197, 198, 209	
minimally classic type	85	
MNREAD-J	177	
monoamine oxidase	188	
monocyte chemoattractant protein-1	156	
MONT BLANC Study	174, 211, 212	
mottled fundus	106	
MP-1®	77, 177	
MPPE	104	
MPS	214	
MPS DA	197	
MRS	177	
multifocal choroiditis associated with subretinal fibrosis syndrome	122	
multifocal choroiditis with panuveitis	122	
multifocal posterior pigment epitheliopathy	104	
Müller 細胞	3, 112	
National Eye Institute	182, 207	
NEI	182, 207	
non-steroidal anti-inflammatory drugs	187	
notch sign	22, 73	
NRP-1	153, 154	
NSAIDs	187	
Numarical	78	
$^1O_2$	140	
occlusive telangiectasia	114	
occult CNV	15, 18, 24, 35, 58, 60, 65, 66, 74, 86, 148, 163, 189, 194, 196	
occult with no classic CNV	18, 40, 148, 198, 209	
OCT	17, 24, 28, 31, 35, 70, 86, 102, 103, 107, 115, 125, 166, 202, 215	
OCT 所見	15	
optical coherence tomograph	70	
outer macula	7	

P-T

Paget 病	104, 107
parafovea	2
pazopanib	188
PCV	6, 18, 22, 34, 56, 59, 61, 65, 74, 105, 132, 136, 150, 166, 174, 206
PDT	18, 42, 56, 70, 84, 132, 138, 148, 162, 174, 189, 198, 211, 212, 214
PDT ガイドライン	148
peau d'orange	106
peculiar foveomacular dystrophy	127
PED	17, 22, 57, 116, 136
pegaptanib	151, 162, 208
Pelli-Robson chart	189
perifovea	2
perifoveal telangiectasia	111
Phase IIIb, multicenter, randomized, doublemasked, sham injection-controlled study of the Efficacy and safety of Ranibizumab in subjects with subfoveal CNV with or without classic CNV secondary to age-related macular degeneration	164, 201
photo bleaching	146
photodynamic therapy	18, 42, 56, 70, 84, 132, 138, 148, 162, 174, 189, 198, 210, 214
Photograph Reading Center	189
PIC	122, 124
PIER Study	164, 165, 201
pigment epithelial detachment	57
pigment modeling	12
placental growth factor	169
placental growth factor-1	151
plaque	19, 66
PlGF	169
PlGF-1	151
PlGF-2	151
polypoidal choroidal vasculopathy	6, 18, 34, 56, 59, 65, 74, 105, 132, 150, 166, 174, 206
polypoidal chroidal vasculopathy	22
population-based study	45
Posurdex®	188
predominantly classic CNV	18, 148, 198, 200, 204, 209
preferred retinal locus	177
primary end point	187
PRL	177
PRN	71, 163, 211
PrONTO Study	164, 165, 167, 202
pro re nata	71, 163, 211
Prospective Optical coherence tomography imaging of patients with Neovascular age-related macular degeneration Treated with intraOcular ranibizumab	164, 202
pseudoxanthoma elasticum	106
punched out lesion	122
punctate inner choroidopathy	122
purse-string contraction	88
PXE	106
pyridinium bis-retinoid	188
RA	177
ranibizumab	162
RAP	6, 18, 36, 37, 39, 56, 61, 65, 68, 75, 76, 105, 113, 132
RAP の Stage 分類	41
raster scan	71
RaV	111, 112
RCA	41, 67
reading acuity	177
retinal angiomatous proliferation	6, 18, 36, 39, 56, 61, 65, 75, 76, 105, 113, 132
retinal-choroidal anastomosis	41, 67
retinal macroaneurysm	119
retinal pigment epithelial detachment	17, 22, 116, 136
retinal pigment epithelium	11, 22, 57, 75, 80, 115
retinal retinal anastomosis	40, 67
Retisert®	188
Rho ファミリー	88
Rieger 型中心性網膜炎	92
right-angle venule	111, 112
RNA 干渉	187
Rotterdam Eye Study	45
RPE	11, 17, 22, 57, 75, 80, 115
RPE tear	59
RRA	40, 41, 67, 68
rs10490924	48
rs11200638	48
safinamide	188
SAILOR	167
SANA Study	204
scanning laser ophthalmoscope	57, 77
SD-OCT	70, 75, 118
secondary CNV	122
serous retinal detachment	15, 72, 116
single nucleotide polymorphism	48
siRNA	187
SLO	57, 77
small interfering RNA	187
smoke-strack	101
SNP	48
spectral-domain OCT	17, 70, 118
spectralis	72, 75
SRD	15, 72, 116
SRN	41

Stargardt 病 30, 82, 129, 188	Type 2 CNV 93	VEGF-C 151
stress fiber 88	Type 3 75, 114	VEGF-D 151
subretinal neovascularization 41		VEGF-E 151
SUMMIT clinical program 174		VEGF Inhibition Study In Ocular
SUMMIT Study 212	## U−Y	Neovascularization 208
sunitinib 188		VEGFR 156, 187
SUSUTAIN 167	ultrahigh-resolution OCT 70	VEGFR-1 153, 158, 168
Symbolic 78	uveal effusion 27, 104	VEGFR-2 153, 158, 168
Systemic Avastin for Neovascular	vascular endothelial growth factor	VEGF receptor 154, 187
AMD Study 204	37, 42, 84, 140, 150, 151, 156, 162,	VEGF receptor 1 153
TAP 18	187, 204, 215	VEGF Trap-Eye® investigation of
TAP Study 189	vascular endothelial growth factor	Efficacy and Safety in Wet AMD 169
TD-OCT 70	receptor 156	VEGF Trap-Eye® 158, 159, 168
Tenon 嚢 125, 126	vascular permeability factor 156	Verteporfin in Photodynamic
the Rotterdam Study 220	VEGF	Therapy 189
time-domain OCT 70	42, 132, 141, 151, 156, 187, 212, 217	VIEW 試験 169
tomographic notch sign	VEGF アイソフォーム 152	VIP Study 189
23, 24, 26, 73, 74	VEGF ファミリー 151	V. I. S. I. O. N 154, 209
t-PA 217	$VEGF_{120}$ 151	vitelliform macular dystrophy 128, 129
trans equator レンズ 137	$VEGF_{121}$ 151, 210	VMD 128
Treatment of Age-related Macular	$VEGF_{164}$ 151	VPF 156, 204
Degeneration with Photodynamic	$VEGF_{165}$ 151, 163	Wilmer Eye Institute 190
Therapy Study Group 18, 189	$VEGF_{189}$ 152	window defect 12, 35, 38, 56, 63, 107
Type 1 16, 17, 24, 74, 89, 110, 114	$VEGF_{206}$ 152	X-linked juvenile retinoschisis 129
Type 1 CNV 73	VEGF-A 151, 168	Y402H 多型 48
Type 2 16, 17, 73, 97, 111, 114	VEGF-B 151	

NOVARTIS

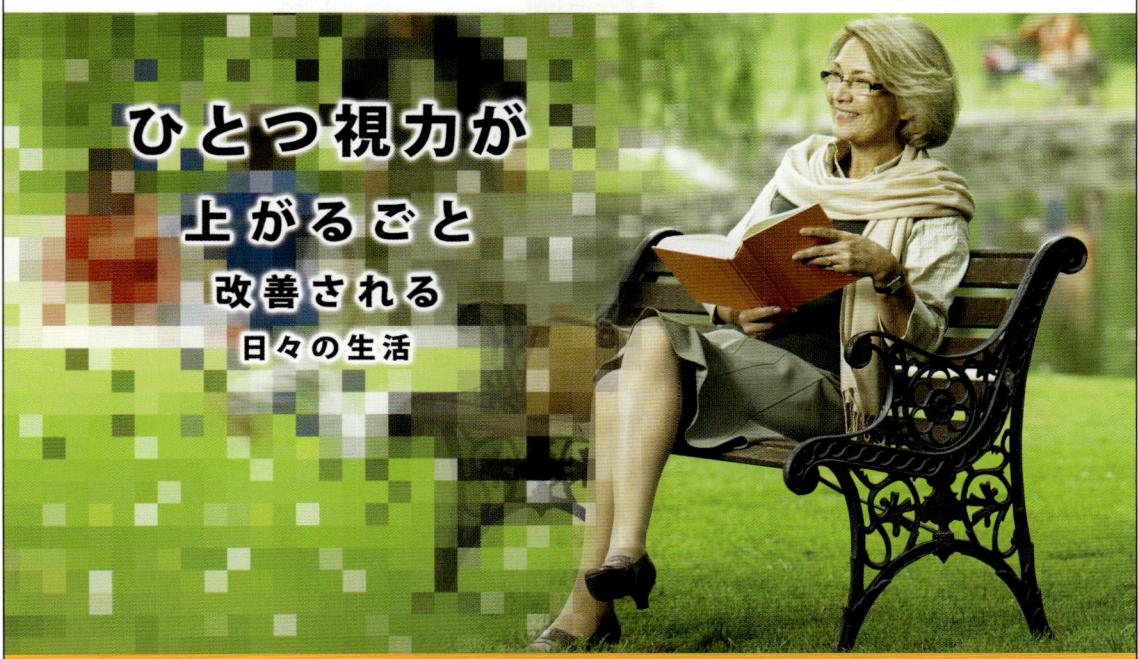

ひとつ視力が上がるごと 改善される 日々の生活

THE WORLD IS BEAUTIFUL > TO LOOK AT

見える喜び いつまでも

【禁忌（次の患者には投与しないこと）】
1. 本剤の成分に対し過敏症の既往歴のある患者
2. 眼又は眼周囲に感染のある患者、あるいは感染の疑いのある患者〔眼内炎等の重篤な副作用が発現するおそれがある。〕
3. 眼内に重度の炎症のある患者〔炎症が悪化する可能性がある。〕

【効能又は効果】
中心窩下脈絡膜新生血管を伴う加齢黄斑変性症

【用法及び用量】
ラニビズマブ（遺伝子組換え）として0.5mg（0.05mL）を1ヵ月毎に連続3ヵ月間（導入期）硝子体内投与する。その後の維持期においては、症状により投与間隔を適宜調節するが、1ヵ月以上の間隔をあけること。

〈用法及び用量に関連する使用上の注意〉
1. 維持期においては、1ヵ月に1回視力等を測定し、その結果及び患者の状態を考慮し、本剤投与の要否を判断すること。また、定期的に有効性を評価し、有効性が認められない場合には漫然と投与しないこと。
2. 臨床試験においては、両眼治療は行われていない。両眼に治療対象となる病変がある場合は、両眼同時治療の有益性と危険性を慎重に評価した上で本剤を投与すること。なお、初回治療における両眼同日投与は避け、片眼での安全性を十分に評価した上で対側眼の治療を行うこと。

【使用上の注意】
1. 慎重投与（次の患者には慎重に投与すること）
   (1) 緑内障、高眼圧症の患者〔本剤投与により眼圧が上昇することがある。〕（「2.重要な基本的注意」の項参照）
   (2) 脳卒中又は一過性脳虚血発作の既往歴等の脳卒中の危険因子のある患者〔脳卒中があらわれることがある。〕（「3.副作用(1)重大な副作用」の項参照）

2. 重要な基本的注意
   (1) 網膜疾患に関する専門知識を有し、硝子体内注射の投与手技に関する十分な知識・経験のある眼科医のみが本剤を投与すること。
   (2) 硝子体内注射に際し使用される薬剤（消毒薬、麻酔薬、抗菌点眼薬及び散瞳薬等）への過敏症の既往歴について事前に十分な問診を行うこと。（「3.副作用」の項参照）
   (3) 硝子体内注射の際には、下記の点に注意しながら行うとともに、投与手技に起因する有害事象として結膜出血、眼痛及び硝子体浮遊物等の有害事象が多く報告されているので注意すること。（「3.副作用」の項参照）
   1) 硝子体内注射は、無菌条件下で行うこと。（手術用手指消毒を行い、滅菌手袋、ヨウ素系点眼殺菌剤、滅菌ドレープ及び滅菌開瞼器等を使用すること。）
   2) 本剤投与前に、十分な麻酔と広域抗菌点眼剤の投与を行うこと。（広域抗菌点眼剤は本剤投与3日前から投与後3日まで投与すること。）

   3) 添付の専用フィルター付き採液針は、硝子体内注射には使用しないこと。
   4) 過量投与を防ぐため、投与量が**0.05mL**であることを投与前に確認すること。
   5) 眼内炎、眼炎症、裂孔原性網膜剥離、網膜裂孔及び外傷性白内障等が発現することがあるので、異常が認められた場合には、直ちに連絡するよう患者に指導すること。
   (4) 硝子体内注射により眼圧を一過性に上昇させるおそれがあるので、本剤投与後、視神経乳頭血流の確認と眼圧上昇の管理を適切に行うこと。
   (5) 本剤の硝子体内注射後、一時的に霧視等があらわれることがあるため、その症状が回復するまで機械類の操作や自動車等の運転には従事させないよう注意すること。

3. 副作用
   (1) 重大な副作用（頻度不明）
   1) 眼障害：網膜出血、硝子体剥離、網膜色素上皮剥離、網膜色素上皮裂孔、硝子体出血、裂孔原性網膜剥離、網膜剥離、網膜裂孔、医原性外傷性白内障、失明があらわれることがあるので、観察を十分に行い、異常が認められた場合には投与を中止し、適切な処置を行うこと。
   2) 脳卒中：観察を十分に行い、異常が認められた場合には投与を中止し、適切な処置を行うこと。

【承認条件】
国内での治験症例が限られていることから、製造販売後、一定数の症例にかかるデータが集積されるまでの間は、全症例を対象とした使用成績調査を実施することにより、本剤使用患者の背景情報を把握するとともに、本剤の安全性及び有効性に関するデータを早期に収集し、本剤の適正使用に必要な措置を講じること。

●その他の使用上の注意等は製品添付文書をご覧ください。

加齢黄斑変性症治療剤
ルセンティス®硝子体内注射液 2.3mg/0.23mL
薬価基準収載
劇薬 処方せん医薬品 注意―医師等の処方せんにより使用すること

LUCENTIS® ラニビズマブ（遺伝子組換え）硝子体内注射液

製造販売　　　　　　　　　　　　（資料請求先）
ノバルティス ファーマ株式会社
東京都港区西麻布4-17-30 〒106-8618

NOVARTIS DIRECT
0120-003-293
受付時間：月～金 9:00～18:00
www.lucentis.jp

HEIDELBERG ENGINEERING

Heidelberg Advanced Technology
ハイデルベルグ スペクトラリス

―治療法の進歩にはテクノロジーの進歩が不可欠です―

新しい治療法が臨床上で確立されるには、早期発見・診断・予後管理のための最高レベルのテクノロジーが求められます。

ハイデルベルグ スペクトラリスは、マルチモダリティの高性能画像、TruTrack™ アクティブ アイトラッキングの精細さ、およびBluePeak™代謝マッピングを兼ね備えていますので、現在の治療法に加え新しい選択肢にも一層上手く適応することができます。

今日のテクノロジーの実力をさらに高め、明日の治療法に応えます。

■TruTrack™ アクティブ アイトラッキングシステム
SLO画像の血管照合により眼球の動きを追尾、OCTスキャン位置を常に同一位置へ自動補正します。

■BluePeak™
ブルーレーザによる自発蛍光マップは、網膜からの自発蛍光をとらえる非侵襲の診断モダリティです。

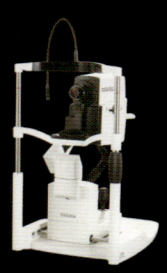

■HRA+OCT
■HRA

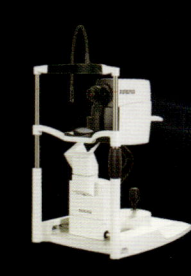

■OCT+
BluePeak

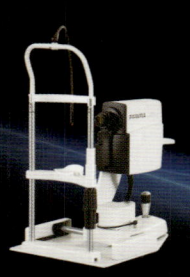

■OCT Compact
+BluePeak

医療機器認証番号 220AIBZX00005000

10W1C

製造販売元
JFC® ジャパン フォーカス株式会社
本社／〒113-0033 東京都文京区本郷 4-37-18 (IROHA-JFC ビル) ☎03(3815)2611
大阪／〒541-0053 大阪市中央区本町4-6-7 (本町スクウェアビル) ☎06(6262)1099
URL：http://www.japanfocus.co.jp
製造元 Heidelberg Engineering Gmbh, Heidelberg Germany

総発売元
株式会社 JFCセールスプラン
本社／〒113-0033 東京都文京区本郷 4-3-4 (明治安田生命本郷ビル) ☎03(5684)8531(代)
大阪 ☎06(6271)3341　名古屋 ☎052(261)1931　福岡 ☎092(414)7360
URL：http://www.jfcsp.co.jp

Santen

おかげさまで10周年
10th Anniversary

一歩 跳ねる。

GOOD DESIGN
ディンプルボトルはグッドデザイン賞を受賞しています。

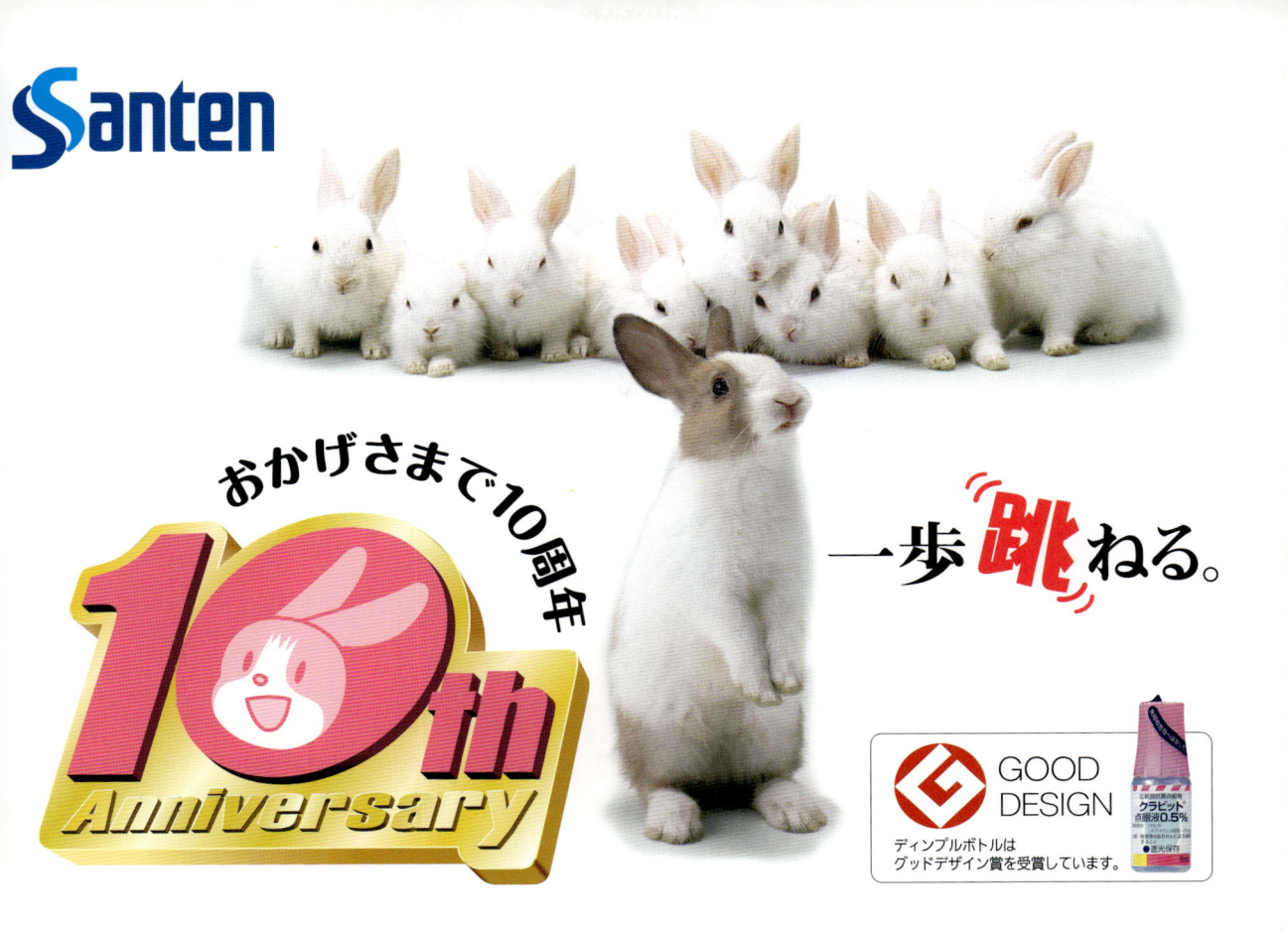

広範囲抗菌点眼剤
薬価基準収載

処方せん医薬品（注意—医師等の処方せんにより使用すること）

クラビット®点眼液0.5%
Cravit® ophthalmic solution 0.5%
レボフロキサシン点眼液

●**禁忌**（次の患者には投与しないこと）
本剤の成分、オフロキサシン及びキノロン系抗菌剤に対し過敏症の既往歴のある患者

【効能・効果】
〈適応菌種〉本剤に感性のブドウ球菌属、レンサ球菌属、肺炎球菌、腸球菌属、ミクロコッカス属、モラクセラ属、コリネバクテリウム属、クレブシエラ属、エンテロバクター属、セラチア属、プロテウス属、モルガネラ・モルガニー、インフルエンザ菌、ヘモフィルス・エジプチウス（コッホ・ウィークス菌）、シュードモナス属、緑膿菌、ステノトロホモナス（ザントモナス）・マルトフィリア、アシネトバクター属、アクネ菌
〈適応症〉眼瞼炎、涙嚢炎、麦粒腫、結膜炎、瞼板腺炎、角膜炎（角膜潰瘍を含む）、眼科周術期の無菌化療法

【用法・用量】
通常、1回1滴、1日3回点眼する。なお、症状により適宜増減する。

〈用法・用量に関連する使用上の注意〉
1. 本剤の使用にあたっては、耐性菌の発現等を防ぐため、原則として感受性を確認し、疾病の治療上必要な最小限の期間の投与にとどめること。
2. 本剤におけるメチシリン耐性黄色ブドウ球菌（MRSA）に対する有効性は証明されていないので、MRSAによる感染症が明らかであり、臨床症状の改善が認められない場合、速やかに抗MRSA作用の強い薬剤を投与すること。

【使用上の注意】
1. **副作用　承認時**　総症例472例中、副作用が認められたのは8例（1.69%）であった。主な副作用は眼刺激感4件（0.85%）、眼そう痒感3件（0.64%）等であった。

使用成績調査（再審査終了時）
総症例6,686例中、副作用が認められたのは42例（0.63%）であった。主な副作用はびまん性表層角膜炎等の角膜障害12件（0.18%）、眼瞼炎6件（0.09%）、眼刺激感6件（0.09%）等であった。

1）**重大な副作用**
　ショック、アナフィラキシー様症状（いずれも頻度不明）：ショック、アナフィラキシー様症状を起こすことがあるので、観察を十分に行い、紅斑、発疹、呼吸困難、血圧低下、眼瞼浮腫等の症状が認められた場合には投与を中止し、適切な処置を行うこと。
2）**その他の副作用**　副作用が認められた場合には投与を中止するなど適切な処置を行うこと。

種類	頻度不明	0.1〜5%未満	0.1%未満
過敏症	発疹	—	蕁麻疹、眼瞼炎（眼瞼発赤・浮腫等）、眼瞼皮膚炎、そう痒感
眼	—	刺激感、びまん性表層角膜炎等の角膜障害	結膜炎（結膜充血・浮腫等）、眼痛

2. **妊婦、産婦、授乳婦等への投与**
妊婦又は妊娠している可能性のある婦人には治療上の有益性が危険性を上回ると判断される場合にのみ投与すること。[妊娠中の投与に関する安全性は確立していない]

3. **適用上の注意**
1）投与経路：点眼用にのみ使用すること。
2）投与時：薬液汚染防止のため、点眼のとき、容器の先端が直接目に触れないように注意するよう指導すること。

●詳細は添付文書をご参照下さい。

製造販売元　**参天製薬株式会社**
大阪市東淀川区下新庄3-9-19
資料請求先　医薬事業部　医薬情報室

提　携　**第一三共株式会社**
Daiichi-Sankyo　東京都中央区日本橋本町3-5-1

2010年1月作成
CV10A000B51TC_A

Pfizer

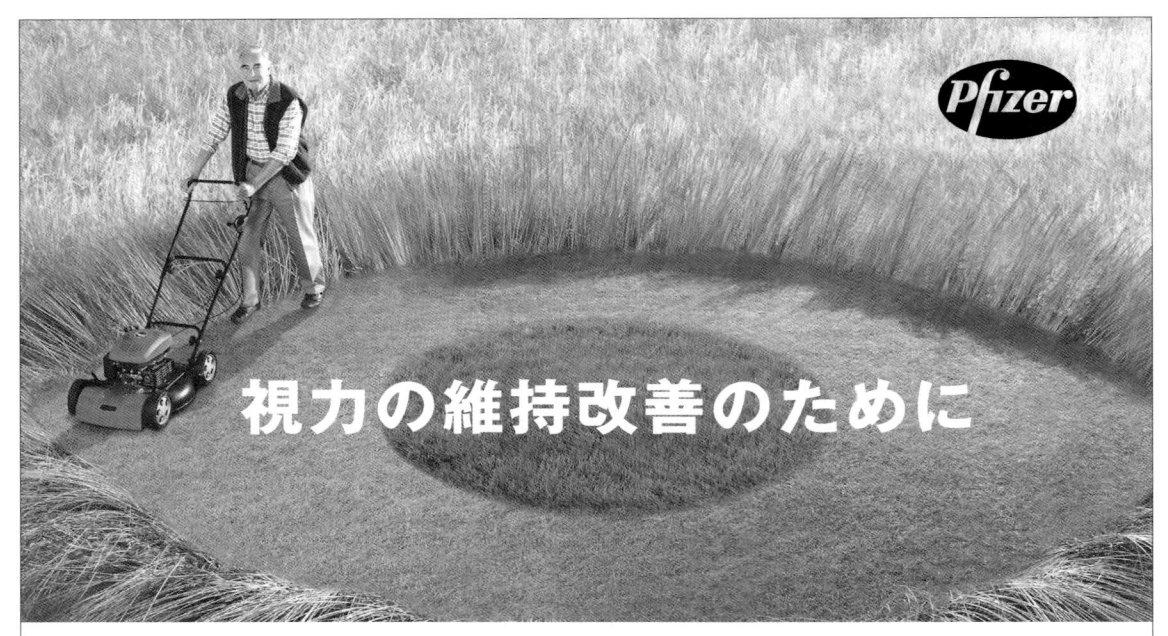

視力の維持改善のために

【禁忌(次の患者には投与しないこと)】
(1) 本剤の成分に対し過敏症の既往歴のある患者
(2) 眼又は眼周囲に感染のある患者、あるいは感染の疑いのある患者

【効能・効果】中心窩下脈絡膜新生血管を伴う加齢黄斑変性症
【用法・用量】ペガプタニブナトリウム0.3mg(ペガプタニブのオリゴヌクレオチドとして)を6週ごとに1回、硝子体内投与する。

[用法・用量に関連する使用上の注意]
1. 本剤投与12週間後(2回投与後)及びその後の適切な時期に、定期的に視力等に基づき有効性を評価し、本剤の投与継続の可否について考慮すること。有効性が認められない場合には漫然と投与しないこと。
2. 臨床試験においては、両眼治療は行われていない。両眼に治療対象となる病変がある場合は、両眼同時治療の有益性と危険性を慎重に評価した上で本剤を投与すること。なお、初回治療における両眼同日治療は避け、片眼での安全性を十分に評価した上で対眼の治療を行うこと。

【使用上の注意】(抜粋)
1. 慎重投与(次の患者には慎重に投与すること)
緑内障、高眼圧症の患者
2. 重要な基本的注意
(1) 網膜疾患に関する専門知識を有し、硝子体内注射の投与手技に関する十分な知識・経験のある眼科医のみが本剤を投与すること。
(2) 硝子体内注射に際し使用される薬剤(消毒薬、麻酔薬、抗菌点眼薬及び散瞳薬等)への過敏症の既往歴について事前に十分な問診を行うこと。
(3) 硝子体内注射の際には、下記の点に注意しながら行うとともに、投与手技に起因する有害事象として結膜出血、眼痛、点状角膜炎及び硝子体浮遊物等の有害事象が多く報告されているので注意すること。1) 硝子体内注射は、無菌条件下で行うこと。(手術用手指消毒を行い、滅菌手袋、ヨウ素系洗眼殺菌剤、滅菌ドレープ及び滅菌開瞼器等を使用すること。) 2) 本剤投与前に、十分な麻酔と広域抗菌点眼剤の投与を行うこと。(広域抗菌点眼剤は本剤投与3日前から投与後2日まで投与すること。) 3) 患者に対し、眼内炎を示唆する症状(眼痛、眼脂等)があらわれた場合には直ちに連絡するよう指導すること。4) 過量投与を防ぐため、投与前にプランジャーストッパー最後部のヒダを標線に合わせ、投与量を確認すること。
(4) 硝子体内注射により眼圧を一過性に上昇させるおそれがあるので、本剤投与後、視神経乳頭血流の確認と眼圧上昇の管理を適切に行うこと。
(5) 本剤の硝子体内注射後、一時的に霧視があらわれることがあるため、その症状が回復するまで機械類の操作や自動車等の運転には従事させないよう注意すること。
3. 相互作用
本剤のヒトにおける薬物相互作用に関する試験は行われていない。本剤は、ヌクレアーゼで代謝され、in vitroにおいてチトクロムP450に対する阻害作用は認められなかった。ベルテポルフィンによる光線力学療法併用時において、本剤の薬物動態は影響を受けなかった。
4. 副作用
国内で実施された二重盲検試験(試験期間1年間)において、0.3mgを投与した調査対象例数47例中15例(32%)に副作用が認められた。その主なものは角膜浮腫3例(6%)、前房の炎症2例(4%)、飛蚊症2例(4%)、硝子体混濁2例(4%)であった。また、47例中41例(87%)に投与手技に起因する有害事象が認められた。その主なものは結膜出血37例(79%)、点状角膜炎14例(30%)、表層角膜炎11例(23%)であった。二重盲検試験に引き続き国内で実施された非盲検試験(2年目の中間解析)において、0.3mgを投与した調査対象例数61例中11例(18%)に副作用が認められた。その主なものは網膜出血3例(5%)、前房の炎症2例(3%)であった。また、61例中33例(54%)に投与手技に起因する有害事象が認められた。その主なものは結膜出血23例(38%)、表層角膜炎11例(18%)、結膜充血10例(16%)であった。海外で実施されたsham[注]対照二重盲検試験の1年目において、0.3mgを投与した調査対象例数295例中79例(27%)に副作用が認められた。その主なものは硝子体混濁15例(5%)、視力低下14例(5%)、硝子体浮遊物13例(4%)であった。また、295例中248例(84%)に投与手技に起因する有害事象が認められた。その主なものは眼痛94例(32%)、点状角膜炎83例(28%)、結膜出血65例(22%)であった。海外で実施された上記の試験の2年目において、0.3mgを投与した調査対象例数128例中16例(13%)に副作用が認められた。その主なものは硝子体混濁3例(2%)、硝子体浮遊物3例(2%)、白内障2例(2%)、眼圧上昇2例(2%)であった。また、128例中77例(60%)に投与手技に起因する有害事象が認められた。その主なものは点状角膜炎32例(25%)、眼痛27例(21%)、硝子体浮遊物25例(20%)であった。(承認時までの調査の集計) 注:sham投与(コントロール群の一種)では、硝子体内投与の代わりに針のないシリンジを局所麻酔下で眼球に押し付けた。
(1) 重大な副作用
1) 眼障害:眼内炎(1.0%)、眼圧上昇(19.8%)、外傷性白内障(0.3%)、硝子体出血(1.3%)、網膜剥離(0.3%)、網膜裂孔(0.3%)があらわれることがあるので、観察を十分に行い、症状があらわれた場合には、投与を中止し適切な処置を行うこと。
2) ショック(頻度不明[注])、アナフィラキシー様症状(頻度不明[注]):ショック、アナフィラキシー様症状(発疹、蕁麻疹、痙攣、息切れ、血圧低下等)があらわれることがあるので、観察を十分に行い、症状があらわれた場合には適切な処置を行うこと。
注:自発報告のため頻度不明

■その他の使用上の注意につきましては、添付文書をご参照ください。

【承認条件】
国内での治験症例が限られていることから、製造販売後、一定数の症例に係るデータが集積されるまでの間は、全症例を対象とした使用成績調査を実施することにより、本剤使用患者の背景情報を把握するとともに、本剤の安全性及び有効性に関するデータを早期に収集し、本剤の適正使用に必要な措置を講じること。

加齢黄斑変性症治療剤 劇薬、指定医薬品、処方せん医薬品[注] 薬価基準収載
マクジェン® 硝子体内注射用キット 0.3mg
一般名:ペガプタニブナトリウム 注)注意—医師等の処方せんにより使用すること

製造販売 **ファイザー株式会社**
〒151-8589 東京都渋谷区代々木3-22-7
資料請求先:製品情報センター

2009年1月作成

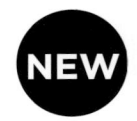

TOPCON
CONNECTING VISIONS

NEW 3D OCT-2000 FA plus
3次元眼底像撮影装置

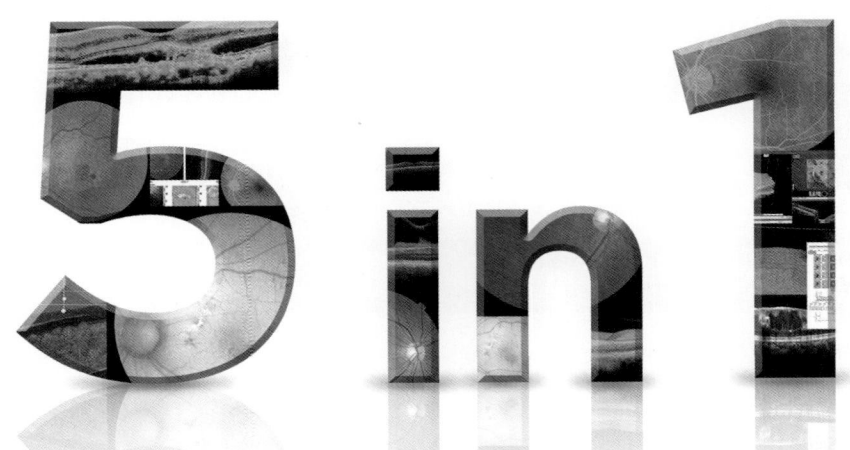

5 in 1

OCT + カラー + RedFree(Digital) + FA + FAF

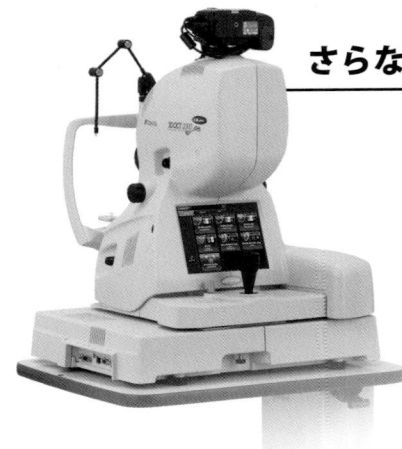

さらなる進化を遂げた究極のオールインワン。

» 1台でOCT/カラー眼底/レッドフリー(デジタル)/FA/FAF画像の観察が可能。

» 高速スキャン **50,000A-scans** /秒。

» IRトラッキング機能など多彩な機能による高精度スキャン。

» 「黄斑部緑内障解析」や「ドルーゼン解析」をはじめとした多彩な解析機能とレポート表示。

» 非侵襲で簡単な高解像度の前眼部撮影。**

» 施設のニーズに合わせた選べる豊富な運用形態。

* レッドフリー画像を作成するにはIMAGEnetかOCT Viewerが必要です。　** 前眼部撮影を行うには標準付属の前眼部アタッチメントが必要です。
販売名：3次元眼底像撮影装置 3D OCT-2000　医療機器認証番号：221AABZX00046000

総代理店 **株式会社トプコンメディカルジャパン**
本社 〒174-8580 東京都板橋区蓮沼町75-1　　　　　　　　　　　　　　　TEL.(03)5915-1800
営業本部　TEL.(03)5915-1803　秋田営業所　TEL.(018)862-2038　大阪営業所　TEL.(06)7670-0061
システム部　TEL.(03)3558-3272　仙台営業所　TEL.(022)292-3009　広島営業所　TEL.(082)294-8971
サービス部　TEL.(03)5915-1804　横浜営業所　TEL.(045)591-4471　松山営業所　TEL.(089)969-1427
東京営業所　TEL.(03)3813-6511　名古屋営業所　TEL.(052)934-0761　福岡営業所　TEL.(092)483-3751
札幌営業所　TEL.(011)207-3250　京都営業所　TEL.(075)280-0017

製造販売 **株式会社トプコン** 本社・アイケア国内営業部
〒174-8580 東京都板橋区蓮沼町75-1　TEL.(03)3558-2506
ホームページ http://www.topcon.co.jp

株式会社トプコンサービス
〒174-0051 東京都板橋区蓮沼町75-1(株)トプコン内　TEL.(03)3965-5491

眼科用3次元CG病気解説・眼球描画・CG描画ツール

インフォームドコンセント支援システム
iCeye
アイシーアイ

アップグレード版

WindowsXP/Vista/7対応
標準価格￥79,800

■東京都眼科医会監修　■東京都中小企業振興公社助成事業

医師と患者のコミュニケーションツール
病気解説ツールによる患者様の予習と描画ツールによるお医者様の説明で、意思の疎通を円滑にし、インフォームドコンセントの質を向上させます。

病気解説ツール
「何度も同じ説明をしなければならない」
「何度説明してもわかってもらえない」

眼科の知識を持たない患者さんへのインフォームドコンセントの一端をiCeyeが担い、診療時間の短縮と医師の負担軽減を実現。医療スタッフの研修、検査や術前の説明にもご活用可能。

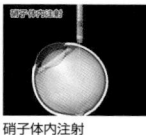

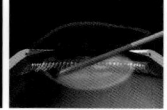

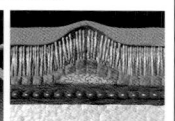

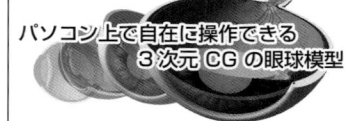

- 硝子体内注射
- 超音波乳化吸引術
- 滲出型加齢黄斑変性
- 萎縮型加齢黄斑変性
- 視神経の損傷
- レーザー線維柱帯形成術

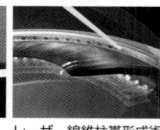

眼球描画ツール
パソコン上で自在に操作できる
3次元CGの眼球模型

・拡大縮小機能で見せたい部分を大きく表示。
・回転機能で、いろいろな方向から患部を示すことが可能。
・眼球のようすを眼球内から見ることも可能。

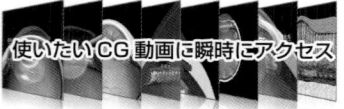

CG描画ツール
使いたいCG動画に瞬時にアクセス

・病気解説ツールで使用しているCGの見たい部分だけ選べる。
・患部、症状の変化、手術などのポイントを選択可能。
・静止画ではわかりにくい症状も動画なので理解しやすい。

新ツール共通機能
説明を加筆し静止画書出し

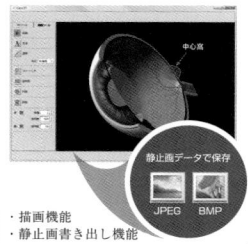

静止画データで保存
JPEG　BMP

・描画機能
・静止画書き出し機能

ご注文
お問合せ

Mimir Sun-Bow
有限会社ミミル山房

TEL　042-577-3299
（平日 10:00 ～ 20:00）

FAX　042-577-3705
E-mail　iceye@mimir.ne.jp
Web　http://iceye.mimir.ne.jp

〒186-0004
東京都国立市中1-9-4国立ビル506
iCeyeはミミル山房の登録商標です。

詳細はWebで　http://iceye.mimir.ne.jp　デモ版無料貸出

IRxMedicine
海外処方医薬品個人輸入サービス

www.irxmedicine.com

アイアールエックス・メディシンは
1997年に海外処方医薬品個人輸入サポートサイト
として開設、大きく発展してきました。
以来、多くのお医者様により海外の最新医薬品調達の
お手伝いをさせていただいております。

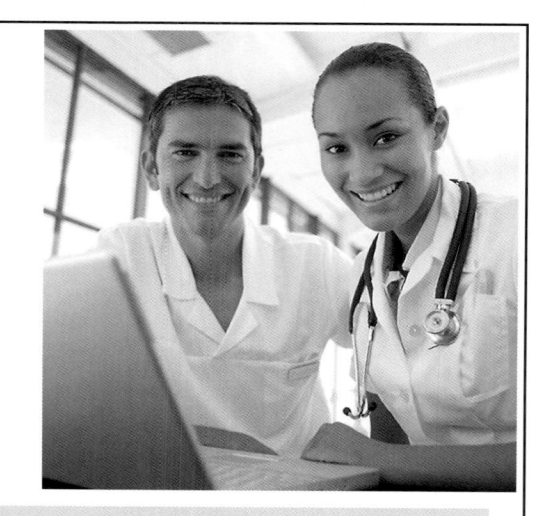

■ 便利なインターネットからのオンライン注文
■ 煩雑な書類作成や申請のお手続きもすべて代行致します
■ ご都合に合わせたお支払い方法にてご対応致します

アイアールエックス・メディシン
www.irxmedicine.com

〒102-0083　東京都千代田区麹町4-5 KSビル6F
株式会社オズ・インターナショナル内
E-mail：irx@ozinter.co.jp　TEL：03-5213-3310　FAX：03-4496-4987

創意にみちたクリニカルガイド
眼科診療のコツと落とし穴

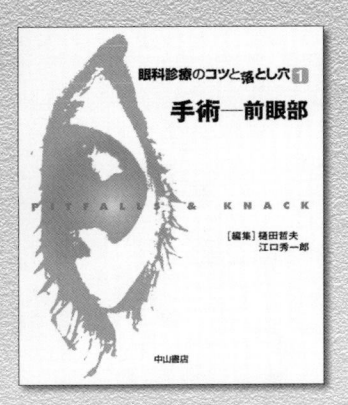

AB判／並製／平均240頁

編集●樋田哲夫（杏林大学前教授）　江口秀一郎（江口眼科病院院長）

眼科臨床の最前線で活躍する医師らが，
めざましく進歩する診療技術を日常臨床のなかでいかに取り入れ，
どのように工夫しているか，そのコツと落とし穴を開示．

① 手術——前眼部

CONTENTS
- 1章　手術器具・材料
- 2章　眼瞼
- 3章　結膜・角膜・強膜
- 4章　白内障
- 5章　緑内障
- 6章　屈折

AB判／並製／236頁
定価**10,500**円（本体10,000円＋税）　ISBN978-4-521-73053-0

③ 検査・診断

CONTENTS
- 1章　眼瞼
- 2章　結膜・角膜・強膜
- 3章　虹彩・毛様体
- 4章　白内障
- 5章　緑内障
- 6章　網膜・脈絡膜・硝子体
- 7章　眼腫瘍・眼窩・外傷
- 8章　斜視・弱視
- 9章　神経眼科
- 10章　遺伝性疾患
- 11章　屈折
- 12章　その他

AB判／並製／280頁
定価**11,550**円（本体11,000円＋税）　ISBN978-4-521-73069-1

② 手術——後眼部・眼窩・付属器

CONTENTS
- 1章　手術器具・材料
- 2章　網膜・硝子体
- 3章　レーザー
- 4章　眼窩
- 5章　付属器（斜視）
- 6章　付属器（涙道）
- 7章　その他

AB判／並製／236頁
定価**10,500**円（本体10,000円＋税）　ISBN978-4-521-73068-4

④ 薬物療法

CONTENTS
- 1章　結膜・角膜・強膜疾患
- 2章　白内障
- 3章　緑内障
- 4章　ぶどう膜疾患
- 5章　網膜・脈絡膜・硝子体疾患
- 6章　眼精疲労
- 7章　その他

AB判／並製／184頁
定価**9,450**円（本体9,000円＋税）　ISBN978-4-521-73062-2

中山書店　〒113-8666　東京都文京区白山1-25-14　TEL 03-3813-1100　FAX 03-3816-1015
http://www.nakayamashoten.co.jp/

専門医認定をめざす，専門医の資格を更新する眼科医必携！
変化の速い眼科領域の知見をプラクティカルに解説

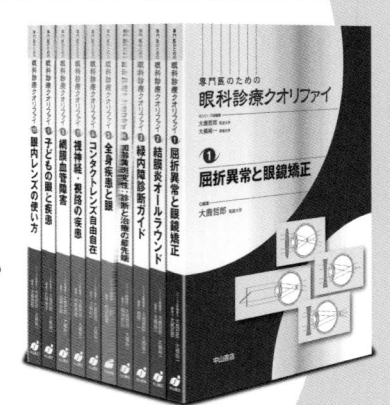

専門医のための
眼科診療クオリファイ

●B5判／各巻約250頁／並製／本体予価：12,000～15,000円

第Ⅰ期（全10冊）刊行中!!

●シリーズ総編集
大鹿哲郎（筑波大学）
大橋裕一（愛媛大学）

■ 本シリーズの特色

眼科医が日常臨床において頻繁に遭遇する疾患・検査・治療などのテーマを取りあげ，写真・図表を多用し，ビジュアルな誌面で解説．生涯学習にも最適！

●編集陣（五十音順）
相原　一（東京大学）
瓶井資弘（大阪大学）
白神史雄（香川大学）
中馬秀樹（宮崎大学）
仁科幸子（国立成育医療研究センター）
村田敏規（信州大学）

日本眼科学会による第18回（2006年）以降の専門医認定試験の過去問題から，その分野の内容にあった問題を抽出し，解説する"**カコモン読解**"を掲載．（各巻平均30問掲載）

診断や治療を進めていくうえでの疑問や悩みについて，解決や決断に至るまでの考え方，アドバイスを解説する"**クリニカル・クエスチョン**"を掲載．

関連する大規模臨床試験について，これまでの経緯や最新の結果報告を解説する"**エビデンスの扉**"を掲載．

●各巻の構成と編集

1	屈折異常と眼鏡矯正	大鹿哲郎（筑波大学）	定価15,225円（本体14,500円+税）
2	結膜炎オールラウンド	大橋裕一（愛媛大学）	定価14,700円（本体14,000円+税）
3	緑内障診断ガイド	相原　一（東京大学）	定価14,700円（本体14,000円+税）
4	加齢黄斑変性：診断と治療の最先端	瓶井資弘（大阪大学）	定価14,175円（本体13,500円+税）
5	全身疾患と眼	村田敏規（信州大学）	本体予価12,500円
6	コンタクトレンズ自由自在	大橋裕一（愛媛大学）	本体予価13,000円
7	視神経・視路の疾患	中馬秀樹（宮崎大学）	本体予価12,500円
8	網膜血管障害	白神史雄（香川大学）	本体予価13,500円
9	子どもの眼と疾患	仁科幸子（国立成育医療研究センター）	本体予価13,500円
10	眼内レンズの使い方	大鹿哲郎（筑波大学）	本体予価13,500円

パンフレットございます！

前金制 お得で確実な定期購読を!!

第Ⅰ期（全10冊）予価合計
~~134,500円~~＋税

14,500円おトク!!

定期購読料金 → **120,000円**＋税

※送料サービス
※お申し込みはお出入りの書店または直接中山書店までお願いします

※配本順，タイトル，価格は諸事情により変更する場合がございます　※⑪巻以降続刊予定あり

中山書店　〒113-8666　東京都文京区白山1-25-14　TEL 03-3813-1100　FAX 03-3816-1015
http://www.nakayamashoten.co.jp/

専門医のための眼科診療クオリファイ　4
加齢黄斑変性：診断と治療の最先端

2011 年 4 月 15 日　初版第 1 刷発行 ©〔検印省略〕

シリーズ総編集……… 大鹿哲郎
　　　　　　　　　　 大橋裕一

編集……………… 瓶井資弘

発行者…………… 平田　直

発行所…………… 株式会社 中山書店
　　　　　　　　〒 113-8666 東京都文京区白山 1-25-14
　　　　　　　　TEL 03-3813-1100（代表）　振替 00130-5-196565
　　　　　　　　http://www.nakayamashoten.co.jp/

本文デザイン・装丁…… 藤岡雅史（プロジェクト・エス）

印刷・製本………… 中央印刷株式会社

ISBN 978-4-521-73325-8　　　　　　　　　　　　　　　　Printed in Japan
Published by Nakayama Shoten Co., Ltd.
落丁・乱丁の場合はお取り替えいたします

・本書の複製権・上映権・譲渡権・公衆送信権（送信可能化権を含む）は株式会社
　中山書店が保有します．

・ JCOPY ＜（社）出版者著作権管理機構 委託出版物＞
本書の無断複写は著作権法上での例外を除き禁じられています．複写される
場合は，そのつど事前に，（株）日本著作出版権管理システム（電話 03-3817-
5670，FAX 03-3815-8199，e-mail: info@jcls.co.jp）の許諾を得てください．

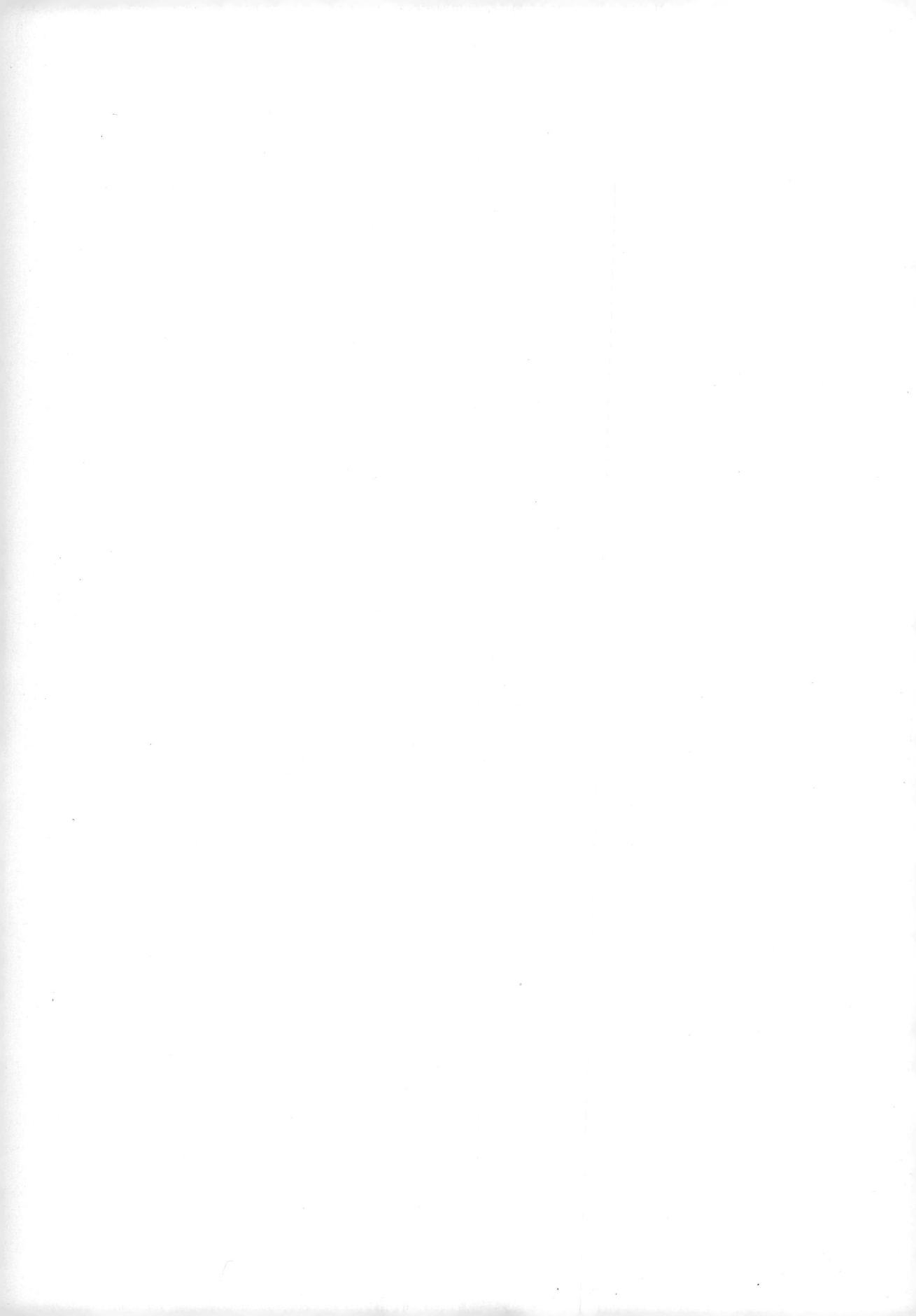